Gerhard Lenz
Ulrike Demal
Michael Bach (Hrsg.)

Spektrum der
Zwangsstörungen

Forschung und Praxis

SpringerWienNewYork

Univ.-Prof. Dr. Gerhard Lenz
Mag. Ulrike Demal
Univ.-Prof. Dr. M. Bach
Universitätsklinik für Psychiatrie,
Währinger Gürtel 18-20, A-1090 Wien, Österreich

Das Werk ist urheberrechtlich geschützt.
Die dadurch begründeten Rechte, insbesondere die der Übersetzung, des Nachdruckes, der Entnahme von Abbildungen, der Funksendung, der Wiedergabe auf photomechanischem oder ähnlichem Wege und der Speicherung in Datenverarbeitungsanlagen, bleiben, auch bei nur auszugsweiser Verwertung, vorbehalten.

© 1998 Springer-Verlag/Wien

Die Wiedergabe von Gebrauchsnamen, Handelsnamen, Warenbezeichnungen usw. in diesem Buch berechtigt auch ohne besondere Kennzeichnung nicht zu der Annahme, daß solche Namen im Sinne der Warenzeichen- und Markenschutz-Gesetzgebung als frei zu betrachten wären und daher von jedermann benutzt werden dürften. Produkthaftung: Für Angaben über Dosierungsanweisungen und Applikationsformen kann vom Verlag keine Gewähr übernommen werden. Derartige Angaben müssen vom jeweiligen Anwender im Einzelfall anhand anderer Literaturstellen auf ihre Richtigkeit überprüft werden.

Satz: Composition & Design Services, Minsk 220027, Belarus
Druck: Manz, A-1050 Wien

Graphisches Konzept: Ecke Bonk

Gedruckt auf säurefreiem, chlorfrei gebleichtem Papier - TCF
SPIN: 10646701

Mit 17 Abbildungen

ISBN-13: 978-3-211-83058-1   e-ISBN-13: 978-3-7091-7502-6
DOI:10.1007/978-3-7091-7502-6

Vorwort

Das vorliegende Buch enthält größtenteils überarbeitete und erweiterte Beiträge des Symposiums „Spektrum der Zwangsstörungen", welches am 8. und 9. November 1996 in Wien abgehalten wurde. Anlaß für die Tagung waren die großen Fortschritte, die auf dem Gebiet der Pharmakotherapie und Psychotherapie der Zwangsstörung erzielt wurden, aber auch die Beleuchtung der Beziehung zwischen der Zwangsstörung und nahe verwandten Spektrumerkrankungen.

Wir danken allen AutorInnen für die Verfassung der Beiträge, Frau Irene Pemp von Solvay-Pharma für die finanzielle Unterstützung der Tagung und auch dieser Publikation, Herrn Petri-Wieder vom Springer-Verlag Wien für die Hilfestellung bei Planung und Fertigstellung und unseren Sekretärinnen Frau Marschik und Frau Holzer für Ihre engagierte Mitarbeit.

Wien, im Mai 1998

G. Lenz
U. Demal
M. Bach

Was ist aus der guten alten Zwangsneurose geworden?

H. Katschnig

Es ist wenig bekannt, daß es Sigmund Freud war, der – ähnlich wie bei der Angstneurose – auch bei der Zwangsneurose die entscheidenden Impulse für eine nosologische Selbständigkeit gelegt hat, die fast durch das gesamte zwanzigste Jahrhundert wirksam geblieben sind (Breuer und Freud 1895, Freud 1895, s. Katschnig 1996). Er faßte die vielen vor ihm entstandenen Beschreibungen und Termini zusammen und hat – gemeinsam mit dem französischen Psychologen Janet (1903) – zur nosologischen Verfestigung des Konzeptes beigetragen, wenngleich beide Männer ganz unterschiedliche ätiologische Theorien vertraten (Berrios 1985).

Die heute als „Zwangsstörung", früher als „Zwangsneurose" und „Zwangskrankheit" bezeichnete psychische Krankheit wird im Diagnostic and Statistical Manual des Amerikanischen Psychiaterverbandes (APA 1980, 1987, 1994) zu der großen Gruppe der „Angststörungen" gerechnet. Dies macht einen gewissen Sinn, sind doch die beiden charakteristischen Phänomene der Zwangsstörung – Zwangsgedanken und Zwangshandlungen – in augenfälliger, allerdings gegensätzlicher Weise mit dem Erleben von Angst verbunden: Zwangsgedanken können Angst, Unruhe und Unsicherheit *erzeugen*, Zwangshandlungen können Angst *reduzieren*.

Diese Beziehung zu Angstphänomenen mag zwar plausibel erscheinen; wie berechtigt allerdings die Zusammenfassung so unterschiedlicher Phänomene wie Panikattacken, Sozialphobie und Zwangshandlungen zu einer eigenen Kategorie psychischer Störungen ist, kann heute noch nicht wirklich entschieden werden. Die Internationale Klassifikation psychischer Störungen der Weltgesundheitsorganisation (ICD-10, WHO 1993) führt jedenfalls die „Zwangsstörung" als eine eigene Störungskategorie (F42 Zwangsstörung) *neben* den phobischen und den Angststörungen an.

Neuere phänomenologisch-psychopathologische Untersuchungen haben sogar zu dem Schluß geführt, daß die Zwangsstörung kein einheitliches Krankheitsbild, sondern vielmehr „multidimensional und ätiologisch heterogen" ist. So haben etwa Leckman et al. (1997) kürzlich vorgeschlagen, Subsyndrome der Zwangsstörung nicht nach der Trennungslinie zwischen Zwangshandlungen und Zwangsgedanken zu bilden, sondern – über diese Grenze hinweg – nach Inhalten: „aggressive Gedanken und Kontrollzwänge" sind etwa eine Subgruppe, „Ordnungszwänge (Handlungen und Gedanken)" eine andere, „Waschzwänge und Ansteckungsgedanken" eine dritte, schließlich „Sammelzwänge" eine vierte Gruppe. Führt der Weg zum Fortschritt nur

über eine Aufteilung von zu großen Krankheitskonzepten in kleinere Krankheitseinheiten?
Freilich ist da dann wieder die faszinierende Welt der Psychopharmakologie, die über die Wirksamkeit serotonerger Antidepressiva die Zwangsstörung mit den Angststörungen verbindet (Greist 1996), allerdings mit noch viel mehr – mit den Eßstörungen etwa. Und schließlich ist da noch das Thema dieses Buches: das „Spektrum" der Zwangsstörungen. „Spektrum" bedeutet, daß diese Störungsbilder etwas gemeinsam haben, nämlich daß eine gesteigerte Anspannung, Unruhe oder Angst reduziert werden muß (z.B. durch Zwangshandlungen, durch Essen, durch Selbstverletzung, durch Arztbesuch, durch Kaufen, durch Spielen...). Damit stellt sich die Frage nach dem möglichen Zusammenhang der Entstehung und Therapierbarkeit dieser Spektrumstörungen mit der Zwangsstörung (Hollander 1993, Hollander et al. 1996).

Die Differenzierung dieses Spektrums in mehr „kompulsive-zwanghafte" Störungen (die Zwangsstörung selbst, die Dysmorphophobie, die Anorexia nervosa, die Hypochondrie und andere) und in mehr „impulsive" Störungen (Antisoziale Persönlichkeitsstörung, Borderline Persönlichkeitsstörung, Paraphilien und andere) erscheint heuristisch fruchtbar. Sie bringt prämorbide Persönlichkeitszüge mit der aktuellen Symptomatik in Zusammenhang: bei verminderter Risikobereitschaft, also bei mehr „Ängstlichkeit", würden eher „kompulsive", bei erhöhter Risikobereitschaft eher „impulsive" Syndrome auftreten – ein zumindest plausibler Gedanke. Das Spektrumkonzept ermöglicht es, daß neue Einsichten in die Entstehung dieser Störungen enstehen können – neurologische (über die Rolle der Stammganglien), denkt man etwa an das Gilles de la Tourette Syndrom, und psychologische, wenn Kaufrausch und Spielsucht betrachtet werden. Es bleibt abzuwarten, ob sich hier auch therapeutische Konsequenzen ergeben, ob also die bei der Zwangsstörung bewährten pharmakologischen und psychotherapeutischen Methoden auch „im Spektrum" wirksam sind, und – gegebenenfalls – in welchen Varianten.

Die gute alte Zwangsneurose ist also in Bewegung geraten. Bisher als definitiv angesehene diagnostische Grenzen lösen sich auf – nach außen durch Herstellen einer Beziehung zu anderen Störungsgruppen, zu den Angststörungen und zu den „Spektrumstörungen"; nach innen durch Bildungen von neuen Subgruppen, mit möglicherweise eigenständiger Ätiologie, Pathogenese und Therapie.

Ist alles ganz anders als wir bisher geglaubt haben? Vielleicht! Das Hin und Her in der psychiatrischen Diagnostik – wir kennen es auch in anderen Störungsbereichen – zwischen „lumping" (also Zusammenfassen zu größeren Krankheitsgruppen) und „splitting" (also Unterteilen in kleinere Krankheitseinheiten) hat auch die „Zwangsstörung" erfaßt.

Und dies ist gut und richtig. Wissenschaft ist Bewegung, Aufstellen und Testen neuer Hypothesen und Verwerfen alter. Zwar sind wir in der Behandlung der „Zwangsstörung" schon unendlich viel weiter als noch vor dreißig Jahren, aber immer noch nicht weit genug. Bewegung ist weiter nötig.

Die Verhaltenstherapie weist seit einiger Zeit eindrucksvolle Erfolge in der Behandlung der Zwangsstörung auf, die in diesem Buch ausführlich dokumentiert sind. Ausgehend von den schon klassischen „Exposure and Response Prevention" – Techniken treten dabei heute zunehmend kognitive Verfahren in den Vordergrund. Diese Erfolge sind aber noch nicht genügend rezipiert worden, möglicherweise deshalb, weil diese Therapieverfahren mühsamer zu erlernen und aufwendiger sind, als die zuletzt auch vermehrt als erfolgreich in den Vordergrund getretenen psychopharmakologischen Verfahren.

Vor einigen Jahren triumphierte bei einem amerikanischen Psychopharmakakongreß ein Redner: „Jetzt haben wir der Psychoanalyse die letzte Neurose weggenommen". Mit „wir" meinte er die Psychopharmakologie, da er über die ersten Erfolge von serotonergen Antidepressiva bei der Zwangsstörung berichtete; mit „letzte Neurose" die Zwangsneurose. In der Tat hatte bis in die frühen sechziger Jahre lediglich die Psychoanalyse für die Depression, die Angstneurose und die Zwangsneurose ein geschlossenes und schlüssiges Denkgebäude angeboten, das eine Theorie der Entstehung und eine dazu passende Therapie umfaßte. Allerdings verfügt die Psychoanalyse über keine den modernen Regeln der Wissenschaft entsprechenden Erfolgsdaten. Die Psychopharmakologen haben hingegen von Anfang an placebokontrollierte klinische Prüfungen durchgeführt und damit die prinzipielle Wirksamkeit von Psychopharmaka bei der Depression, der Panikstörung und den verschiedenen Phobien (Katschnig 1996) und zuletzt eben auch der Zwangsstörung bewiesen.

Diese prinzipielle Wirksamkeit ist unbestritten und in dem vorliegenden Buch dokumentiert, wenngleich noch viele Rätsel ungelöst bleiben: nach dem Absetzen der Medikamente kehren die Symptome meistens zurück – dies spricht zwar eher für als gegen die Medikamente; in der Praxis hieße dies aber, daß die Psychopharmakaeinnahme unbegrenzt fortgesetzt werden müßte, was viele PatientInnen nicht tun würden. Auch werden die meisten PatientInnen nicht gesund sondern erleben nur eine Besserung der Symptomatik (das ist zwar etwas, aber wir dürfen hier nicht stehen bleiben). Oder: viele PatientInnen lehnen Psychopharmaka prinzipiell ab – aus welchen Gründen dies auch immer geschieht: sie kommen so nicht in den möglichen Genuß eines Therapieerfolges. Schließlich: bei manchen PatientInnen decken die Nebenwirkungen die positiven Wirkungen zu, so daß es verständlich ist, daß die Betroffenen die Medikamente absetzen, weil viele ihre Lebensqualität durch die Nebenwirkungen stärker beeinträchtigt sehen als durch die Symptome.

Es gibt also viele Gründe dafür, nicht zufrieden zu sein und nicht stehen zu bleiben. Es müssen neue, noch wirksamere und nebenwirkungsärmere Psychopharmaka entwickelt werden, und – genauso wichtig, wenn nicht noch wichtiger – wir müssen uns auch nach anderen Hilfemöglichkeiten für Zwangskranke umsehen. Dies beginnt beim Versuch einer präziseren Problemdefinition und eines besseren Verständnisses der Zwangsstörung und der ihr nahestehenden Störungen – ein wesentliches Anliegen dieses Buches – und geht über die Weiterentwicklung psychologischer Therapieverfahren bis zur Einbeziehung des sozialen Umfeldes. Die beiden zuletzt genannten therapeutischen Bereiche sind in diesem Buch ausführlich vertreten: moderne psychoanalytische Ansichten genauso wie verhaltenstherapeutische und kognitive Ansätze, schließlich auch soziotherapeutische Methoden in Form der Einbeziehung der Angehörigen. Gerade bei der Frage der Aufrechterhaltung eines akuten Therapieerfolges scheinen diese Verfahren zunehmend an Bedeutung zu gewinnen.

Die Beiträge dieses Buches reflektieren die heute glücklicherweise stattfindende wissenschaftliche Bewegung und ihre praktischen Implikationen. Es besteht genügend Anlaß zu hoffen, daß diese Bewegung zu besseren Behandlungsmethoden führen wird. Die Zwangsstörung ist ja mit unendlich viel seelischem Leid verbunden. Die PatientInnen müssen sich gleichsam hilflos dabei beobachten, wie sie Ihre Zwänge durchführen und – wie sie unendlich viel Zeit damit verbringen und verlieren. Ihre Lebensqualität ist deutlich beeinträchtigt (Hollander 1997). Die Ihrer Angehörigen ebenfalls. Und vielleicht sind die sozialen Netze der PatientInnen für Entstehung und Aufrechterhaltung der Zwangsstörung viel wichtiger als bisher gedacht.

Schon 1864 hatte der Franzose Falret den treffenden Ausdruck „Maladie du doute" (Krankheit des Zweifelns) geprägt, der ein zentrales Element der späteren Zwangsneurose enthält: die Unfähigkeit etwas tatsächlich Geschehenes als geschehen zu erkennen, so daß es nicht immer und immer wieder überprüft werden muß. Moderne Gedächtnistheorien (mit ihrer morphologischen Basis) und kognitive Theorien bringen ebenfalls Bewegung in die Zwangsstörung und greifen damit ein altes Thema auf: wie die Beiträge dieses Buches zeigen, sind die Versuche, die Zwangsstörung besser zu verstehen, zunehmend hypothesengeleitet. Die älteste Hypothese, die der Psychoanalyse, hat Gesellschaft bekommen: biologische, psychologische und soziologische Hypothesen sind im Kommen. Neu ist, daß es die Entwicklungen auf dem Gebiet der Methodik der empirischen Forschung heute erlauben, diese Hypothesen zu überprüfen. Wohin dies bei der Zwangsstörung noch führen wird, ist offen. Auf jeden Fall sind der Kreativität alle Pforten geöffnet....

Literatur

American Psychiatric Association (1980) Diagnostic and statistical manual of mental disorders, 3rd ed (DSM-III). American Psychiatric Association, Washington DC

American Psychiatric Association (1987) Diagnostic and statistical manual of mental disorders, 3rd ed rev (DSM-III-R). American Psychiatric Association, Washington DC

American Psychiatric Association (1994) Diagnostic and statistical manual of mental disorders, 4th ed (DSM-IV). American Psychiatric Association, Washington DC

Berrios GE (1985) Obsessional disorders during the nineteenth century: terminological and classificatory issues. In: Bynum WF, Porter R, Shepherd M (eds) The anatomy of madness. Essays in the history of psychiatry, vol 1. People and ideas. Tavistock Publication, London New York

Breuer J, Freud S (1895) Studien über Hysterie. Deuticke, Leipzig

Falret P (1864) Des maladies mentales et des asiles alienes, Lecons cliniques et considerations generales. J.B.Bailliere, Paris, pp 425–448

Freud S (1895) Obsessions et Phobies. Revue neurologique 3: 33–38

Greist JH (1996) Anxiety disorders: the role of serotonin. J Clin Psychiatry 57 [Suppl 6]: 3–5

Hollander E (1993) Obsessive-compulsive related disorders. American Psychiatric Press, Washington DC

Hollander E (1997) Obsessive-compulsive disorder: the hidden epidemic. J Clin Psychiatry 58 [Suppl 12]: 3–6

Hollander E, Kwon JH, Stein DJ, Broatch J, Rowland CT, Himelein CA (1996) Obsessive-compulsive and spectrum disorders: overview and quality of life issues. J Clin Psychiatry 57 [Suppl 8]: 3–6

Janet P (1903) Les obsessions et la psychasthenie. Felix Alcan, Paris

Katschnig H (1996) Was ist aus der guten alten Angstneurose geworden? Der Mediziner 5: 4–10

Leckman JF, Grice DE, Boardman J, Zhang H, Vitale A, Bondi C, Alsobrook J, Peterson BS, Cohen DJ, Rasmussen SA, Goodman WK, McDougle CJ, Pauls DL (1997) Symptoms of obsessive-compulsive disorder. Am J Psychiatry 154: 911–917

WHO (1993) Internationale Klassifikation psychischer Störungen, 10. Revision (ICD-10). Hans Huber, Bern

AutorInnenverzeichnis

Dr. M. Aigner, Universitätsklinik für Psychiatrie, Abteilung für Sozialpsychiatrie und Evaluationsforschung, Währinger Gürtel 18-20, A-1090 Wien

ao Univ. Prof. Dr. M. Bach, Universitätsklinik für Psychiatrie, Abteilung für Sozialpsychiatrie und Evaluationsforschung, Währinger Gürtel 18-20, A-1090 Wien

OA Dr. M. Bohus, Psychiatrische Universitätsklinik, Hauptstraße 5, D-79104 Freiburg

Dr. G. Crombach, Adamstraße 20, A-6020 Innsbruck

Mag. U. Demal, Universitätsklinik für Psychiatrie, Abteilung für Sozialpsychiatrie und Evaluationsforschung, Währinger Gürtel 18-20, A-1090 Wien

ao Univ. Prof. Dr. M. deZwaan, Universitätsklinik für Psychiatrie, Abteilung für Allgemeine Psychiatrie, Währinger Gürtel 18-20, A-1090 Wien

Univ. Prof. Dr. I. Hand, Verhaltenstherapie-Ambulanz, Universitäts- Krankenhaus Eppendorf, Martinistraße 52, D-20246 Hamburg

PD Dr. F. Hohagen, Psychiatrische Universitätsklinik, Hauptstraße 5, D-79104 Freiburg

Univ. Prof. Dr. H. Katschnig, Universitätsklinik für Psychiatrie, Abteilung für Sozialpsychiatrie und Evaluationsforschung, Währinger Gürtel 18-20, A-1090 Wien

ao Univ. Prof. Dr. G. Lenz, Universitätsklinik für Psychiatrie, Abteilung für Sozialpsychiatrie und Evaluationsforschung, Währinger Gürtel 18-20, A-1090 Wien

Dr. B. Mangweth, Universitätsklinik für Psychiatrie Innsbruck, Psychosomatische Abteilung, Anichgasse 35, A-6020 Innsbruck

Univ. Prof. Dr. J. Margraf, TU Dresden, Klinische Psychologie und Psychotherapie, Mommsenstraße 13, D-01062 Dresden

Dipl. Psych. N. Münchau, Verhaltenstherapie-Ambulanz, Universitäts- Krankenhaus Eppendorf, Martinistraße 52, D-20246 Hamburg

Dipl. Psych. A. Neudecker, Verhaltenstherapie-Ambulanz, Universitäts- Krankenhaus Eppendorf, Martinistraße 52, D-20246 Hamburg

Univ. Prof. Dr. H. Reinecker, Lehrstuhl für Klinische Psychologie, Universität Bamberg, Markusplatz 3, D-96047 Bamberg

Dr. P. Schuster, Universitätsklinik für Tiefenpsychologie und Psychotherapie, Währinger Gürtel 18-20, A-1090 Wien

OA Dr. K. Steinberger, Universitätsklinik für Neuropsychiatrie des Kindes- und Jugendalters, Währinger Gürtel 18-20, A-1090 Wien

Univ. Prof. Dr. H.-G. Zapotoczky, Universitätsklinik für Psychiatrie Graz, Auenbruggerplatz 22, A-8036 Graz

Dr. W. Zitterl, Universitätsklinik für Psychiatrie, Abteilung für Sozialpsychiatrie und Evaluationsforschung, Währinger Gürtel 18-20, A-1090 Wien

Inhaltsverzeichnis

Grundlagen und Konzepte

G. Lenz, U. Demal: Epidemiologie, Symptomatik, Diagnostik und Verlauf der Zwangsstörung 1

G. Crombach: Bedingungsmodell zur Entstehung der Zwangsstörung aus verhaltenstheoretischer Sicht 7

J. Margraf: Die kognitive Seite der Zwangsstörung 19

P. Schuster: Psychoanalytische Konzepte zur Entstehung der Zwangsstörung 27

M. Aigner: Neurobiologische Grundlagen der Zwangsstörung 35

M. Aigner, M. Bach, G. Lenz: Zwangsassoziierte Spektrumstörungen 43

Therapiestrategien bei Zwangsstörung

N. Münchau: Ambulante Verhaltenstherapie bei Zwangsstörungen 51

G. Lenz, M. Aigner, B. Bankier: Pharmakotherapie bei Zwangsstörungen 57

F. Hohagen, A. König, H. Rasche-Räuche, G. Winkelmann, N. Münchau, C. Geiger-Kabisch, R. Rey-Eibe, J. Aldenhoff, I. Hand, M. Berger: Kombinationstherapie: Pharmakotherapie und Verhaltenstherapie bei Zwangsstörungen 69

H. Reinecker: Langzeiteffekte bei der Behandlung von Zwangsstörungen 77

H. Katschnig, U. Demal, M. Scherer, M. Aigner: Wie gehen Familienangehörige von Zwangskranken mit Zwangsphänomenen um? Eine Pilot-Untersuchung 87

K. Steinberger, B. Schuch: Zwangskrankheiten im Kindes- und Jugendalter 93

W. Zitterl, U. Demal, M. Aigner, G. Lenz: Die Ambulanz für Zwangsstörungen
an der Universitätsklinik für Psychiatrie in Wien 99

U. Demal, W. Zitterl, M. Aigner, G. Lenz: Ambulante Gruppentherapie mit
Einbeziehung der Angehörigen an der Ambulanz für Zwangsstörungen 103

Komorbidität und Spektrumstörungen

H.G. Zapotoczky: Zwangsstörung, Angst, Depression 107

M. de Zwaan, A. Strnad: Eßstörungen 113

B. Mangweth, H.G. Pope Jr.: Die Behandlung der Binge-Eating-Störung mit
Antidepressiva 119

I. Hand: Pathologisches Kaufen – Kaufzwang, Kaufrausch oder Kaufsucht? 123

P. Berger: Pathologisches Spielen – Spielsucht 133

M. Bach, M. Aigner, U. Demal: Hypochondrie 141

A. Neudecker: Trichotillomanie 147

M. Bohus: Zum Umgang mit Impulsivität und selbstschädigendem Verhalten bei
Borderline-Persönlichkeitsstörungen 153

Deutsche Gesellschaft Zwangserkrankungen 163

Adressen in Österreich 165

Epidemiologie, Symptomatik, Diagnostik und Verlauf der Zwangsstörung

G. Lenz und U. Demal

Noch bis vor wenigen Jahren wurde die Zwangsstörung als eine seltene psychiatrische Erkrankung mit einer schlechten Prognose angesehen. Neuere Daten zeigen, daß die Erkrankung mit einer Lebenszeit-Prävalenz zwischen 1.9% und 3.3% 50 bis 100mal häufiger vorkommt als ursprünglich angenommen (Freeman 1992, Karno et al. 1988). Mit einem Gesamtmittelwert der Lebenszeit-Prävalenz von 2.5% ist die Zwangsstörung die vierthäufigste psychiatrische Erkrankung (Robins et al. 1991). Männer und Frauen sind in etwa gleich häufig betroffen (Marks 1987, Rasmussen und Eisen 1992). Lediglich in wenigen Studien, z.B. Weissman et al. (1994) wird für Frauen eine größere Wahrscheinlichkeit gefunden, eine Zwangsstörung zu entwickeln.

Die Erkrankung beginnt meist in der Adoleszenz oder im frühen Erwachsenenalter. Insel et al. (1983) beschreiben, daß 33%–50% aller Zwangskranken bereits vor dem 18. Lebensjahr ausgeprägte Zwangssymptome haben. Ein Beginn der Erkrankung nach dem 40. Lebensjahr ist äußerst selten. Ein durchschnittlicher Erkrankungsbeginn wird von Reinecker und Zaudig (1995) mit 22 Jahren angegeben. Männer erkranken früher als Frauen (Rasmussen und Eisen 1992, Minichiello et al. 1990). Der Beginn der Zwangsstörung ist in den meisten Fällen schleichend, und nur in ganz seltenen Fällen wird ein akuter Beginn beschrieben. Der erste Kontakt mit einer therapeutischen Einrichtung findet erst 7.0 bis 7.5 Jahre nach Beginn der Zwangsstörung statt (Reinecker und Zaudig 1995). Diese enorme Verzögerung im Beginn einer effizienten Behandlung spielt auch hinsichtlich der Prognose eine bedeutende Rolle. Es ist jedoch zu hoffen, daß durch eine Verbesserung der psychosozialen Versorgung und durch vermehrte Aufklärungsarbeit dieser Zeitraum verkürzt werden kann, was sich wiederum begünstigend auf den Krankheitsverlauf auswirken sollte.

Eine Zwangsstörung kann sich in Form von Zwangsgedanken oder Zwangshandlungen äußern, bei den meisten PatientInnen ist allerdings beides vorhanden.

Zwangshandlungen sind meist exzessive Wiederholungen alltäglicher Verhaltensweisen, die nach bestimmten Regeln oder stereotyp ausgeführt werden.

Sie dienen dazu, Unbehagen zu vermindern oder bedrohliche Ereignisse oder Situationen zu verhindern. Die Handlung steht in keiner realistischen Beziehung zu dem was sie bewirken oder verhindern soll, oder ist eindeutig übertrieben.

Am häufigsten sind Kontrollzwänge (Kontrollieren von Schlössern, Schaltern, Wasserhahn, etc.) und Wasch- bzw. Putzzwänge, seltener zwanghaftes Nachfragen, Zwänge bezüglich Symmetrie/Ordnung, Zählzwänge und Sammelzwänge.

Zwangsgedanken sind als störend, ungewollt und sinnlos erlebte Gedanken oder Impulse, die wiederholt und länger andauernd in den Sinn kommen.

Der Inhalt eines Zwangsgedanken besitzt häufig einen rationalen Kern (z.B. Gedanke, ob die Tür zugesperrt wurde), das Ausmaß der Gedanken ist allerdings übertrieben und geht mit einer Beeinträchtigung im Alltagsablauf einher.

Tabelle 1. Screeningfragen für Zwangserkrankungen

Haben Sie Gedanken, die Sie stören oder beängstigen und von denen Sie sich trotz aller Bemühungen nicht freimachen können?..	JA	NEIN
Haben Sie die Neigung, Dinge extrem sauber zu halten oder Ihre Hände sehr oft zu waschen, häufiger als andere Ihnen bekannte Leute dies tun?......................................	JA	NEIN
Kontrollieren Sie Dinge immer wieder, bis zum Exzeß?...	JA	NEIN
Müssen Sie alles so häufig zurechtrücken, ordnen oder aufräumen, daß es Sie bei anderen Dingen, die Sie tun möchten, stört?...	JA	NEIN
Machen Sie sich übermäßig Gedanken darüber, daß Sie aggressiver als nötig handeln oder sprechen?...	JA	NEIN
Fällt es Ihnen sehr schwer, Dinge wegzuwerfen, auch wenn Sie keinen praktischen Nutzen für Sie haben?..	JA	NEIN
Machen Sie sich Sorgen, daß schreckliche Dinge passieren würden, die hätten verhindert werden können?..	JA	NEIN
Haben Sie nach Abschluß von Routinetätigkeiten Zweifel, daß Sie alles richtig oder überhaupt gemacht haben?..	JA	NEIN
Befürchten Sie, daß Sie aufgrund eines ungewollten Dranges oder Impulses handeln könnten?...	JA	NEIN
Fühlen Sie sich dazu getrieben, gewisse Handlungen immer wieder zu vollziehen?..........	JA	NEIN
Müssen Sie etwas immer wieder tun, bis Sie endlich das Gefühl haben, daß es gerade richtig ist?...	JA	NEIN
Erscheinen Ihnen solche Gedanken, Handlungen oder Rituale unsinnig?.....................	JA	NEIN
Ist es schwierig für Sie, solche Zwangsgedanken, Handlungen oder Rituale unter Kontrolle zu halten?...	JA	NEIN
Bereiten Ihnen solche Zwangsgedanken, Handlungen oder Rituale Kummer oder Unbehagen?..	JA	NEIN
Wurden Sie durch solche Zwangsgedanken, Handlungen oder Rituale davon abgehalten, etwas zu tun, irgendwohin zu gehen oder jemanden zu treffen?..................................	JA	NEIN
Beanspruchen solche Zwangsgedanken, Handlungen oder Rituale durchschnittlich mindestens eine Stunde am Tag?..	JA	NEIN
Beeinträchtigen Sie solche Zwangsgedanken, Handlungen oder Rituale in der Schule, bei der Arbeit oder im Familienleben?...	JA	NEIN

Als Inhalte stehen meist Themen von Verschmutzung im Vordergrund oder pathologische Zweifel, Gedanken betreffend körperlicher Gesundheit, Streben nach Symmetrie, aggressive oder sexuelle Gedanken bzw. Impulse.

Die Zwangsgedanken können unterteilt werden in zwanghaftes Zweifeln (Gedanken über eigene Handlungen und deren Folgen), zwanghafte Impulse (subjektiver Drang, bestimmte Handlungen auszuführen) und zwanghafte Vorstellungen (gegen den Willen tauchen unangenehme Vorstellungen auf).

Eine Sonderform ist die zwanghafte Langsamkeit, bei der alltägliche Handlungen extrem langsam und bedächtig ausgeführt werden.

An Fragen in Richtung einer Zwangsstörung wird man immer dann denken, wenn PatientInnen übertrieben nach Rückversicherung suchen, wenn sie sich unüblich intensiv mit Reinlichkeit oder Sicherheit beschäftigen, wenn sie übertriebene Befürchtungen bezüglich Krebs oder AIDS äußern, wenn sie darüber klagen, daß sie mit ihrer Arbeit bzw. Haushaltstätigkeit nicht fertig werden, wenn sie meist zu Terminen zu spät kommen oder wenn die Haut an den Händen entzündet ist vom vielen Waschen bzw. von Reinigungsmitteln. Wenn der Patient über Angstzustände oder Depressionen berichtet, sollte man immer auch nach Zwangssymptomen fragen.

Entsprechende Screening-Fragen sind in der Tabelle 1 (siehe Seite 2) aufgelistet.

Die Diagnose einer Zwangsstörung ist aus Tabelle 2 ersichtlich.

Für die Beurteilung des Schweregrades der Zwangssymptomatik gilt die Yale-Brown-Obsessive-Compulsive Scale, die in deutscher Übersetzung vorliegt (Hand und Büttner-Westphal 1991) als bestes Fremdratingverfahren. Es wird hier in einem halbstrukturierten Interview zuerst die Art der Zwänge erfragt und der Ausprägungsgrad der Zwangssymptomatik

Tabelle 2. ICD 10: F 42 Zwangsstörung

A. Entweder Zwangsgedanken oder Zwangshandlungen (oder beides) an den meisten Tagen über einen Zeitraum von mindestens zwei Wochen.
B. Die Zwangsgedanken (Ideen oder Vorstellungen) und Zwangshandlungen zeigen sämtliche folgenden Merkmale:
  1. Sie werden als eigene Gedanken/Handlungen von den Betroffenen angesehen und nicht als von anderen Personen oder Einflüssen eingegeben
  2. Sie wiederholen sich dauernd und werden als unangenehm empfunden, und mindestens ein Zwangsgedanke oder eine Zwangshandlung werden als übertrieben und unsinnig anerkannt
  3. Die Betroffenen versuchen, Widerstand zu leisten (bei lange bestehenden Zwangsgedanken und Zwangshandlungen kann der Widerstand allerdings sehr gering sein). Gegen mindestens einen Zwangsgedanken oder eine Zwangshandlung wird gegenwärtig erfolglos Widerstand geleistet
  4. Die Ausführung eines Zwangsgedanken oder einer Zwangshandlung ist für sich genommen nicht angenehm (dies sollte von einer vorübergehenden Erleichterung von Spannung und Angst unterschieden werden).
C. Die Betroffenen leiden unter den Zwangsgedanken und Zwangshandlungen oder werden in ihrer sozialen oder individuellen Leistungsfähigkeit behindert, meist durch den besonderen Zeitaufwand.
D. Häufigstes Ausschlußkriterium: Die Störung ist nicht bedingt durch eine andere psychische Störung, wie Schizophrenie und verwandte Störungen (F2) oder affektive Störungen (F3).

Tabelle 3. Komorbidität der Zwangsstörung
(% Häufigkeiten, Lebenszeitprävalenz, =100)

– Major Depression	67%
– Einfache Phobie	22%
– Sozialphobie	18%
– Eßstörungen	17%
– Alkoholabusus/Abhängigkeit	14%
– Panikstörung	12%
– Gilles-de-la Tourette-Syndrom	7%

(modifiziert nach Rasmussen und Eisen 1992)

quantitativ erfaßt, sodaß sich dieses Instrument auch sehr gut zur Therapieverlaufsmessung eignet. Differentialdiagnostisch sollte man an eine Depression, an andere Angststörungen, psychotische Störungen, organisches Psychosyndrom, Impulskontrollstörungen, Borderline-Persönlichkeits-störung (ritualisierte Selbstverletzung) oder auch an zwanghafte Persönlichkeitsstörung denken.

Bezüglich der Komorbidität der Zwangsstörung soll auf Tabelle 3 verwiesen werden.

Ein überwiegender Teil der Untersuchungsergebnisse spricht relativ übereinstimmend dafür, daß die Zwangsstörung in den meisten Fällen entweder chronisch oder sich verschlechternd oder schwankend („waxing and waning of symptoms") verläuft. Bei der letztgenannten Verlaufsform kommen aber nur in wenigen Fällen symptomfreie Intervalle vor. Episodische Verläufe werden nur selten beobachtet. Rasmussen und Eisen (1991) fanden in einer Stichprobe von 200 Zwangskranken 72% schwankende („waxing and waning"), 16% chronische, 9% verschlechternde und nur 3% episodische Verläufe. Im Diagnostischen und Statistischen Manual Psychischer Störungen, DSM-IV (American Psychiatric Association 1996) wird angegeben, daß chronische, schwankende Verläufe mit Symptomverschlechterungen am häufigsten zu beobachten sind, während episodische Verläufe nur in 5% auftreten. Das Überwiegen eines chronischen Verlaufsgeschehen mit einem Auf und Ab hinsichtlich des Ausprägungsgrades der Zwangssymptomatik stimmt auch weitgehend mit eigenen Untersuchungen überein (Demal et al. 1992).

Literatur

American Psychiatric Association (1996) Diagnostisches und Statistisches Manual Psychischer Störungen DSM-IV (Dt. Bearb. und Einf. von Saß H, Wittchen HU, Zaudig M). Hogrefe, Göttingen

Demal U, Lenz G, Mayrhofer A, Zapotoczky HG, Zitterl W (1992) Zwangskrankheit und Depression: Retrospektive Untersuchung über den Langzeitverlauf. Verhaltensmodifikation und Verhaltensmedizin 13, 1/2: 71–85

Freeman CP (1992) What is obsessive compulsive disorder? The clinical syndrome and its boundaries. Int Clin Psychopharmacol 7 [Suppl 1]: 211

Hand I, Büttner-Westphal H (1991) Die Yale-Brown Obsessive Compulsive Scale (Y-BOCS) ein halbstrukturiertes Interview zur Beurteilung des Schweregrades von Denk- und Handlungszwängen. Verhaltenstherapie 1: 223–231

Insel TR, Donelly E, Lalakea M (1983) Neurological and neuropsychological studies of patients with obsessive-compulsive disorder. Biol Psychiatry 18: 741

Karno M, Golding JM, Sorenson SB, Burnam MA (1988) The epidemiology of obsessive-compulsive disorder in five US communities. Arch Gen Psychiatry 45: 1094

Marks IM (1987) Fears, phobias and rituals. Panic, anxiety and their disorders. Oxford University Press, New York

Minichiello WE, Baer L, Jenike MA, Holland A (1990) Age of onset of major subtypes of Obsessive Compulsive Disorder. J Anxiety Disord 4: 147

Rasmussen SA, Eisen JL (1991) Phenomenology of OCD: clinical subtypes, heterogenety and coexistence. In: Zohar J, Insel TR, Rasmussen SA (eds) The psychobiology of obsessive compulsive disorder. Springer, New York

Rasmussen SA, Eisen JL (1992) The epidemiology and differential diagnosis of obsessive compulsive disorder. J Clin Psychiatry 53 [Suppl 4]: 4–10

Reinecker H, Zaudig M (1995) Langzeiteffekte bei der Behandlung von Zwangsstörungen. Pabst Science Publishers, Lengerich

Robins LN, Locke BZ, Regier DA (1991) An overview of psychiatric disorders in America. In: Robins LN, Regier DA (eds) Psychiatric disorders in America: the Epidemiologic Catchment Area Study. The Free Press, New York

Weissman MM, Bland RC, Canino GJ (1994) The cross national epidemiology of OCD. J Clin Psychiatry 55: 5

Bedingungsmodell zur Entstehung der Zwangsstörung aus verhaltenstheoretischer Sicht

G. Crombach

Ich könnte meine Ausführungen in zwei Sätzen beenden, folgte ich strikt einem empirischen Paradigma: 1. Wir kennen die Ursache der Zwangsstörung nicht. 2. Wir wissen, daß Konfrontation/Reaktionsverhinderung (evtl. kognitiv angereichert) und Serotonin-Wiederaufnahme-Hemmer (beschränkt auf die Einnahmedauer) bei 50–70% der PatientInnen eine erhebliche Besserung ihrer Symptomatik bewirken. Der Rest erscheint als Spekulation und Zeitverschwendung, wenn man der experimentellen Studie von Emmelkamp et al. (1994) folgt: individualisierte, einer Problemanalyse folgende Verhaltenstherapie war gleich effektiv wie standardisierte Expositionstherapie. Wenn man dann allerdings liest, daß die Therapie in beiden Bedingungen nur 15 Stunden dauerte, dann weiß man als Kliniker, daß hier etwas nicht stimmt. Es handelt sich offenbar um sog. „forschungsgeeignete Zwangskranke" (Hand 1995). Nur ca. 10% meiner ZwangspatientInnen kann mit 15 Therapiestunden ausreichend geholfen werden; realistisch dürfte ein Durchschnitt von 60 Stunden sein (Hand zit. in Reinecker 1994)!

Zwangskranke sind nämlich meist vielfältig gestörte Menschen. Die Hamburger Arbeitsgruppe vermerkt, daß über die Hälfte der PatientInnen „frühe soziale Defizite" aufweist, und unter „resultierenden Kommunikationsstörungen" leidet (Münchau et al. 1996). An anderer Stelle bezeichnet Hand (1993) die Zwangsstörung als „Aggressionskrankheit". Eine komplexe Interaktion mit depressiven Störungen ist bekannt (Demal et al. 1992), und es wäre falsch, nur von sekundären Depressionen zu sprechen. Die Interaktion mit Persönlichkeitsstörungen wurde ebenfalls als bedeutsam nachgewiesen (Ecker und Dehmlow 1996). Dementsprechend ergeben sich bei ZwangspatientInnen, spontan geäußert, oder im Therapieverlauf erarbeitet, eine Vielzahl von Behandlungszielen. Dies läßt sich anschaulich durch die Verwendung eines deskriptiv-operationalisierten Diagnostiksystems, wie dem DSM-IV (APA 1994), anhand der sog. „Komorbidität", besser „Kosyndromatik", zeigen. Die Tabelle 1 (siehe Seite 8) charakterisiert das aktuellste PatientInnengut des Autors, auf dessen Diagnostik und Bedingungsanalysen sich die nachfolgenden Hypothesen stützen. Auffallend an der syndromalen Diagnostik ist dabei der hohe Anteil an primären Depressionen und an Persönlichkeitsstörungen.

Im folgenden soll nun ein hypothetisches Bedingungsmodell mit heuristischem Wert für die klinische Praxis kurz dargestellt werden. Die „theoretischen Rätsel" oder „weißen Flecken", von denen Reinecker (1994) spricht, werden damit nicht aufgelöst, wohl aber m.E. eingegrenzt und präziser lokalisiert.

Die Interaktion von 3-4 Faktoren setzt den Zwang in Gang:
- relativ unspezifisch, aber durchgängig: ein SELBST-SCHEMA, charakterisiert durch (außenweltbezogene) „SCHUTZLOSIGKEIT und OHNMACHT"
- eine diesbezüglich subjektiv überfordernde LEBENSSITUATION
- RITUALBILDUNG als universelle, angeborene, „archaische" Sicherheitsstrategie, und/oder
- vermutlich spezifische INFORMATONSVERARBEITUNGSANOMALIE, wie etwa undifferenzierte Metakognition (d.h. mangelhaftes intuitives Wissen über Wissen)
Der Zwang wird aufrechterhalten, bzw. eskaliert immer durch:
NEUTRALISIEREN (Vermeiden) befürchteter Konsequenzen oder des auftretenden Spannungszustandes: der Zwang entwickelt sein charakteristisches Eigenleben.

Häufig sind folgende Zusatzfaktoren der Aufrechterhaltung:
- INTRAPSYCHISCHE Funktionalität: z.B. Ersatzsicherheit

Tabelle 1. Komorbidität (Zusätzliche Störungen nach DSM-IV)

Stichprobe: 35 schwere Zwangsstörungen

diese waren primäres Behandlungsziel der Patienten; nur in einem Fall hat gleichzeitig auch eine „Soziale Phobie" zur Behandlung geführt.
Ambulant-psychiatrisch-verhaltenstherapeutische Pat. des Autors in den letzten zwei Jahren.
Alter: 16-65 (Durchschnitt 31,2).
Zwangsdauer bei Behandlungsbeginn: akut-34 Jahre (Durchschnitt 9,6)
Grobe Zuordnung: Waschzwang 6, Kontrollzwang 12, Wasch- u. Kontrollzwang 5, Denk- (vorwiegend Schuld-) zwang 12

Klinische Störungen: bei 23 Pat.	38 Diagnosen

davon affektive Störungen (Dysthyme St., Major Depr., bipolare affektive St., depr. Anpassungsst.): bei 12 Pat. (davon höchstens 2 als Folge der Zwangsstörung)

Persönlichkeitsstörungen (PS): bei 28 Pat.	34 Diagnosen

Cluster A „bizarr":	Schizoide PS	3
	Schizotipische PS	2
Cluster B „dramatisch":	Histrionische PS	2
	Narzißtische PS	2
	Borderline PS	1
Cluster C „ängstlich":	Vermeidend-selbstunsichere PS	10
	Dependente PS	9
	Zwanghalte PS	5

Keine Zusatzdiagnose (weder klinische noch PS):	bei 2 Pat.

– INTERPSYCHISCHE Funktionalität: z.B. Ersatzmacht gegen Partner/Eltern
In Tabelle 2 (Seite 10) wird das hypothetische Bedingungsmodell graphisch veranschaulicht.

Selbstschema von Schutzlosigkeit und Ohnmacht

Daß ZwangspatientInnen an einer tiefgreifenden „Unsicherheit" leiden, wird allgemein festgestellt (Hand 1993, Reinecker 1994). Sie war bei allen hier ausgewerteten 35 PatientInnen zentrales Thema. Es ist von „Zweifel in jeder Hinsicht", von „Ohnmacht" usw. die Rede. Dies wird aber nicht einfach hingenommen (wie oft von Depressiven), sondern Sicherheit wird aktiv gesucht, ja es wird um sie gekämpft. So heißt es etwa: „Ich bin immer bestrebt, mich größtmöglich abzusichern" oder „Ich brauche immer Sicherheit" oder „Ich habe ein totales Sicherheitsstreben". Der Zwangskranke versucht, Inseln von totaler Sicherheit in einem Meer von Unsicherheit zu schaffen. Sein wesentlichster Kompensationsversuch ist eben der Zwang. Aber man kann häufig parallel auch andere Strategien finden: „Sicherheits-Oasen" in der Lebensführung und bestimmte „komorbide" Störungen. Solche Sicherheitsnischen können beruflich sein: Mathematikstudium, um sicheres Wissen und Kontrolle zu erlangen; oder: Polizeioffizier, Hausfrau, Rente (wie man sieht: sehr subjektiv!); oder beziehungsbezogen: Verbleib bei den Eltern, unüberlegte Heirat; oder freizeitmäßig: Waffenbesitz, skurriles Krafttraining eines Studenten gegen den Altersverfall, Uhrenfaszination, 200-maliges Ansehen eines Filmes (siehe Fall 1 „Rambo") usw. – Persönlichkeitsstörungen können Unsicherheit mitkompensieren: die Größenphantasien des Narzißten, die Abschottung des Schizoiden, die Inszenierungen des Histrionischen, die Totalkontrolle des Zwanghaften (i.S. der Persönlichkeitsstörung), die Anklammerung des Dependenten usw.

Worin besteht und woher rührt nun diese zentrale Selbst-Unsicherheit? Meiner Erfahrung nach ist sie außenbezogen und nicht etwa körperimmanent, wie bei der Panikstörung oder Hypochondrie, obwohl (selten) Kombinationen mit diesen Störungen vorkommen. Die Gefahr lauert im sozialen, moralischen und „fremdkörperlichen" Bereich (z.B. Toxine). Auch bei den Schuldzwängen geht es eher um Normen und um Positionsverlust, als um echtes Mitgefühl mit einem potentiellen Opfer.

Aus humanethologischer Sicht wird Sicherheit über drei biosoziale Systeme vermittelt. Gilbert (1989, 1992) nennt sie „Core Social Mentalities". Es sind dies „Attachment (Care Eliciting, Care Giving), Cooperation und Competition".

Bindung

Feinfühlige, konstant reagierende Eltern vermitteln ein Selbstbild von liebenswert und eigenständig, d.h. die Fähigkeit, sich und anderen zu vertrauen. Solche Menschen fühlen sich wohl mit Nähe und Alleinsein. Neben dieser sicheren Bindung sind empirisch drei Formen unsicherer Bindung festgestellt worden: ängstlich-ambivalent (klammernd), vermeidend (übersteigert autonom), und desorientiert-desorganisiert (Fremmer-Bombik und Grossmann 1993). Wich-

Tabelle 2. Hypothetisches Bedingungsmodell

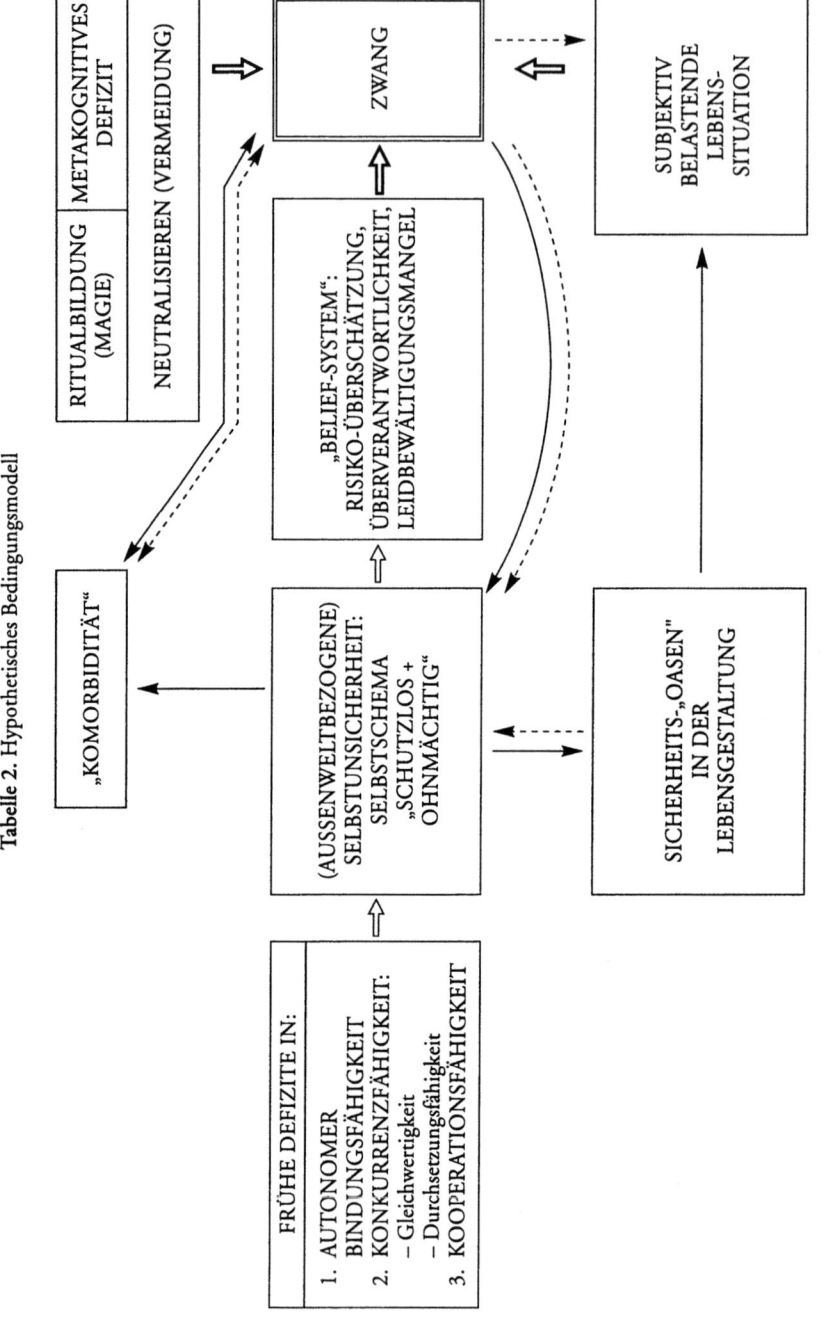

tig ist auch das gleichzeitige Vorkommen widersprüchlicher Bilder von sich selbst und anderen. Guidano und Liotti (1983) und Guidano (1987) halten letzteres für zwangstypisch: ein Vater spricht affektlos von der Größe der Elternliebe, oder eine Mutter ist peinlichst bemüht, das gesundheitliche und schulische Wohlergehen des Kindes zu fördern, ohne jedoch körperliche Nähe und Wärme zu vermitteln. Es entsteht so ein widersprüchliches Selbstbild von liebenswert/unliebenswert – mit jeweils gleicher Berechtigung. Ob dies tatsächlich charakteristisch für Zwänge ist, sollte empirische Forschung klären. Dazu müßten aufwendige „adult attachment rating systems" benutzt werden, die kaum publiziert sind (vgl. Spangler und Zimmermann 1995). Von den eigenen 35 Fällen zeigten klinisch-explorativ alle eindeutig eine Form unsicherer Bindung. Die abschließenden Fallbeispiele demonstrieren je eine klammernde und eine vermeidende Bindung. Die im Fall 2 geschilderte globale Idealisierung der Kindheit bei widersprechenden, aber schwer erinnerbaren Episoden ist ganz typisch für eine „vermeidende Bindung". Der an Bowlby's Bindungstheorie und Zwang Interessierte sei auf weitere (kasuistische) Literatur verwiesen (Liotti 1993, 1995, Sookman et al. 1994, Crombach 1994).

Konkurrenzfähigkeit

Meint, daß ich mich anderen gegenüber als gleichwertig empfinde, und meine Interessen und Bedürfnisse erfolgreich durchsetzen kann. Ich möchte „dazugehören" und eine soziale Position verteidigen können. Auffällig an meinen PatientInnen ist, daß sie sich bereits als Kinder und Jugendliche in der Hälfte der Fälle minderwertig fühlten: aufgrund körperlicher Besonderheiten (Handschwitzen, Nasenform, Gynäkomastie etc.), reduzierter schulischer und praktischer Fertigkeiten oder aufgrund sozialer Merkmale (Mädchen, „Piefke"). Viele PatientInnen sind durchsetzungsschwach (45% selbstunsicher-vermeidende und/oder dependente PS!). Ein unterdrückender und/oder überbehütender Erziehungsstil ist dann immer explorierbar. In einzelnen Fällen ist eine „Verschiebung" der Ohnmacht gegenüber einer Person auf eine Ohnmacht gegenüber einem Zwangsobjekt offensichtlich. Z.B. durch assoziatives Lernen über viele Einzelerlebnisse wurden aus dem „skrupellosen Vater" die „skrupellosen Autos", denen man sich total ausgeliefert fühlt, und die einen durch schwere Schuldzwänge terrorisieren. – Oder z.B. der Haß gegen einen gewalttätigen, homosexuellen Großvater führt zu einem Aids-Waschzwang. – Ohnmächtige Wut spielt häufig eine Rolle.

Kooperation

Das Kämpfen um einen sozialen Rang ist bei allen Primaten ausbalanciert durch ihre Fähigkeit zur Freundschaft. Hier werden Verhaltenselemente, die aus dem Bindungsrepertoire stammen, in der Gruppeninteraktion zum friedlichen und entspannten Miteinanderleben eingesetzt. ZwangspatientInnen hingegen sind nicht selten isoliert, leben ohne freundschaftliche Akzeptanz, ständig in Alarmstimmung, in imaginäre oder reale Machtkonstellationen verstrickt.

Belief-System

Das übergeordnete Selbstschema von „Schutzlosigkeit und Ohnmacht" enthält ein Muster von Erwartungshaltungen und Lebenseinstellungen, das spontan auftretenden, negativen Gedanken, Bildern oder Impulsen eine katastrophale Bedeutung verleiht, und PatientInnen zur weiteren Beschäftigung damit veranlaßt. Pathogenetisch relevante Einstellungen sind vor allem: Risikoüberschätzung; mangelndes Selbstvertrauen, die befürchtete Katastrophe gegebenenfalls aushalten und bewältigen zu können; und – besonders charakteristisch, wenn auch nicht ausschließlich bei Zwängen vorkommend: Überverantwortlichkeit (Lakatos 1994, Reinecker 1994, Salkovskis und Kirk 1996). Kognitive Therapien setzen an diesem „Belief-System" an. Ich möchte hier allerdings die Hypothese aufstellen, daß neben diesen inhaltlich-dysfunktionalen Kognitionen auch formale (metakognitive) Störungen (wie magisches Denken) für die Genese – zumindest bestimmter – Zwangsstörungen verantwortlich sind (Hand 1995).

Störungsspezifische Informationsverarbeitungsanomalien

Solche sind aus zwei Gründen anzunehmen:

Erstens ist es aufgrund von Familienuntersuchungen wahrscheinlich, daß es – zumindest für einen Teil der Zwangskranken – eine biologische Disposition gibt (Pauls et al.1995).

Zweitens zeigt uns die klinische Erfahrung einen phänomenologisch charakteristischen „Zweifel" („maladie du doute": Stein und Hollander 1994).

Dieser zeigt sich im Symptomverhalten auf zweierlei Weise:
- Zwangskranke sind gewöhnlich zwiespältig was die Sinnhaftigkeit ihrer Befürchtungen und Rituale betrifft. Eine DSM-IV Felduntersuchung hat im Gegensatz zur „Lehrbuchtradition" folgendes ergeben: nur 13% waren überzeugt, daß die befürchtete Konsequenz nicht eintreten würde; immerhin 4% waren vom Gegenteil überzeugt; jedoch 83% waren etwa zu je einem Drittel: ziemlich sicher, unsicher, ziemlich unsicher! (Foa und Kozak 1995). Nur sehr vage wird „irgendwo" gewußt, daß es keinen Sinn macht, zu befürchten, man könnte so nebenbei und ungewollt den heißersehnten Magistertitel verschenken.
- Zwangskranke leiden unter einer verzögerten Abschließbarkeit sensorischer, kognitiver und motorischer Prozesse: sie bleiben subjektiv irgendwie „unvollständig" (Stein und Hollander 1994). Schalter werden minutenlang angestarrt, Argumente endlos wiederholt, Wasserhähne auf- und zugedreht: allein das Gefühl, daß es „paßt" will sich lange nicht einstellen. Der Zwangskranke kann sich nicht lösen. Er weiß und weiß doch nicht.

Bezüglich dieser Zweifel wurde die Hypothese einer Störung der „Metakognition" postuliert (Tallis 1994). Dies meint Wissen über kognitive Prozesse. Eine gesunde Mutter weiß, daß sie ihr Kind liebt, und nicht aus dem Fenster werfen wird, auch wenn ihr einmal – durch das schreiende Kind genervt – dieser Gedanke einschoß. Der zwangskranke Akademiker (Fallbeispiel 2) weiß zwar selbst, daß es „absurd" ist, die Nützlichkeit naturwissenschaftlichen Wissens im Jenseits (an das er nicht glaubt) anzunehmen; allein die theoretische Möglichkeit erscheint ihm – angesichts der (auch nur theoretischen) Ewigkeit – als „nicht ausschließbares" Risiko.

Seine Schlußfolgerung daraus lautet: „Ich will's nicht wegbekommen". Hier wird das Konstruktivistische des Denkens nicht metakognitiv verstanden. Dieses „Verstehen" ist eher analog-intuitiv und nicht verbal-kalkulierend. Dies scheint dem zu entsprechen, was Gendlin (1981) unter „felt sense" meint. Es ist wichtig darauf hinzuweisen, daß diese metakognitive Fähigkeit nicht nur zu unserer biologischen Ausstattung gehört (mit möglicherweise variierender Störbarkeit), sondern offenbar auch von der Bindungsgeschichte abhängt: „Sicher Gebundene" verfügen über eine besser entwickelte Metakognition (Main 1991, Fonagy et al. 1995). Damit wären wir auch hier bei der Entwicklungsgeschichte. Metakognitive Defizite könnten auch empirische Befunde einer „reduzierten kognitiven Hemmung" (Enright und Beech 1993, Wilhelm et al.1996) erklären. Warum nämlich unterdrücken/vergessen ZwangspatientInnen nicht automatisch störend-negative Einfälle – im Unterschied zu anderen? Vermutlich deshalb, weil kein „tacit knowing system" (Mahoney 1991) diese als bedeutungslos einstuft. Statt dessen versucht der Zwangspatient, bewußte Kontrolle über seine kognitiven Funktionen zu gewinnen (Salkovskis und Kirk 1996). Sie werden gewissermaßen als „bare Münze" genommen. Die sein „belief system" speziell alarmierenden Gedanken werden zum Schrecken und dementsprechend bekämpft.

Generelle psychologische Mechanismen bei der Mikrogenese des Zwanges

Diese können hier nur gestreift werden. Aus Platzgründen muß auf weiterführende Literatur verwiesen werden (Hand 1993, Reinecker 1994).

Die Zwangsentwicklung beruht vermutlich unter anderem auf denselben psychologischen Mechanismen, die die kulturellen Phänomene von Brauchtum, Ritual, Magie und Aberglaube hervorbrachten. Deren gemeinschaftsvertiefende und sicherheitsvermittelnde Funktion angesichts eines ungewissen Schicksals kann vom unabschließbaren „Privatritus" Zwang allerdings kaum erfüllt werden. Es erscheint mir aber wichtig zu sehen, daß hier offenbar auf ein phylogenetisch altes, empirisch wenig erforschtes Sicherheitssystem zurückgegriffen wird. Auch hier werden bereits metakognitive Funktionen – allerdings im kulturellen Konsens – ausgeklammert, und ein spezifischer – meist religiöser – Geltungs- (Glaubens)bereich geschaffen (vgl. Sakramente). Rituale werden familiär tradiert (Modellernen).

Die Risikovermeidung ist der störungsimmanente Motor zur Aufrechterhaltung und Eskalation des Zwanges. Die Vermeidung spannungsauslösender Reize und Gedanken, sowie deren rituelle Neutralisation gelingt nur kurzfristig und gibt ihnen noch mehr Gewicht: es entsteht so eine Endlosschleife mit Gewohnheitscharakter. Vor 30 Jahren ist durch therapeutisches Ansetzen an diesem Mechanismus der entscheidende Durchbruch in der Zwangsbehandlung gelungen! Das Aufgeben der Vermeidung verlangt von PatientInnen paradoxerweise das schier Unmögliche: oft genug schon kränkend vernommen als: "Reiß Dich zusammen, hör' endlich auf damit!" Gelingt es aber über das Vertrauen in die Person und in die Kompetenz eines geschickten Therapeuten dennoch, passiert aus klinischer Erfahrung sicher mehr als klassisch-lerntheoretisches „Löschen": Es kommt zu einer partiellen Revision des „Belief-Systems", zu einem oft erheblichen Sicherheitsgewinn (Kompetenzvertrauen) und evtl. zu Emotionskorrekturen (z.B. Wut statt Angst). Die Entstehungskette läuft also ein Stück zurück..

Subjektiv belastende Lebenssituation

Zwänge bestehen häufig schon in der Kindheit und scheinen Defizite der elterlichen Sicherheitsvermittlung zu kompensieren. Besonders ausgeprägte kommunikative Funktionen sind bei Zwängen von Jugendlichen zu beobachten, sodaß hier meist das Familiensetting in der Therapie zu wählen ist. Die klinisch gewichtige Erstmanifestation der Zwänge fällt meist in das frühe Erwachsenenalter, wo eine Reihe von neuen „Verantwortlichkeiten" zwangsauslösend wirken können (Beruf, Partnerschaft, Kinder). Aus der Dekompensation in den Zwang kann jedoch eine Kompensation zwischenmenschlicher Ohnmacht werden: es ist z.B. erstaunlich, wie völlig dependent-unterwürfige Frauen männliche Machos im Zwangsbereich beherrschen können (Gegenterror). Vgl. dazu ausführlicher den strategisch-systemischen Ansatz von Hand (1993) mit Beispielen für interaktionelle Funktionen.

Abschließend werden zwei Fallbeispiele mit intraindividuellen Funktionen dargestellt, wobei die Perspektiven von Bindungsstörung und Ohnmacht als Leitlinien dienen.

Fallbeispiel 1: Rambo (siehe Tabelle 3, Seite 15)

Ein 30-jähriger kaufmännischer Angestellter kommt nach einem Jahr Psychoanalyse (2 x wöchentlich) von selbst in Verhaltenstherapie – wegen schwerster Kontrollzwänge und Depressionen. Beides besteht ca. seit dem 15.LJ. Bemerkenswert an diesem Fall ist die kompensatorische Wirkung, die der Zwang gegen das Abgleiten in noch schwerere depressive Verstimmung hat (strichlierte Pfeile in Tabelle). Hand (1995) spricht diesbezüglich von einer „selbst entwickelten Beschäftigungstherapie". 68 Stunden Therapie und zusätzliche 80 Stunden (weibliche) Kotherapie (Übungen, Krisenunterstützung) über 2 1/2 Jahre erbrachten folgendes Ergebnis: Lösung von den Eltern, Umschulung in einen Sozialberuf, Wechsel in eine befriedigende Beziehung und eine etwa 80%ige Symptomreduktion. Weiterhin wird die Uhrenbeschäftigung in Sicherheitskrisen als Zuflucht gesucht. Dieses Ergebnis muß angesichts der Vorgeschichte und der Persönlichkeitsstörung als zufriedenstellend angesehen werden.

(Katamnese 2 Jahre).

Fallbeispiel 2: Ödipus (siehe Tabelle 4, Seite 16)

Ein 54-jähriger Verwaltungsbeamter leidet seit 34 Jahren an permanent ablaufenden, erschreckenden Zwangsbildern mit den Themen Eigenvorsorge und Leid bei Tieren und Menschen. Beim Lesen einer Zeitung etwa bleibt er bei Wörtern wie Beinbruch, Schmerz, Tier „hängen". Es nehmen ihn Bilder des Leidens von Kreaturen mit entsetzlicher Eindringlichkeit und Ausschließlichkeit gefangen (z.B. der Kopfschmerz von Kutschenpferden, die in der Sonne stehen müssen). Bzgl. Eigenvorsorge beschäftigt ihn – wie bereits erwähnt – vornehmlich die Ewigkeit. Es geht auch um die Vorstellung, er könnte dort für sein bequemes Leben bestraft werden: was er zwar für kulturbedingtes Denken, aber eben nicht für ausschließbar halte. In stundenlangen Argumentationsritualen muß die Erkenntnis erarbeitet werden, daß er dagegen nichts tun könne. – Meine Kurzcharakteristik als „Ödipus" ist nicht psychoanalytisch gemeint, sondern allgemeiner: er wird schuldlos schuldig und bestraft sich selbst (nicht mit Blendung, sondern mit themenbezogenen Zwängen). Immerhin hat er mit 14 Jahren bereits den Tod von drei Menschen veranlaßt !! Schematheoretisch nach Grawe et al. (1994) kann dieser Zwang als Ausdruck eines „negativen emotionalen Schemas" verstanden werden: das Schema bleibt permanent aktiv und dient der Vermeidung der (früh) katastrophal erlebten Sorglosigkeit und Verantwortungslosigkeit (von sich und anderen). Die Therapie umfaßte sehr viel biographische und philo-

Tabelle 3. Fall 1 Rambo

	UNSICHERE BINDUNG (DEPENDENT)	MACHTLOSIGKEIT
ENTSTEHUNG	– Beide Eltern erlebten frühe Elternverluste – Mutter „depressiv, ängstlich, klammernd, schwach" – Vater „hysterisch, Vitamine statt Liebe" – Kinderkrippe, später Hort – nach Schule nicht heimgehen wollen: „Verlassenheit" – mit 18 J. Suizid des eineiigen Zwillingsbruders – 4 Frauen haben sich von ihm getrennt; „etwas aus dem Körper gerissen, fast um denVerstand gebracht"	– Frühgeburt, schwächlich, „spindeldürr", „KZ-ler" – Kielbrust: „gehänselt, Komplexe" – für Vater war er ein „technischer Trottel" – drei J. Gymnasium waren ein „Horror"; für Eltern war Versagen eine „Katastrophe": „Lernen bis zum Umfallen" auf Heimweg von Schule, „mit Stirn gegen die Mauer" – „Super-Lehrberuf" nach Wahl und auf Druck des Vaters – Sehnsucht nach echter Aufgabe: „und wenn IRA..."
KOMPENSATION	– Hobby: „supersichere Uhren": mechanische Uhren vermitteln „Geborgenheit, Beständigkeit und Leben" – als Kind Madonnenfigur mit ins Bett genommen – Hobby: indianische Kultur („liebevoll mit Dingen", „entwurzelt wie sie") – visuell an Mädchen im Bus klammernd, dabei „krampfhaft Geborgenheit suchend" – Film: „Rambo" mit S. Stallone seit Suizid des Bruders 200 mal gesehen: „totale Freundschaft, gerechten Kampf und Geborgenheit" vermittelnd	– jahrelanges Krafttraining, z. B. Gewichtheben, „Oberarm wie aufgeblasen, 42 cm Umfang" – relativ gefährliche Sportarten wie Rafting ect. – „war mein ganzes Leben ein Kämpfer" – Aggression gegen Leistungs-, besitzorientiertes Gesellschaftssystem

STÖRUNG

Verlassensängste ⟶ **DEPRESSION** „Leere, Grauen, Schwere" ⟵ exzessive **PRÜFUNGSANGST** (hindert Berufswechsel)
(in 5. Beziehung seit 4 J.)

Berufsunzufriedenheit (nicht erfüllend)

Zwang vermittelt Sicherheits- und Geborgenheitsgefühl ⟵ **KONTROLLZWANG ZWANGHAFTE PERSÖNLICHKEITSSTÖRUNG** ⟶ „alles wird zur Aufgabe", paradoxes Beschädigen beim Kontrollieren (Wut)

Tabelle 4. Fall 2 Ödipus

	UNSICHERE BINDUNG (VERMEIDEND)	MACHTLOSIGKEIT
ENTSTEHUNG	- Mutter gestorben als 2 ½ J. - Vater „heiter, oberflächlich, kein Körperkontakt" - Tante + Stiefmutter kontrollierend, „streng" - wechselnde Bezugspersonen - „keine enge Beziehung", „nie Zuspruch benötigt", „ich war immer Alleinkämpfer" - „schöne Kindheit und Jugend" → OHNE TROST „Suche nach irgendeiner Sicherheit ist so profund" (angesichts „Nichtwissen", „Gefährdung"); Hyperarousal	er erinnert erst auf Insistieren („vergessen"): - mit 3 J. die 3 ½-jährige Cousine beim Spielen am Bach im Streit hineingestoßen (ertrunken) - mit 10 J. lief beim Spielen ein Kamerad in sein Wurfgeschoß; dieser starb nach Tagen; dessen Mutter nahm sich deshalb das Leben - er erinnert mit Mühe „Schrecken" - beide Ereignisse blieben ohne Reaktion der Familie SCHULDLOS SCHULDIG, KATASTROPHE BEIM SORGLOSEN SPIEL → NEGATIVES EMOTIONALES SCHEMA: „SORGLOSIGKEIT"
	SCHIZOIDE PERSÖNLICHKEITSSTÖRUNG	ZWANGSBILDER (2 Kategorien: A; B)
STÖRUNG	- Ehefrau (26 J. verheiratet) weiß vom 34 J. bestehenden Zwang überhaupt nichts - Ehe „gut", würde aber nie mehr heiraten (wegen „Verantwortung") - kein Verlust vorstellbar, der Trauer hervorriefe - „kann mich nicht vertrauensvoll fallen lassen, hänge nicht mit Tiefgang an jemandem" - „Sinnlosigkeit ist absolut sicher" - viel allein in extrem einsamer Natur (Klettern u. ä.) - Sexualität unwichtig - Wutdefizit - Therapieangst: „Einflußnahme von außen"; vereinbart immer nur kurze Therapieabschnitte, die er dann verlängert	Bilder sind „völlig einnehmend"; „bodenloser Schrecken, gnadenloses Entsetzen, abgrundlose Verzweiflung"; sie stellen eine „bedingungslose Forderung" dar; „letztendlich berechtigt, theoretisch möglich" → „ich will es nicht wegbekommen" A) EIGENE „SICHERHEIT SCHAFFEN UND VORBEUGEN" „jede Kenntnis kann irgendwann gut sein", „jede Vorkehrung treffen"; im Vordergrund steht „den Geist bewahren"; „theoretisches Wissen in Mathematik und Physik anhäufen und über den Tod hinüberretten"; „der Wahnsinn liegt in der Zukunft - bes. in der Unendlichkeit - wenn auch nur theoretisch" B) „LEID BLEIBT HÄNGEN" (erstickende Fische, Blinde, erfrierende Hirsche...) → „etwas müßte man dagegen tun, weil nicht in Ordnung" → durch totales Engagement „eigene Existenz auslöschen" → „muß zu Ende denken, bis keine Vorkehrung denkbar"

sophische Klärungs- und darin verpackte Beziehungsarbeit. Effektiv erwies sich erst die Anleitung zu Konfrontation und Reaktionsverhinderung mit der minimalen Annäherung an ein Gefühl von Sorglosigkeit. Meiner Einschätzung nach war diese Technik für den distanzierten, therapiepessimistischen und äußerst zwangsambivalenten Patienten nur annehmbar, weil er spürte, daß ich seine hohe ethische Sensibilität sehr schätze. Sein „Nicht-Weg-Schauen-Können" vom „Empörenden, was passiert" hat mich tief betroffen gemacht, und seine „Angst vor Aufgabe des wahren, intellektuellen Zweifels" vermutlich gemindert. Die bisherige (unabgeschlossene) Therapie von 33 Stunden erbrachte eine, wie er sagt, „enorme Verbesserung" auf etwa 50% Zwangsbeschäftigung.

Dieser letzte Fall kann auch demonstrieren, daß diese Bedingungsanalysen keinesfalls zu einer einseitigen „Ursachentherapie" verleiten sollten (vgl. Ulrike S. et al. 1996). Sie können vielmehr jenes Hintergrundwissen bereitstellen, das eine optimale therapeutische Strategie erlaubt: für ein patientengerechtes Erklärungsmodell, für Beziehungsgestaltung, Konfrontationsmodus und multimodale Verfahren bzgl. anderer relevanter Problembereiche. Damit kann m.E. auch die hohe Ablehn- und Abbruchquote (bis 37% !; zit.in Reinecker 1994) der fast immer notwendigen Expositionstherapie erheblich gesenkt werden.

Literatur

American Psychiatric Association (1994) DSM-IV. Diagnostisches und Statistisches Manual Psychischer Störungen. Hogrefe, Göttingen
Crombach G (1994) Die Behandlung von Zwängen in der psychiatrischen Praxis – ein integrativer Ansatz. Praxis der Klinischen Verhaltensmedizin und Rehabilitation 7: 89
Demal U, Lenz G, Mayrhofer A, Zapotoczky HG, Zitterl W (1992) Zwangskrankheit und Depression: Retrospektive Untersuchung über den Langzeitverlauf. Verhaltensmodifikation und Verhaltensmedizin 13: 71
Ecker W, Dehmlow A (1996) Zur prognostischen Bedeutung komorbider Persönlichkeitsstörungen in der stationären Verhaltenstherapie von Zwängen. Verhaltensmodifikation und Verhaltensmedizin 17: 9
Emmelkamp PMG, Bouman TK, Blaauw E (1994) Individualized versus standardized therapy: a comparative evaluation with obsessive-compulsive patients. Clin Psychol Psychother 1: 95
Enright SJ, Beech AR (1993) Reduced cognitive inhibition in obsessive-compulsive disorder. Br J Clin Psychol 32: 67
Foa EB, Kozak MJ (1995) DSM-IV Field trial: obsessive-compulsive disorder. Am J Psychiatry 152: 90
Fonagy P, Steele M, Steele H, Leigh T, Kennedy R, Mattoon G, Target M (1995) Attachment, the reflective self, and borderline states. In: Goldberg S, Muir R, Kerr J (eds) Attachment theory. The Analytic Press, Hillsdale, p 233
Fremmer-Bombik E, Grossmann KE (1993) Über die lebenslange Bedeutung früher Bindungserfahrungen. In: Petzold HG (Hrsg) Frühe Schädigungen – späte Folgen? Junfermann, Paderborn, S 83
Gendlin ET (1981) Focusing. Otto Müller, Salzburg
Gilbert P (1989) Human nature and suffering. Lawrence Erlbaum, Hove
Gilbert P (1992) Depression. Guilford Press, New York
Grawe K, Donati R, Bernauer F (1994) Psychotherapie im Wandel. Hogrefe, Göttingen
Guidano VF (1987) Complexity of self. Guilford, New York
Guidano VF, Liotti G (1983) Cognitive processes and emotional disorders. Guilford, New York
Hand I (1993) Verhaltenstherapie für Zwangskranke und deren Angehörige. In: Möller HJ (Hrsg) Therapie psychiatrischer Erkrankungen. Enke, Stuttgart, S 508
Hand I (1995) Ambulante Verhaltenstherapie bei Zwangsstörungen. Fortschr Neurol Psychiat 63: 12
Lakatos A (1994) Kognitiv-behaviorale Therapie von Zwangsstörungen. Praxis der Klinischen Verhaltensmedizin und Rehabilitation 7: 99

Liotti G (1993) Disorganized attachment and dissociative experiences. In: Kuehlwein KT, Rosen H (eds) Cognitive therapies in action. Jossey-Bass, San Francisco, p 213

Liotti G (1995) Disorganized/disoriented attachment in the psychotherapy of the dissociative disorders. In: Goldberg S, Muir R, Kerr J (eds) Attachment theory. The Analytic Press, Hillsdale, p 343

Mahoney M (1991) Human change processes. Basic books, New York

Main M (1991) Metacognitive knowledge, metacognitive monitoring, and singular (coherent) vs. multiple (incoherent) model of attachment. In: Parkes CM, Stevenson-Hinde J, Marris P (eds) Attachment across the life cycle. Tavistock/Routledge, London, p 127

Münchau N, Hand I, Schaible R, Lotz C, Weiss A (1996) Aufbau von Selbsthilfegruppen für Zwangskranke unter verhaltenstherapeutischer Experten-anleitung: Empirische Ergebnisse. Verhaltenstherapie 6: 143

Pauls DL, Alsobrook II JP, Goodman W, Rasmussen S, Leckman JF (1995) A family study of obsessive-compulsive disorder. Am J Psychiatry 152: 76

Reinecker HS (1994) Zwänge, 2. Aufl. Huber, Bern

Salkovskis PM, Kirk J (1996) Zwangssyndrome. In: Margraf J (Hrsg) Lehrbuch der Verhaltenstherapie, Bd 2. Springer, Berlin Heidelberg New York Tokyo, S 61

Sookman D, Pinard G, Beauchemin N (1994) Multidimensional schematic restructuring treatment for obsessions: theory and practice. J Cogn Psychother 8: 175

Spangler G, Zimmermann P (Hrsg) (1995) Die Bindungstheorie. Klett-Cotta, Stuttgart

Stein DJ, Hollander E (1994) A neural network approach to obsessive-compulsive disorder. J Mind Behav 15: 223

Tallis F (1994) The characteristics of obsessional thinking: difficulty demonstrating the obvious? Clin Psychol Psychother 2: 24

Ulrike S, Crombach G, Reinecker H (1996) Der Weg aus der Zwangserkrankung. Vandenhoeck und Ruprecht, Göttingen

Wilhelm S, Mcnally RJ, Baer L, Florin I (1996) Directed forgetting in obsessive-compulsive disorder. Behav Res Ther 34: 633

Die kognitive Seite der Zwangsstörung

J. Margraf

Einleitung

Die kognitive Seite ist von wesentlicher Bedeutung für das Verständnis und die Behandlung der Zwangsstörung. Die wichtigsten angstauslösenden Stimuli bei Zwangsstörungen sind kognitive Phänomene wie Gedanken, Vorstellungen oder Impulse. Diese müssen ebenso peinlich vermieden werden, wie Schlangen bei einer Schlangenphobie. Dabei fällt auf, daß Zwangsgedanken bzw. – handlungen systematisch im Widerspruch zur Persönlichkeit der Betroffenen stehen. So treten blasphemische Inhalte typischerweise bei religiösen Menschen, kaum jemals aber bei Atheisten oder Agnostikern auf. In gleicher Weise tritt die Zwangsbefürchtung, das eigene Kind umzubringen, nur bei Eltern auf, die ihre Kinder lieben, und kommen sexuelle, gewalttätige oder sozial auffallende Inhalte vorzugsweise bei besonders gehemmten Personen vor. Darüber hinaus zeigt die Störung eine ausgeprägte Tendenz zur weiteren Ausbreitung entlang kognitiver Gradienten. Ist beispielsweise zunächst nur der Gedanke „Selbstmord" tabu, sind es später alle Gedanken, Gegenstände oder Situationen (z.B. schwarzgekleidete Personen), die mit dem Tod in Zusammenhang gebracht werden und nun starke Angst auslösen. Am Ende sind viele PatientInnen auf einen Raum ihrer Wohnung reduziert, unfähig zu arbeiten oder normal mit anderen Menschen zu kommunizieren.

Bereits die einfachsten täglichen Verrichtungen, wie die morgendliche Wäsche, können zu einer stundenlang anhaltenden Qual werden. Das Ausmaß des Leidens bei Zwangsstörungen ist daher in der Regel für Menschen, die solche PatientInnen noch nicht kennengelernt haben, kaum vorstellbar und professionelle Hilfe besonders wichtig, wie auch das folgende Zitat veranschaulicht:

„Wenn ein Angstpatient stationär in eine Klinik aufgenommen werden muß, handelt es sich wahrscheinlich um einen Patienten mit einer Zwangsstörung. Wenn ein Patient für eine Hirnoperation überwiesen wird, weil jede psychologische und pharmakologische Behandlung versagt hat und das Leiden unerträglich geworden ist, handelt es sich wahrscheinlich um einen Zwangspatienten. Wenn man einen Patienten untersucht, bei dem unerträgliche generalisierte Angst, wiederholte Panikanfälle, massive Vermeidung und schwere Depressionen gleichzeitig auftreten, lautet die Diagnose wahrscheinlich Zwangsstörung". (Barlow 1988, S. 598, Übersetzung vom Verf.).

Glücklicherweise hat die Betrachtung der kognitiven Seite der Zwangsstörung zu einigen wichtigen Fortschritten geführt, die im folgenden für die Bereiche Ätiologie/Pathogenese und Therapie dargestellt werden.

Ätiologie/Pathogenese

Bedeutende Fortschritte beim Verständnis der Entstehung und der pathogenetischen Prozesse der Zwangsstörung betreffen v.a. die funktionelle Bedeutung von Zwangserscheinungen und das Kontinuum von normalen zu zwanghaften Kognitionen. Im Gegensatz zum klassischen psychopathologischen Ansatz besteht die wesentliche Unterscheidung bei Zwangsphänomenen nicht zwischen Gedanken und Handlungen, sondern zwischen angstauslösenden und angstreduzierenden Erscheinungen (Margraf und Becker 1994). So kann beispielsweise der Gedanke „Ich könnte mein Kind töten" Angst auslösen, während der anschließend zweihundertmal gedachte Satz „Ich töte mein Kind nicht" diese Angst reduziert. Die Unterscheidung fällt auf den ersten Blick nicht leicht, da das Thema der angstauslösenden und – reduzierenden Gedanken dasselbe sein kann. Der begleitende Affekt hilft jedoch bei der Differenzierung: angstauslösende Gedanken werden in hohem Maße als bedrohlich erlebt, angstreduzierende Gedanken dagegen beruhigen und „neutralisieren" den aversiven Gedanken zumindest kurzfristig. Diese Sichtweise erlaubt es, Zwangsstörungen als Teil der Angststörungen aufzufassen und Zwangshandlungen analog zu dem Vermeidungsverhalten bei Phobien zu analysieren. Die funktionelle Bedeutung von Zwangsphänomenen ist nicht nur für das Verständnis der pathogenetischen Störungsmechanismen wichtig, sondern muß auch bei der Therapie berücksichtigt werden: unabhängig davon, ob Gedanken oder beobachtbare Handlungen betroffen sind, müssen die PatientInnen mit ihren angstauslösenden Reizen konfrontiert und gleichzeitig kurzfristig angstreduzierende Rituale verhindert werden (vgl. Abschnitt weiter unten).

Ein weiteres wichtiges Resultat der intensiveren Beschäftigung mit der kognitiven Seite der Zwangsstörung ist die Erkenntnis, daß Zwangsgedanken zunächst Übertreibungen normaler kognitiver Prozesse darstellen (Salkovskis 1985). Von zentraler Bedeutung ist hier das Konzept der Intrusionen, d.h. unwillkürlich auftretender „aufdringlicher" Gedanken. Auch der normale Gedankenstrom von Menschen ohne Zwangsstörungen enthält solche Intrusionen. So geben rund 90% der normalen Bevölkerung an, zumindest gelegentlich Intrusionen zu haben (Salkovskis 1985). Erst die Auswahl und Bewertung dieser Gedanken als negativ oder bedrohlich macht sie aversiv und erzeugt Angst bzw. Unbehagen. Belastende Bedingungen erhöhen bei ZwangspatientInnen ebenso wie in der Allgemeinbevölkerung und bei anderen AngstpatientInnen die Auftretensrate von Intrusionen. Bei ZwangspatientInnen werden bevorzugt die Themen Schuld, Verantwortung oder Befürchtung negativer Konsequenzen/Katastrophen ausgewählt. Ausschlaggebend für die Entwicklung von Zwängen ist jedoch weniger die Thematik als die Beurteilung dieser Gedanken und der weitere Umgang mit ihnen. ZwangspatientInnen bewerten ihre Intrusionen als inakzeptabel und reagieren auf sie mit negativen automatischen Gedanken, die sich im allgemeinen auf ihre Verantwortung oder Verschuldung beziehen. Als Konsequenz und um das Unbehagen möglichst gering zu halten, wird versucht, die Intrusionen zu unterdrücken und angstauslösende Objekte oder Situationen zu vermeiden. So werden beispielsweise Messer weggeschlossen, um geliebte Personen nicht zu verletzen. Treten trotzdem Zwangsgedanken auf, werden diese durch Rituale neutralisiert, die sowohl aus Handlungen (z.B. Waschrituale) als auch aus Gedanken (z.B. Gedankenunterdrückung, „gute" Gedanken) bestehen können.

So löste beispielsweise bei einer Patientin der Gedanke „Selbstmord" regelmäßig den negativen automatischen Gedanken „meine Schwester könnte Selbstmord begehen, wenn ich an Selbstmord denke" aus. Dieser automatische Gedanke bewirkte großes Unbehagen und Angst. Um der Verantwortung gerecht zu werden und um der Angst zu entkommen, versuchte die Patientin entweder gedanklich oder mittels Zwangshandlungen den Gedanken zu neutralisieren. Meistens versuchte sie, nach jeglichem Gedanken an das Thema Selbstmord eine Stunde lang zu denken „Selbstmord gibt es nicht". Durch diese Neutralisierung nahm ihre Angst regelmäßig ab. Gleichzeitig wurden jedoch der Gedanke „Selbstmord" und die folgenden automatischen Gedanken nicht verarbeitet und es konnte keine Habituation erfolgen. Stattdessen kam die Patientin zu der Überzeugung, daß es ohne die Neutralisierung zu der befürchteten Katastrophe gekommen wäre. Der aufdringliche Gedanke blieb hochgradig „gefährlich" und mußte immer, wenn er trotz aller Vorsichtsmaßnahmen auftrat, neutralisiert werden. Die Patientin befand sich in einem Teufelskreis.

Die durch Neutralisierung bewirkte Angstreduktion hält nur kurzfristig an. Da die Neutralisierungsmaßnahmen die Bedeutung der aufdringlichen Gedanken betonen und gleichzeitig eine Habituation bzw. eine adäquate kognitive Auseinandersetzung verhindern, wird langfristig die Auftretenswahrscheinlichkeit der aversiven Gedanken erhöht. Das Wiederauftreten von Intrusionen intensiviert die von ihnen ausgelöste Angst und erzeugt das Gefühl, daß sie unvorhersagbar und unkontrollierbar seien. Es entwickelt sich ein für Ängste typischer negativer Rückkopplungskreis, bei dem die Aufmerksamkeit zunehmend auf den Inhalt der inakzeptablen Gedanken eingeengt wird. Der spezifische Inhalt der Zwangsgedanken wird durch erlernte Bewertungen bestimmt, nach denen bestimmte Gedanken oder Vorstellungen als inakzeptabel gelten. Diese Inhalte übernehmen dann dieselbe Funktion wie umschriebene phobische Reize bei der Auslösung von phobischen Ängsten.

„Ein mögliches Beispiel für die Entwicklung einer Zwangsstörung ist die Mutter, die mit ihrem Kind eine steile Treppe hinuntersteigt. Ihr geht der Gedanke durch den Kopf, daß sie ausrutschen und ihr Kind verletzen könnte. Der Gedanke verursacht Angst, die Mutter bemüht sich, besonders vorsichtig zu gehen und nicht mehr an die Gefahr zu denken. Gedanken, die unterdrückt werden sollen, haben jedoch die Tendenz, vermehrt aufzutreten (Wegner 1989). Die Kontrollversuche verstärken also die unerwünschten Gedanken. Der Mutter kommen nun Zweifel an ihren Motiven: ist sie etwa ambivalent, möchte sie ihr Kind verletzen? Es beginnt ein Teufelskreis, in dem sich Versuche zur Kontrolle der unerwünschten Gedanken und das vermehrte Auftreten gerade dieser Gedanken gegenseitig aufschaukeln. Die Mutter versucht nun, Situationen zu vermeiden, in denen sie ihr Kind verletzen könnte. So kann sie etwa aufhören, ihr Kind zu berühren oder es vermeiden, allein mit dem Kind in einem Zimmer zu sein" (Margraf und Becker 1994, S. 151).

Die fatale Rolle, die das Neutralisieren spielt, ist gut belegt (Salkovskis 1989). Mit dem Vorgang des Neutralisierens gibt der Patient sich selbst die Verantwortung dafür, mögliche Katastrophen abzuweisen. Gleichzeitig verhindert er aber die notwendige Konfrontation und Habituation an den Zwangsgedanken, der das Ritual hervorgerufen hat. Es bleibt allerdings die Frage, warum nicht viel mehr Menschen unter Zwängen leiden, wenn aufdringliche Gedanken tatsächlich auch in der Normalbevölkerung recht häufig vorkommen, epidemiologische Studien geben jedoch Sechs-Monats-Prävalenzen von „nur" 1%–2% für die Zwangsstörung an (Weissman 1985, Wittchen 1986). Zwillingsstudien weisen darauf hin, daß genetische Faktoren eine Rolle spielen könnten. Allerdings muß davon ausgegangen werden, daß nicht die Störung an sich, sondern eine Vulnerabilität vererbt wird (Torgersen 1983).

Über eine solche konstituelle Prädisposition hinaus wird vor allem einem übermäßig besorgten und kontrollierenden Erziehungsstil der Eltern eine kausale Rolle für die Entwicklung einer Zwangsstörung zugeschrieben (Rachman und Hodgson 1980). Dabei wird eine Spezifität des elterlichen Erziehungsstils für die Art der Zwangssymptomatik angenommen: Überfürsorglichkeit soll zusammen mit elterlicher Ängstlichkeit und unzureichenden Bewältigungsstrategien zu Waschzwängen führen, wohingegen Kontrollzwänge durch eine überkritische und penible Erziehung bei gleichzeitig überhöhten Standards zustande kommen. In beiden Fällen wird außerdem die Bedeutung der Eltern als Modell (im einen Fall ständig grübelnd, im anderen übermäßig penibel) betont. Die Aussagen von Rachman und Hodgson (1980) sind mit den wenigen bisher vorliegenden retrospektiven Befunden gut vereinbar, beruhen jedoch fast ausschließlich auf unstandardisierter klinischer Erfahrung. Es wird weiterhin angenommen, daß akuter Streß sowie kritische Lebensereignisse bei vulnerablen Personen die Störung durch die dafür typischen intensiven negativen Gefühle und neurobiologischen Reaktionen auslösen können (Barlow 1988).

Therapie

Therapiefortschritte aufgrund kognitiver Ansätze betreffen v.a. die Bedeutung systematischer Vorbereitung auf die Behandlung und kognitive Behandlungsstrategien für PatientInnen mit reinen Zwangsgedanken bzw. mit „überwertigen" Katastrophengedanken. Ausgangspunkt für die kognitive Verhaltenstherapie von Zwangserkrankungen ist die in Abschnitt Ätiologie/Pathogenese besprochene Beobachtung, daß Zwangsmerkmale entweder eine angstauslösende oder eine angstreduzierende Wirkung haben. Die kognitiv-verhaltenstherapeutische Behandlung setzt an der funktionellen Bedeutung von Zwangsgedanken und Zwangshandlungen an, indem sie die PatientInnen mit ihren angstauslösenden Reizen konfrontiert und gleichzeitig die kurzfristig angstreduzierenden Rituale verhindert. Das Vorgehen ist grundsätzlich analog zur Verhaltenstherapie phobischer Ängste, bei der die PatientInnen mit ihren phobischen Objekten konfrontiert werden, ohne diese vermeiden zu können (Fiegenbaum und Tuschen 1996). Entscheidend bei der Therapie der Zwangserkrankungen ist es, die Konfrontation mit den angstauslösenden Gedanken bzw. Situationen („Reizkonfrontation") auch wirklich mit der Verhinderung der angstreduzierenden Rituale („Reaktionsverhinderung") zu kombinieren. Die Verbindung beider Komponenten bewirkt bessere Ergebnisse als jeder der beiden Teile allein (Marks 1987). Bei der Reaktionsverhinderung ist wichtig zu beachten, daß ZwangspatientInnen anders als Phobiker ihre „Vermeidungsstrategien" aufschieben können. So kann etwa ein Patient mit einem Waschzwang sein Duschritual oft ohne weiteres noch mehrere Stunden nach der Konfrontation ausführen. Auch kognitive, „magisch" anmutende Strategien wie das vermeintliche „Einfrieren" von kontaminierten Körperteilen kommen bei ZwangspatientInnen vergleichsweise häufig vor. Wenn solche Vermeidungsstrategien durch die Therapeuten nicht verhindert werden, ist eine Konfrontationstherapie in der Regel nicht erfolgreich.

Es hat sich gezeigt, daß die systematische Vorbereitung der PatientInnen auf die Behandlung wesentlich für jede kognitiv-verhaltenstherapeutische Maßnahme ist. Diese Vorbereitung ist in vieler Hinsicht der Teil der Behandlung, der die höchsten Ansprüche an die Therapeuten stellt (Fiegenbaum et al. 1992). Die für den Patienen oft strapaziöse Behandlung kann nur mit einer guten Therapeut-Patient-Beziehung erfolgreich durchgeführt werden und der Grundstein für diese Beziehung wird in der Vorbereitungsphase gelegt (Margraf 1996). Ein ganz wesentlicher Teil der Vorbereitung besteht in der Erklärung des Behandlungsrationals. Dem Patienten muß genau erläutert werden, wie seine Zwänge durch Vermeidung und Neutralisierung aufrechterhalten werden und wie daraus die Behandlungsstrategie folgt: Vermeidung bzw. Rituale verringern kurzfristig die Erregung, verhindern aber langfristig, daß der Patient die Erfahrung macht, daß die Angst auch ohne Neutralisierung aufgrund von Habituation abklingen wird. Als sinnvolles Hilfsmittel zur Veranschaulichung des Rationals der Reizkonfrontation haben sich graphische Darstellungen des Angst- und Erregungsverlaufs erwiesen. Weiterhin muß erklärt werden, wie Gedanken das Empfinden beeinflussen können und wie sich dysfunktionale Gedanken negativ auswirken und die Ängste aufrechterhalten.

Durch gezielte Verbesserung der Vorbereitungsphase können die Akzeptanz und Wirksamkeit der Behandlung wesentlich erhöht werden (Fiegenbaum et al. 1992, Fiegenbaum und Tuschen 1996). Zur Verbesserung der therapeutischen Beziehung trägt auch der sehr interaktive Stil bei, der bezeichnend für die kognitive Therapie ist. Therapeut und Patient sollen als „wissenschaftliches Team" zusammenarbeiten. Gemeinsam wird etwa dysfunktionalen Gedanken nachgespürt, die dann in Experimenten auf ihren Realitätsgehalt hin überprüft werden. Die Therapie sollte nicht „schulmeisterlich" sein, sondern es sollte ein geleitetes Entdecken stattfinden: dabei werden dem Patienten durch gezielte Fragen des Therapeuten Zusammenhänge aufgezeigt. Auf diese Weise können auch etwaige Widerstände minimiert werden.

Ein weiterer wichtiger Fortschritt betrifft die lange als unbehandelbar geltenden PatientInnen, die kein beobachtbares Zwangsverhalten zeigen. Bei diesen PatientInnen bestehen sowohl die angstauslösenden Reize als auch die angstreduzierenden Rituale aus Gedanken. Kognitionen laufen aber verdeckt ab und können schnell und unbemerkt ausgeführt werden. Die einfache Aufforderung an die PatientInnen, zwecks Konfrontation angstauslösende Gedanken zu produzieren und beständig an sie zu denken, ist naiv. Schließlich handelt es sich hier gerade um eine PatientInnengruppe, die Behandlung sucht, da sie ihre Gedanken nicht kontrollieren kann. Zusätzlich kommt erschwerend hinzu, daß Gedanken schnell und häufig variieren, was eine sehr schlechte Voraussetzung für Habituation ist. Die Lösung des Problems waren Tonbandkonfrontationstherapien mit Hilfe von tragbaren Kassettenrekordern („walkman"). Die PatientInnen werden instruiert, ihren angstauslösenden Zwangsgedanken auf ein Tonband mit einer Endlosschleife zu sprechen. Diese Kassette sollen sie auf ihrem tragbaren Gerät jedes Mal abspielen, wenn der Gedanke auftritt bzw. sie den Impuls verspüren, ihre angstreduzierenden kognitiven Rituale zu beginnen. Durch das konzentrierte Abhören ihrer eigenen Stimme über einen Kopfhörer wird ein Effekt erzielt, der dem tatsächlichen Denken sehr nahe kommt. Wenn die Kassette lange genug angehört wird, handelt es sich bei dieser Therapie um eine Übertragung der klassischen Reizüberflutungsmethode auf kognitive Phänomene. Salkovskis und Westbrook (1989) konnten in einer Serie von Einzelfallexperimenten sehr gute Erfolge dieser Methode belegen.

Wichtig ist darüber hinaus die direkte kognitive Modifikation von fixierten, überwertigen Katastrophenideen. Dabei wird mit den PatientInnen systematisch das Für und Wider des Eintretens der antizipierten Katastrophe überprüft und eine Neubewertung der Ängste herbeigeführt. Die Identifikation überwertiger Ideen kann sich aus mehreren Gründen recht schwierig gestalten. Zum einen sind viele Menschen nicht gewohnt, auf ihren Gedankenfluß zu achten oder sie meinen, daß „Gedanken" etwas Wichtiges, Bedeutsames, geradezu Philosophisches seien und nicht „Banalitäten", die ihnen durch den Kopf gehen. Auch erscheinen manche irrationale Gedanken den Betroffenen völlig plausibel. Darüber hinaus können dysfunktionale Gedanken auch in Form von Vorstellungsbildern auftreten, die in Bruchteilen von Sekunden durch den Kopf schießen. Diese Vorstellungsbilder können zudem sehr bizarr sein, z.B. wenn der Patient sich selbst im Sarg liegen sieht. Die Angst, sich lächerlich zu machen oder als verrückt zu gelten, nimmt vielen PatientInnen den Willen, von ihren Vorstellungsbildern zu erzählen. Die durch die Bilder erzeugte Angst ist ein weiterer Grund, die Auseinandersetzung mit ihnen möglichst zu vermeiden.

Es gibt mehrere Möglichkeiten, diese Schwierigkeiten zu überwinden. Man kann dysfunktionale Gedanken explorieren, indem man den PatientInnen zunächst einfach befragt: „Was ging Ihnen in dieser Situation durch den Kopf?". Eine andere Frage, die oft weiterhilft, ist die nach den befürchteten Konsequenzen: „Was könnte schlimmstenfalls passieren?". Helfen diese Fragen nichts, ist oft eine Vorstellungsübung produktiv. Zunächst wird mit Hilfe von neutralen Inhalten, z.B. die Vorstellung einer Rose in einem Wasserglas, herausgefunden, wie gut der Patient Vorstellungsbilder erzeugen kann. Es ist leichter, sich Dinge lebhaft vorzustellen, wenn alle Sinne in die Vorstellung miteinbezogen werden, z.B. die Rose zu riechen, und wenn möglichst viele Details anfangs vorgegeben werden. Ist der Patient in der Lage, lebhafte Vorstellungsbilder zu generieren, hat er die Aufgabe, sich eine Situation, in der er Angst hatte, vorzustellen. Dabei können dann, oft mit sehr gutem Ergebnis, die auftretenden Kognitionen erfragt werden. Wenn mit Vorstellungsübungen nicht erfolgreich gearbeitet werden kann, bietet es sich an, angstauslösende Szenen in einem Rollenspiel nachzustellen, um die dysfunktionalen Gedanken zu aktivieren.

Der nächste Schritt ist die Modifikation der dysfunktionalen Gedanken. Zunächst werden die Gedanken auf ihren Realitätsgehalt hin überprüft. Es wird gefragt, welche Belege es für diese Gedanken gibt und welche Alternativen sich der Patient vorstellen kann. Gemeinsam mit dem

Patienten wird überlegt, wie vielleicht andere Personen diese Gedanken beurteilen würden. Befürchtungen des Patienten werden hinterfragt, indem überlegt wird, wie wahrscheinlich das Eintreten eines Ereignisses ist. Verhaltensexperimente unterstützen den Vorgang der Modifikation. Häufig werden auch standardisierte Bögen ausgefüllt, die tägliche dysfunktionale Gedanken aufzeichnen. Dabei gibt der Patient an, in welcher Situation er einen dysfunktionalen Gedanken hatte, und wie er sich währenddessen gefühlt hat. Dann schreibt er den Gedanken auf und gibt an, für wie wahrscheinlich er ihn hält bzw. wie stark er an ihn glaubt. Als nächstes muß der Patient sich alternative Gedanken überlegen, die ihm rationaler erscheinen. Auch diese Angabe wird mit einem Rating der Glaubwürdigkeit versehen. Im nächsten Schritt wird noch einmal der Glaube an den automatischen Gedanken überprüft und angemerkt, wie sich der Patient nun fühlt. Die Modifikation überwertiger Katastrophenideen verringert die Wahrscheinlichkeit von erfolglosen Therapien und trägt zur Rückfallprophylaxe bei (Foa 1979, Foa et al. 1983).

Ausblick

Die moderne Form der kognitiven Verhaltenstherapie versucht, die durch die Bezeichnung nahegelegte Integration kognitiver und behavioraler Ansätze ernst zu nehmen. Generell soll dem Patienten dazu verholfen werden, seine individuelle Verknüpfung verzerrten Denkens und nicht zielführenden Verhaltens zu erkennen. Systematische kognitive Bearbeitung und sorgfältig strukturierte Verhaltensaufgaben sollen ihm dazu verhelfen, in beiden Bereichen Probleme zu erkennen und zu verändern. Bei einigen Aspekten der Behandlung dominiert der behaviorale Anteil, bei anderen mehr der kognitive. Darüber hinaus wiesen eine Vielzahl von Ergebnissen der Prozeß- und Veränderungsforschung darauf hin, daß auch bei klassischerweise als behavioral angesehenen Verfahren wie etwa der Konfrontationstherapie kognitive Prozesse als zentrale Veränderungsmechanismen angesehen werden müssen (vgl. bereits Meyer 1966). Es bleibt jedoch die Frage, ob die kognitiven Therapiemaßnahmen eigentlich so wirken, wie es ihre Theorie annimmt. Korrelative Studien konnten zeigen, daß sich die Kognitionen im Laufe der Behandlung verändern und diese Veränderungen auch ein wichtiger Prädiktor für den Therapieerfolg sind. Allerdings sind kognitive Maßnahmen nicht die einzigen Behandlungen, die Kognitionen verändern; auch behaviorale Verfahren (wie die Konfrontation) tun dies recht erfolgreich und die Pharmakotherapie etwa bei Depressionen ebenfalls.

Mehrere Jahrzehnte systematischer Forschung haben inzwischen eindrucksvoll belegt, daß über 70% aller ZwangspatientInnen deutliche und dauerhafte Verbesserung ihrer Beschwerden erfahren, wenn sie im Rahmen einer kognitiven Verhaltenstherapie mit angstauslösenden Reizen, Gedanken oder Handlungen konfrontiert werden und gleichzeitig verhindert wird, daß sie ihre angstverringernden Handlungen ausführen (O'Sullivan und Marks 1990). Die Kombination der beiden Maßnahmen führt in 15–30 Therapiesitzungen für die große Mehrzahl der PatientInnen zu einem Abbau ihrer Zwangssymptome und der damit verbundenen Ängste (Reinecker 1991). Prospektive Katamnesestudien über bis zu sechs Jahre belegen, daß die mit dieser Methode erreichten Behandlungserfolge im Durchschnitt stabil erhalten bleiben.

Symptomverschiebungen treten nicht auf, stattdessen zeigen sich Verbesserungen auch bei anderen Beschwerden (z.B. Depressionen, Substanzmißbrauch). Dennoch bedeutet die Tatsache, daß etwa ein Viertel der ZwangspatientInnen nicht von der Therapie profitieren, eine bleibende Herausforderung an Forschung und Praxis.

Literatur

Barlow DH (1988) Anxiety and its disorders. Guilford Press, New York
Fiegenbaum W, Tuschen B (1996) Reizkonfrontation. In: Margraf J (Hrsg) Lehrbuch der Verhaltenstherapie, Bd 1. Springer, Berlin Heidelberg New York Tokyo
Fiegenbaum W, Freitag M, Frank B (1992) Kognitive Vorbereitung auf Reizkonfrontationstherapien. In: Margraf J, Brengelmann JC (Hrsg) Die Therapeut-Patient-Beziehung in der Verhaltenstherapie. Gerhard Röttger Verlag, München
Foa EB (1979) Failures in treating obsessive compulsives. Behav Res Ther 17: 169–176
Foa EB, Grayson JB, Steketee GS, Doppelt HG, Turner RM, Latimer PR (1983) Success and failures in the behavioral treatment of obsessives compulsives. J Consult Clin Psychol 51: 287–297
Margraf J (1996) Beziehungsgestaltung und Umgang mit Widerstand. In: Margraf J (Hrsg) Lehrbuch der Verhaltenstherapie, Bd 1. Springer, Berlin Heidelberg New York Tokyo
Margraf J, Becker E (1994) Verhaltenstherapie bei Zwangsstörungen. Therapiewoche Psychiatrie Neurologie 8: 148–156
Marks IM (1987) Fears, phobias, and rituals. University Press, New York Oxford
Meyer V (1966) Modifications of expectations in cases with obsessional rituals. Behav Res Ther 4: 273–280
O'Sullivan G, Marks IM (1990) Longterm outcome of phobic and obsessive-compulsive disorders after treatment. In: Noyes R, Roth M, Burrows GD (eds) Handbook of anxiety, vol 4. The treatment of anxiety. Elsevier, Amsterdam
Rachman SJ, Hodgson RJ (1980) Obsessions and compulsions. Prentice-Hall, Englewood Cliffs
Reinecker H (1991) Zwänge. Diagnose, Theorie und Behandlung. Huber, Bern
Salkovskis PM (1985) A cognitive-behavioral model of obsessive-compulsive-disorder. Behav Res Ther 23: 571–583
Salkovskis PM (1989) Obsessions and compulsions. In: Scott J, Williams JMG, Beck AT (eds) Cognitive therapy in clinical practice. An illustrative casebook. Routledge, London
Salkovskis PM, Westbrook D (1989) Behaviour therapy and obsessional ruminations: can failure be turned into success? Behav Res Ther 27: 149–160
Torgersen S (1983) Genetic factors in anxiety disorders. Arch Gen Psychiatry 40: 1085–1089
Wegner DM (1989) White bears and other unwanted thoughts. Suppression, obsession and the psychology of mental control. Viking, New York
Weissman MM (1985) The epidemiology of anxiety disorders. In: Tuma AH, Maser JD (eds) Anxiety and the anxiety disorders. Erlbaum, Hillsdale
Wittchen HU (1986) Epidemiology of panic attacks and panic disorders. In: Hand I, Wittchen HU (eds) Panic and phobias I. Springer, Berlin Heidelberg New York Tokyo

Psychoanalytische Konzepte zur Entstehung der Zwangsstörung

P. Schuster

Als zwanghaft werden Verhaltensweisen zu bezeichnen sein, wenn ihre Nichterfüllung ein Ansteigen von Angst nach sich zieht (Laplanche und Pontalis 1972). Der Zwangskranke fühlt sich dementsprechend gezwungen, etwas zu tun, das er eigentlich nicht tun will, im Zwangssymptom seine Willenskräfte gegen sein eigenes Verlangen einzusetzen, wobei mit der Ausführung ein Leidenserlebnis verbunden ist. Betrachtet man solche Zwänge (Zwangsgedanken und Zwangshandlungen) isoliert unter dem Mikroskop der Psychoanalyse, so erweisen sie sich als typische neurotische Kompromißbildungen (siehe Abb. 1).

Diesen Sachverhalt kann man auch so ausdrücken: Aus psychoanalytischer Sicht besteht die wesentliche Voraussetzung für die Entstehung einer Zwangsneurose in der Fähigkeit, innere (oder noch besser: verinnerlichte) Konflikte im Notfall eventuell durch Kompromißbildungen in Form von neurotischen Symptomen oder neurotischen Charakterzügen zu bewältigen. Dies ist nur dann möglich, wenn die psychische Entwicklung entsprechend weit fortschreiten und sich die grundlegenden psychischen Strukturen in angemessener Form ausbilden konnten. Damit entsprechen die Symptom- und Charakterneurosen den entwicklungsmäßig am weitesten fortgeschrittenen Ausprägungsformen psychischer Störungen, die die Psychoanalyse kennt.

Wie aus Abb. 2 zu entnehmen ist, haben neurotische Störungen eine integrierte Identität (integrierte Selbst- und Objektrepräsentanzen), eine Fähigkeit zu verläßlicher Realitätsprüfung und reife Abwehrmechanismen zur Voraussetzung. Diese strukturellen Voraussetzungen gelten für alle neurotischen (symptomneurotischen wie auch charakterneurotischen) Pathologien, wobei wir sicherlich die Reichweite der neurotischen Störungen heute enger fassen als dies früher der Fall war. Dadurch können andere psychische Phänomene, die sonst sehr leicht den Äußerungen einer Zwangsneurose gleichgestellt werden, von diesen unterschieden werden. Insbesondere die Handlungsweisen von Süchtigen, sexuellen Impulsstörungen usw., „die gebieterischen Imperativen zu folgen scheinen", sind zwar als zwanghaft, aber eben nicht als zwangsneurotisch einzustufen: „Was diesem Verhalten zugrundeliegt, ist die ungehinderte Kraft des Triebes, nicht die reaktive, abwehrende Kraft des Ichs" (Anna Freud 1980).

Was nun kann die Psychoanalyse zur Antwort auf die Frage beisteuern, warum gerade diese und jene Person gerade an einer Zwangsneurose, und an keiner anderen, erkranken muß?

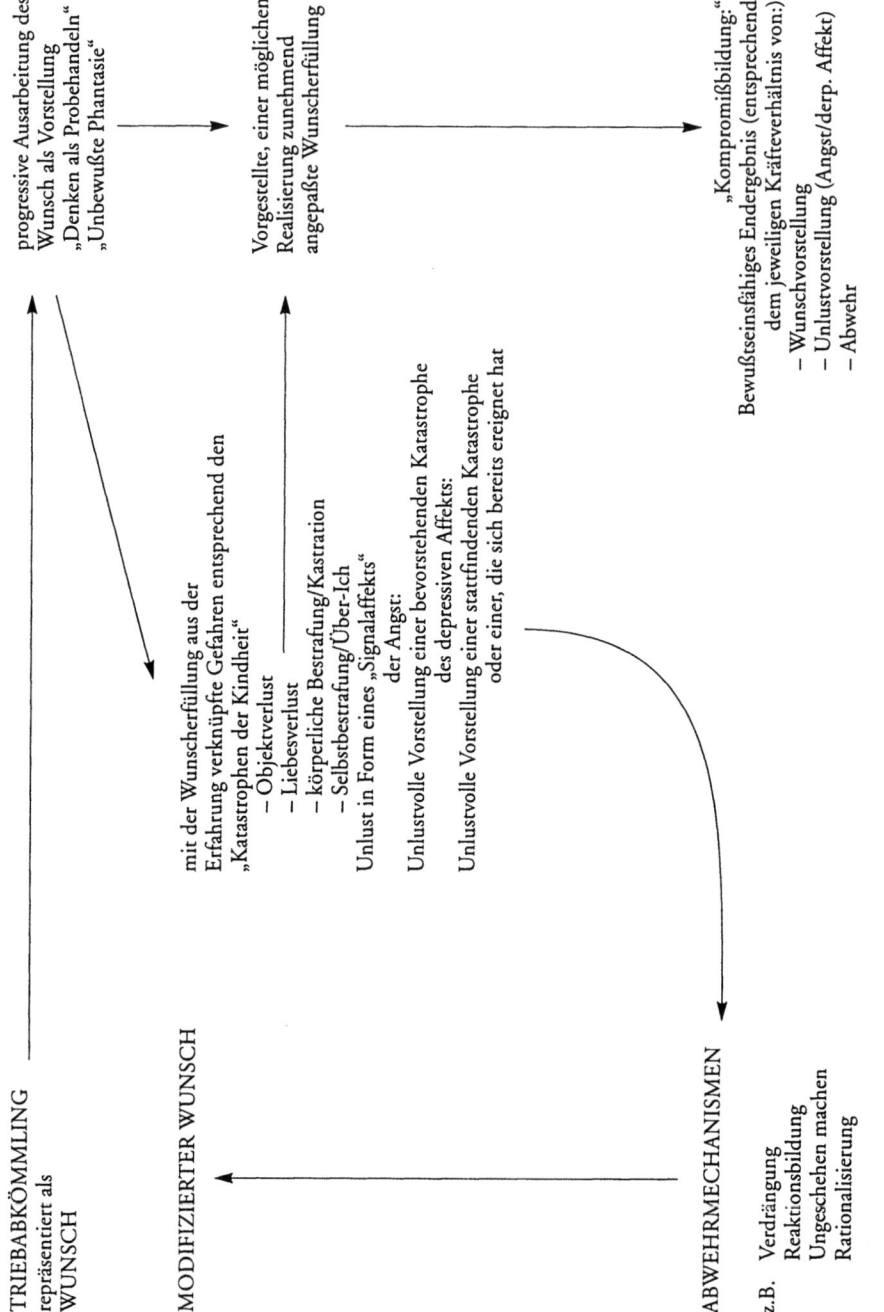

Abb. 1. (Neurotische) Kompromissbildung

Strukturelle Kriterien	Neurotische Organisation	Borderline-Organisation	Psychotische Organisation
Diagnostische Kategorien	Zwangsneurose Zwangscharakter (Charakterneurose) Zwanghafte Persönlichkeitsstörung	Zwanghaftes Verhalten bei Süchtigen, antisozialen Persönlichkeitsstörungen etc. Sexuelle Impulsstörungen	Repetitives Verhalten bei Schizophrenien, zwanghafte Charakterzüge im Intervall von MDK
Identitätsintegration	Integrierte Identität. Widersprüchliche Selbst- und Objektbilder sind in umfassende Konzepte von einem selbst und anderen integriert. Selbst- und Objektvorstellungen sind scharf voneinander abgegrenzt.	Identitätsdiffusion. Widersprüchliche Aspekte vom Selbst und von anderen sind schwach integriert und/oder werden aktiv getrennt gehalten. Selbst- und Objektvorstellungen sind scharf voneinander abgegrenzt.	Selbst- und Objektvorstellungen sind schwach voneinander abgegrenzt, oder es besteht eine phantasierte Identität.
Abwehrmechanismen	Verdrängung und Abwehrmechanismen höherer Ebene: Reaktionsbildung, Isolierung, Ungeschehenmachen, Rationalisierung, Intellektualisierung. Abwehrmechanismen schützen den Patienten vor ungünstigen Auswirkungen psychischer Konflikte. Deutungen verbessern das psychische Funktionsniveau.	Hauptsächlich Spaltung und Abwehrmechanismen auf niederem Entwicklungsniveau: primitive Idealisierung, projektive Identifizierung, Verleugnung, Omnipotenz, Entwertung. Abwehrmechanismen schützen den Patienten vor ungünstigen Auswirkungen psychischer Konflikte. Deutungen verbessern das psychische Funktionsniveau.	Abwehrmechanismen schützen den Patienten vor Desintegration und vor Verschmelzung von Selbst und Objekt. Deutungen führen zu Regression (z.B. Minipsychose).
Realitätsprüfung	Fähigkeit zur Realitätsprüfung ist erhalten: Differenzierung von Selbst- und Nicht-Selbst sowie von intrapsychischen und äußeren Ursprüngen von Wahrnehmungen und Reizen. Fähigkeit zur realistischen Einschätzung des Selbst und anderer ist vorhanden	Veränderungen in der Beziehung zur Realität und in Gefühlen hinsichtlich der Realität treten auf.	Fähigkeit zur Realitätsprüfung ist verlorengegangen.

Abb. 2. Strukturelle Differenzierung der Persönlichkeitsorganisation

Sowohl aus Psychoanalysen Erwachsener als auch aus psychoanalytischer Behandlung von Kindern ebenso wie aus direkter Kinderbeobachtung ergibt sich ein ganz wesentlicher Hinweis für die Disposition zur Zwangsneurose, eine Disposition, die aus psychoanalytischer Sicht schon in frühen Kinderjahren festgelegt wird (Yorke et al. 1989).

Es handelt sich um eine Entwicklungsstörung, eine Entwicklungsdysharmonie, um ein Ungleichgewicht zwischen der Ich- und Überichentwicklung auf der einen Seite und der üblicherweise parallel verlaufenden Triebentwicklung auf der anderen Seite. Typisch für den späteren Zwangsneurotiker eilen Ich- und Überichentwicklung der Triebentwicklung in der analen Phase voraus, sodaß sich ein derart in seiner Entwicklung zu weit fortgeschrittenes und frühreifes Ich am Höhepunkt der analen Phase den analen und besonders den analsadistischen Triebwünschen unter dem Einfluß ebenfalls verfrüht entwickelter und dementsprechend besonders strenger und grausamer Vorläufer des Überichs entgegenstellt. Damit wird auch eine grundsätzliche Diskrepanz zwischen Ichhaltungen und dem Triebleben ganz allgemein geschaffen, die bis ins Erwachsenenleben perpetuiert und die die Ausgestaltung der darauffolgenden Entwicklungsschritte hinsichtlich einer Suche nach befriedigenden Lösungen für die Triebansprüche stark behindern und einschränken wird.

Welche Faktoren tragen nun zu dieser Dysharmonie, zu diesem Auseinanderklaffen zwischen Trieb- und Ich-/Überichentwicklung wesentlich bei?

Eine Reihe unterschiedlichster Einflüsse und Einflußmöglichkeiten sind in Erwägung zu ziehen. Sicherlich spielen konstitutionelle Faktoren eine nicht unwesentliche Rolle, insbesondere in der Frage der Ausprägung und Entwicklungsgeschwindigkeit von Trieb- und Ichaspekten. Eine vorzeitige oder zumindest der Triebentwicklung vorauseilende Ichentwicklung wird wesentlich durch eine hohe Intelligenz und das Vorhandensein von bestimmten Begabungen usw. gefördert. Gleichzeitig kann gerade eine besonders gute Mutter-Kind-Beziehung im ersten Lebensjahr die Ichbildung so sehr unterstützen, daß sich daraus jene Frühreife ergibt, wie wir sie als pathognomonisch für die Zwangsneurose ansehen. Natürlich spielen die allgemein bekannten Faktoren der übermäßigen Verwöhnung oder der außergewöhnlichen Frustration (z.B. verfrühte oder überstrenge Reinlichkeitserziehung) oder deren abrupter Wechsel eine Rolle, wenn zwischen dem Ich und den analen und analsadistischen Triebansprüchen schwer zu bewältigende Widersprüche entstehen. Ebenso wichtig können via Identifizierung entsprechende zwangsneurotische Verhaltensweisen bei den primären Bezugspersonen des Kindes sein.

Welches sind denn die Einflüsse, die aus der Entwicklung vor der analen Phase stammen und zu einer Zwangsneurose ihren Beitrag zu liefern imstande sind?

Hier sind unspezifische und spezifische zu unterscheiden: Unspezifische Faktoren aus der frühen Mutter-Kind-Beziehung ergeben Schwachstellen im psychischen Haushalt, die zu einer Vielfalt von psychischen Problemen und Störbildern beitragen können; zu ihnen wären eine verzögerte und unvollständige Entfaltung vieler Ichfunktionen ebenso zu zählen wie die Verhinderung eines entsprechenden Interesses des Kleinkindes für seine Umwelt, oder die Behinderung einer leistungsfähigen Abwehrorganisation zur Triebbeherrschung. Als spezifisch hingegen für die Prädisposition zur Ausbildung einer Zwangsneurose gelten nur einige wenige Faktoren, nämlich eine Schädigung der synthetischen Funktion des Ichs, eine Schädigung der Fähigkeit zur Legierung von Liebe und Haß und eine Schädigung der Fähigkeit, an Objektliebe im Gegensatz zur Selbstliebe festzuhalten. Früher Objektverlust (durch Ablehnung, Vernachlässigung, Trennung, Tod) dürfte nur dann spezifisch in eine zwangsneurotische Entwicklung weisen, wenn sich mit dem traumatischen Ereignis die schuldbeladene Überzeugung des Kindes verbindet, daß es durch seine (Todes-) Wünsche das Ereignis herbeigeführt hat (siehe Abb. 3).

Diese Entwicklungsdysharmonie zwischen einem durch die Analität repräsentierten Triebleben und einem frühreifen Ich hat zwei, für die Zwangsneurose typische Folgen:
1) Eine Fixierung auf diese Entwicklungsphase,
2) Eine dementsprechende Schwächung der darauffolgenden Entwicklungsschritte, insbesondere der ödipalen Phase mit einem daraus folgenden typischen, mehr oder weniger partiellen Ersatz ödipaler Problemstellungen durch eine Regression auf die anale Fixierungsstelle und damit eine weitere Verstärkung der analen und analsadistischen Anteile, die jetzt aber durch die Beibehaltung der moralischen und ästhetischen Werte des Ichs, das typischerweise der regressiven Bewegung nicht gefolgt ist, einer noch stärkeren Ablehnung sich ausgesetzt fühlen, als dies vordem bereits der Fall war.

Die Diskrepanz zwischen unakzeptablen und unerträglichen Triebansprüchen und übertriebenen Gewissensforderungen hat dadurch noch weiter zugenommen, dem Ich gelingt es nicht mehr, eine Synthese hervorzubringen, es ist und bleibt zerrissen zwischen einander widersprechenden Anforderungen. Dieses bereits zerrissene Ich von Zwangsneurotikern sieht seine Aufgabenstellung durch eine weitere Erschwernis kompliziert: durch die frühe Entwicklung eines handlungsvorbereitenden Denkens war es in der Lage, sich früh, wie wir gesehen haben, zu früh, gegen die Triebansprüche der Analität in kritische Opposition zu bringen. Zu diesem Zeitpunkt war das Ich aber noch zu schwach, sich gegen die anstößig gewordenen Triebwünsche mit den zur Verfügung stehenden primitiven Methoden tatsächlich und genügend erfolgreich durchzusetzen: so gelingt zwar gerade eben eine Verbannung (Verdrängung) des Triebanspruchs in seiner ursprünglichen Form eines (Trieb-) Wunsches aus dem Bewußtsein, jedoch um den Preis, daß dieser Wunsch lediglich als entstellter, oft als Wunsch völlig unkenntlich gemachter, Triebabkömmling auf dem Funktionsbereich des Ichs im Sinne der Wiederkehr des Verdrängten wieder auftaucht, der dem Ich ursprünglich als besonders wertvoll in seiner vorzeitigen Entwicklung erscheinen mußte, nämlich im Bereich des Denkens. Jetzt wird in den Denkvorgängen selbst der Widerspruch im Ich, dessen Zerrissenheit manifest. Denkinhalte und Denkprozesse stehen abwechselnd oder gleichzeitig für Triebansprüche und gegen sie gerichtete psychische Tendenzen. Dementsprechend beschränkt sich das Einsatzfeld der für die Zwangsneurose typischen Abwehrmittel vorwiegend, in manchen Fällen fast ausschließlich, auf die Denkvorgänge: Verleugnung, Verdrängung, Isolierung, Reaktionsbildung, Ungeschehenmachen, magisches Denken, Zweifel, Unentschlossenheit, Intellektualisierung, Rationalisierung, sie alle beziehen sich überwiegend auf den Bereich der Gedanken. Lediglich die Regression macht hier eine Ausnahme. Diese sehr frühe Verlagerung des Schwerpunkts intrapsychischer Auseinandersetzungen auf den Bereich der Denkvorgänge hat noch einen weiteren Nachteil: die für diese frühe Kindheit typische Allmacht der Gedanken mit der daraus

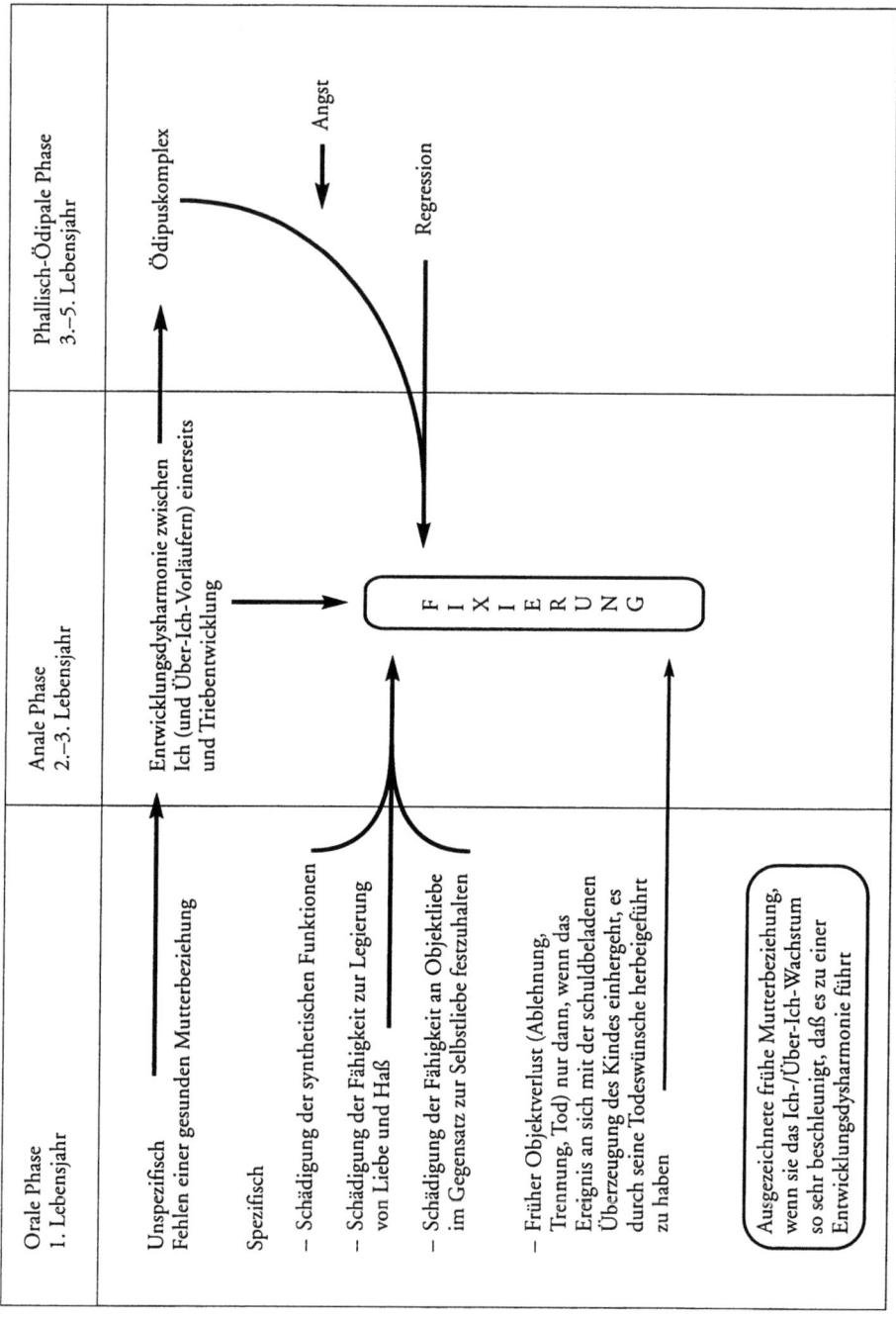

Abb. 3. Psychogenetische Faktoren bei der Entstehung einer Zwangsneurose

folgenden Unfähigkeit zwischen Denken und Handeln zu unterscheiden wird soweit beibehalten, daß Handeln durch Denken völlig ersetzt oder zumindest keine Unterscheidung zwischen Denken und Handeln gemacht werden kann. Wir sehen, daß ein Bereich des Ichs, der dazu dienen soll, wesentliche Anpassungsleistungen zu bewerkstelligen, derart in die Sphäre innerer Konflikte einbezogen wird, daß auch die geforderte äußere Anpassung nicht mehr problemlos und selbstverständlich erzielt werden kann. Das so veränderte, in sich zerrissene Ich gewöhnt sich mehr und mehr daran, diesen inneren Zwiespalt einer ursprünglich angestrebten inneren Harmonie vorzuziehen, und die widersprüchliche Einstellung zu seiner Umwelt als selbstverständliches Äquivalent für seine quälenden, inneren Auseinandersetzungen zwischen seinen inneren Instanzen anzusehen.

Der weitere Verlauf kann schematisch auf zweierlei Art beschrieben werden:
1) Das kindliche Ich hat genügend Entwicklungspotential erübrigt, um die weiteren Entwicklungsschritte bis ins Erwachsenenalter zu durchlaufen, gar nicht selten sogar so erfolgreich, daß die Stufe einer befriedigenden, sexuellen Objektbeziehung tatsächlich erreicht wird. Allerdings sind die Fundamente, auf der diese Beziehungsmöglichkeiten aufgebaut sind, allzu filigran, um nicht schon bei vergleichsweise leichteren Erschütterungen, wie sie die unausweichlichen Liebesenttäuschungen darstellen, wieder einzustürzen: die genitale sexuelle Bezugsebene wird mehr oder minder aufgegeben und durch einen manchmal sehr rasch zu den gefürchteten Endzuständen führenden zwangsneurotischen Prozeß ersetzt.
2) Die analsadistische Fixierung und der damit verbundene Abwehrkampf kann nicht überwunden oder durch die Flucht auf die nächst höhere, d.h. ödipale Entwicklungsebene zumindest vorübergehend in den Hintergrund geschoben werden. Es ergibt sich daraus das häufigere Bild einer chronisch verlaufenden, direkt aus der Kinderzeit ins Erwachsenenalter ohne wesentliche Unterbrechung reichenden, zwangsneurotischen Entwicklung, die lediglich durch äußere und innere Umstände eine Verschlechterung oder – gelegentlich natürlich auch Verbesserung – erfährt.

Die äußeren Faktoren, die im Erwachsenenalter sowohl eine Zwangsneurose auslösen können wie auch an Veränderungen in ihrem Verlauf teilhaben, lassen sich aus psychoanalytischer Sicht immer als unbewußt wahrgenommene Hinweise und damit auch Einflüsse auf die Komponenten der unbewußten Konflikte erkennen, die die neurotischen Kompromißbildungen ausmachen. Sehr verkürzt geht es auch hier um das von Freud bereits beschriebene Szenario des Ödipuskomplexes in seiner regressiven Transformation in eine anale Welt (siehe Abb. 4).

Zusammenfassung

Die Zwangsneurose unterscheidet sich von anderen Zwangsphänomenen dadurch grundlegend, daß ihr konstitutives Element eine typische neurotische Kompromißbildung auf dem Boden einer neurotischen Struktur mit für diese typischen guten Differenzierungen der dreiteiligen intrapsychischen Struktur, einer stabilen Identität und Abwehrmechanismen, die um die Verdrängung zentriert sind, darstellt. Auch die moderne Psychoanalyse hält an der klassischen Ansicht fest, daß in den neurotischen Kompromißbildungen der Zwangsneurose hauptsächlich

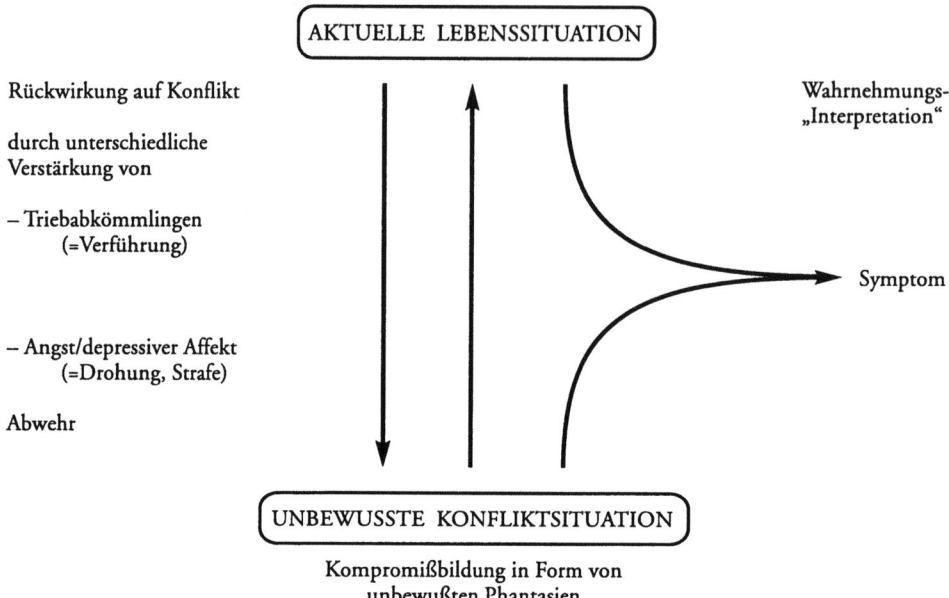

Abb. 4. Symptombildung als Wechselspiel zwischen aktueller Lebenssituation und unbewußten Phantasien

anal-sadistische Triebabkömmlinge sowohl ihren Ausdruck finden wie auch gleichzeitig abgewehrt werden. Dieses Überwiegen von analsadistischen Triebabkömmlingen wird wesentlich auf zwei Prozesse zurückgeführt: erstens auf eine Entwicklungsdysharmonie durch eine der Triebentwicklung vorauseilende Ichentwicklung und zweitens durch eine pathognomonische Regression einer ödipalen Position auf die analsadistische Fixierungsstelle. Als hervorragender Austragungsort für die innerpsychischen Kämpfe erweisen sich die Denkvorgänge, selbst dort, wo es objektiv um tatsächliche Handlungsabläufe zu gehen scheint. Entscheidend für das Ausbrechen einer Zwangsneurose und deren Verlauf sind Faktoren, die Einfluß – bewußt oder unbewußt – auf die relative Stärke der einzelnen Komponenten der unbewußten Konflikte und damit auf die anal entstellte Welt des ödipalen Szenarios nehmen können.

Literatur

Freud A (1980) Psychoanalytische Theorien über Zwangsneurose. Die Schriften der Anna Freud, Bd VI. Kindler, München, S 1839–1857

Laplanche J, Pontalis JB (1972) Vokabular der Psychoanalyse. Suhrkamp, Frankfurt/Main

Yorke C, Wisberg S, Freeman T (1989) Development and psychopathology. Yale University Press, New Haven London

Neurobiologische Grundlagen der Zwangsstörung

M. Aigner

Einleitung

Nur durch Beachtung sozialer, psychologischer und biologischer Faktoren und ihrer Wechselwirkungen kann die Zwangsstörung verstanden werden (Ecker 1995, Tallis 1995). Die Gültigkeit neurobiologischer Modelle der Zwangsstörung wird gegenwärtig noch kontrovers diskutiert (Wurthmann und Bondick 1995, Brody und Saxena 1996). Neuromorphologische Veränderungen können nur bei einer Subgruppe von ZwangspatientInnen gefunden werden (Tabelle 1).

Funktionelle Veränderungen konnten jedoch in einer Reihe von Studien repliziert werden (Tabelle 2 und 3).

Tabelle 1. Neuromorphologische Studien bei Zwangsstörung

Arbeitsgruppe	n	Untersuchungstechnik/Befunde
		CT – Befunde
Insel et al. 1983	10	OCD = Kontrollen
Behar et al. 1984	16	OCD: Ventrikelerweiterungen
Luxenberg et al. 1988	10	OCD: Nucleus caudatus vermindert
		MRI – Befunde
Garber et al. 1989	32	OCD: Veränderungen in Area cingularis anterior
Kellner et al. 1991	12	OCD = Kontrollen
Scarone et al. 1992	20	OCD = Kontrollen
Calabrese et al. 1993	20	Vergrößerung des rechten Nucleus caudatus
Zitterl et al. 1994	18	OCD: vermehrt morphologische Veränderungen.
Aylward et al. 1996	24	Nucleus caudatus: OCD = Kontrollen
Jenike et al. 1996	10	OCD: Volumen der weißen Substanz vermindert

Tabelle 2. Studien zur Hirnfunktion bei Zwangsstörung (1) SPECT und fMRI

Arbeitsgruppe	n	SPECT	Kortex	Striatum	limbische Regionen
Zohar et al. 1989	10	133Xe	temporal ↑		
Hoehn-Saric et al. 1991	6	99mTc-HMPAO	medio-frontal ↑		
Machlin et al. 1991	10	99mTc-HMPAO	medio-frontal ↑		
Rubin et al. 1992	10	133Xe 99mTc-HMPAO	parietal, postero-frontal, OFK ↑		
Adams et al. 1993	11	99mTc-HMPAO		↓	
Rubin et al. 1995	8	(133Xe) 99mTc-HMPAO	parietal, postero-frontal, OFK ↑	Nucleus caudatus ↓	
Lucey et al. 1995	30	99mTc-HMPAO	superolateraler frontaler Kortex, rechts frontal, links temporal, links parietal ↓	Nucleus caudatus ↓	
Breiter et al. 1996	10	BOLD	OFK, lateral frontal, temporal, Inselrinde ↑	↑	Are cingularis ant., Amygdala ↑

BOLD blood-oxygen level-dependent, T2; *99mTc-HMPAO* Hexamethyl-Propyleneamineoxime

Hier sollen im folgenden die neuropharmakologischen und die neuroanatomischen Konzepte zur Zwangsstörung dargestellt werden.

Serotoninhypothese

Die Wirksamkeit von Serotonin – Wiederaufnahmehemmern (SRI) und speziell der selektiven Serotonin – Wiederaufnahmehemmer (SSRI) in der Therapie der Zwangsstörung führte zur Hypothese, daß das serotoninerge System in der Pathophysiologie der Zwangsstörung eine bedeutende Rolle spielt.

Das zentrale serotoninerge System ist ein weitverzweigtes Neuromodulatorensystem. Serotoninerge Zellgruppen finden sich hauptsächlich in den Raphekernen im Hirnstamm. Mittels vorwiegend nichtsynaptischer Kontakte werden zahlreiche Funktionen – direkt oder indirekt – mitgestaltet (Baumgarten und Grozdanovic 1995).

Die höchsten Konzentrationen von Serotonintransportern (reuptake site) befinden sich im menschlichen Gehirn im Mittelhirn, in Basalganglien (Putamen, Nucleus caudatus), im Hypothalamus und im Thalamus (Szabo et al. 1995).

Die klassische Serotoninhypothese des Serotoninmangels wurde inzwischen modifiziert (Tallis 1995). Die Einbeziehung von Regulationsvorgängen trägt auch dem verzögerten An-

Tabelle 3. Studien zur Hirnfunktion bei Zwangsstörung (2) PET

Arbeitsgruppe	n	PET	Kortex	Striatum	limbische Regionen
Baxter et al. 1987	14	Glukosemetab.	OFK ↑	Nucleus caudatus ↓	
Baxter et al. 1988	10	Glukosemetab.	OFK ↑	Nucleus caudatus ↓	
Swedo et al. 1989	18	Glukosemetab.	präfrontal rechts ↑		Area cingularis ant. links ↑
Nordahl et al. 1989	8	Glukosemetab.	OFK ↑, parietal ↓		
Benkelfat et al. 1990	8	Glukosemetab.	OFK ↑	Nucleus caudatus, Putamen ↑	
Martinot et al. 1990	16	Glukosemetab.	lateral präfrontal ↓		
Baxter et al. 1992	9	Glukosemetab.			
Swedo et al. 1992	13	Glukosemetab.	OFK ↑		
Rauch et al. 1994	8	^{15}O-CO_2	OFK ↑	Nucleus caudatus ↑	Area cingularis ant. ↑
Schwartz et al. 1996	9	Glukosemetab.		Nucleus caudatus ↑	

sprechen der SSRI in der Therapie der Zwangsstörung Rechnung. Desensibilisierung von Serotoninrezeptoren dürfte hier eine Rolle spielen (Rutter et al. 1994).

Petty et al. (1996) haben eine *Neurotransmitter Gleichgewicht Theorie* formuliert, die die Wirkung der SRI darin sieht, daß Neurotransmitter – wie z.B. Dopamin, Noradrenalin und Gamma-Aminobuttersäure – zur Homöostase zurückgeführt werden. Daß Serotonin die Transmitterfreisetzung von Dopamin (Hagan et al. 1987) und Acetylcholin (Barnes et al. 1989) beeinflussen kann, ist bekannt.

Dopamin und andere Neurotransmitter

Auch über das dopaminerge System können therapeutische Effekte bei der Zwangsstörung erzielt werden. Doch nicht nur monoaminerge Homöostaseveränderungen, sondern auch Veränderungen von Peptidexpressionsmustern dürften wesentlich am pathophysiologischen Geschehen beteiligt sein.

Liquorspiegel von Dynorphin A korrelieren mit der Schwere der Zwangssymptomatik (Leckman et al. 1994a). Erhöhtes Liquor-Oxytocin wurde bei PatientInnen mit Zwangsstörung gemessen (Leckman et al. 1994b). Letzteres ist von besonderem Interesse, da vor allem Zwangssymptome bei Schwangeren, insbesondere postpartal, gehäuft auftreten.

Second messenger

Der Phosphoinosityl-Weg ist ein Second messenger System für verschiedene Neurotransmitter, unter anderem auch für einige Subtypen von Serotonin-Rezeptoren, mit signal-transduktorischer Funktion. Inositol ist ein wichtiger Precursor für dieses System. Bei der Zwangsstörung konnte seine therapeutische Wirksamkeit nachgewiesen werden (Fux et al. 1996).

Neuroanatomische Konzepte

Den Basalganglien, dem frontalen Kortex und den limbischen Strukturen (Cingulum, Septum, Hippocampus und temporaler Kortex) dürften spezielle Bedeutung in der Mediierung von Zwangssymptomen zukommen.

Basalganglien

Die Komorbidität von bekannten Basalganglien-Läsionen mit Zwangssymptomen lenkten zunächst das Interesse auf die Basalganglien (Rapoport 1990). Die Basalganglien sind subkortikale Kerne mit engen Verbindungen zum Kortex und zu den limbischen Strukturen. Das Striatopallidum setzt sich aus Striatum und Pallidum zusammen und repräsentiert die Basalganglien im engeren Sinne. Das Striatum wiederum besteht im wesentlichen aus Nucleus caudatus, Putamen und Nucleus accumbens (Künzle 1994).

Ursprünglich wurde die Funktion der Basalganglien hauptsächlich in der Kontrolle von Bewegungen gesehen. Heute wird jedoch allgemein akzeptiert, daß die Basalganglien bei einer breiten Palette von Verhaltensfunktionen involviert sind, neben motorischen sind dies auch kognitive und limbische Prozesse. Die Basalganglien projezieren über den Thalamus in weite Areale des frontalen Kortex und haben zum Teil enge Verbindungen zu limbischen Strukturen (Alexander et al. 1990).

Frontaler Kortex

Frontallappenstörungen gehen mit Inflexibilität, Perseverationen, Stereotypien und verminderter Impulskontrolle einher. Bei der Zwangsstörung konnte mehrmals eine erhöhte Aktivität des orbitofrontalen Kortex nachgewiesen werden. Diese Rindenareale haben vermutlich Integratorfunktion von sensorischen Informationen und inneren motivationalen Zuständen (Zald und Kim 1996).

Limbisches System

Neuropsychologische Konzepte der Angst implizieren die Involvierung des limbischen Systems bei der zu den Angsstörungen gerechneten Zwangsstörung. Talairach et al. (1973) gelang mittels elektrischer Stimulation des Cingulums Stereotypien auszulösen, die von subjektivem zwanghaftem Drang begleitet waren. Darauf gründet sich die Theorie, daß Zwangsverhalten mit Hyperaktivität im Cingulum einhergeht. Tatsächlich konnte eine signifikante Erhöhung des zerebralen Blutflusses im linken anterioren Gyrus cinguli unter Symptomprovokation bei ZwangspatientInnen gefunden werden (Rauch et al. 1994).

Thalamokortikale Basalganglienschleifen

Die Integration in das Modell der Basalganglien/limbisch-striatalen thalamokortikalen Funktionsschleifen (Insel 1992) wird durch moderne funktionelle (SPECT, PET, funktionelles MRI) und morphologische (CT, MRI) Untersuchungsmethoden gestützt (Tabelle 1, 2 und 3).

Die repetitiven Verhaltensmuster und die ängstliche Erregung dürfte mit einer Hyperaktivität der thalamokortikalen Basalganglienschleifen assoziert sein, unter Einbeziehung limbischer und paralimbischer Regionen. Funktionelle Veränderungen von orbitofrontalem Kortex, Nucleus caudatus und limbischen Arealen konnten mehrmals repliziert werden, ebenso eine Normalisierung nach erfolgreicher Therapie.

Eine Unterbrechung durch stereotaktische Eingriffe im orbitomedialen Kortex und im Gyrus cinguli konnte auch eine Linderung der Zwangssymptome bei einigen ansonst therapierefraktären PatientInnen erreichen (Hay et al. 1993).

Zusammenfassung

Neuropathophysiologische Modelle der Zwangsstörung beziehen sich vor allem auf eine Überaktivierung thalamokortikaler Basalganglienschleifen. Die Funktion dieser Schleifen wird offensichtlich vom serotoninergen System moduliert. Dies ist möglicherweise ein wesentlicher Wirkmechanismus der Serotonin-Wiederaufnahmehemmer. Neben dem Serotonin sind auch andere Neurotransmitter, wie Dopamin und einige Neuropeptide bekannt, die bei der Zwangsstörung eine Rolle spielen dürften.

Literatur

Adams BL, Warneke LB, McEwan AJB et al. (1993) Single photon emission computerized tomography in obsessive-compulsive disorder: a preliminary study. J Psychiatr Neurosci 18: 109–112

Alexander GE, Crutcher MD, DeLong MR (1990) Basal ganglia-thalamocortical circuits: parallel substrates for motor, oculommotor, „prefrontal" and „limbic" functions. Prog Brain Res 85: 119

Aylward EH, Harris GJ, Hoehn-Saric R, Barta PE, Machlin SR, Pearlson GD (1996) Normal caudate nucleus in obsessive-compulsive disorder assessed by quantitative neuroimaging. Arch Gen Psychiatry 53: 577–84

Barnes JM, Barnes NM, Costall B (1989) 5-HT3 receptors mediate inhibition of acetylcholine release in cortical tissue. Nature 338: 762

Baumgarten HG, Grozdanovic Z (1995) Die Rolle des Serotonins in der Verhaltensmodulation. Fortschr Neurol Psychiat 63 [Sonderheft 1]: 3

Baxter LR Jr, Phelps ME, Mazziotta JC, Guze BH, Schwartz JM, Selin CE (1987) Local cerebral glucose metabolism rates in obsessive-compulsive disorder. A comparison with rates in unipolar depression and in normal controls. Arch Gen Psychiatry 44: 211–8

Baxter LR, Schwarzt JM, Mazziotta JC et al. (1988) Cerebral glucose metabolic rates in non-depressed obsessive-compulsives. Am J Psychiatry 145: 1560–1563

Baxter LR, Schwartz JM, Bergman KS, Szuba MP, Guze BH, Mazziotta JC, Alazraki A, Selin CE, Fereng HK, Munford P, Phelps ME (1992) Caudate glucose metabolic rate changes with both drug and behavior therapy for obsessive-compulsive disorder. Arch Gen Psychiatry 49: 681–689

Behar D, Rapoport JL, Berg CJ et al. (1984) Computerized tomography and neuropsychological test measures in adolescents with obsessive-compulsive disorder. Am J Psychiatry 141: 363–369

Benkelfat C, Nordahl TE, Semple WE, King AC, Murphy DL, Cohen AM (1990) Local cerebral glucose metabolic rates in obsessive-compulsive disorder: patients treated with clomipramine. Arch Gen Psychiatry 47: 840–848

Breiter HC, Rauch SL, Kwong KK, Baker JR, Weisskoff RM, Kennedy DN, Kendrick AD, Davis TL, Jiang A, Cohen MS, Stern CE, Belliveau JW, Baer L, Sullivan RL, Savage CR, Jenike MA, Rosen BR (1996) Functional magnetic resonance imaging of symptomprovocation in obsessive-compulsive disorder. Arch Gen Psychiatry 53: 595

Brody AL, Saxena S (1996) Brain imaging in obsessive-compulsive disorder: evidence for the involvement of frontal-subcortical circuitry in the mediation of symptomatology. CNS Spectrums 1: 27

Calabrese G, Colomvo C, Bonfanti A, Scotti G, Sscarone S (1993) Caudate nucleus abnormalities in obsessive-compulsive disorder: measurements of MRI signal intensity. Psychiatry Res 50(2): 89–92

Ecker W (1995) Kontrollzwänge und Handlungsgedächtnis. Theorie und Forschung, Bd 380. Psychologie, Bd 128. Roderer, Regensburg

Fux M, Levine J, Aviv A, Belmaker RH (1996) Inositol treatment of obsessive-compulsive disorder. Am J Psychiatry 153: 1219

Garber HJ, Anath JV, Chiu LC, Griswold VJ, Oldendorf WH (1989) Nuclear magnetic resonance study of obsessive-compulsive disorder. Am J Psychiatry 146: 1001–1005

Hagan RM, Butler A, Hill JM (1987) Effect of the 5-HT3 receptor antagonist GR 38032F on response to injection of a neurokinin antagonist into the ventral tegmental area of the rat brain. Eur J Pharmacol 138: 303

Hay P, Sachdev P, Cumming S, Smith JS, Lee T, Kitchener P, Matheson J (1993) Treatment of obsessive-compulsive disorder by psychosurgery. Acta Psychiatr Scand 87: 197

Hoehn-Saric R, Pearlson GD, Harris GJ et al. (1991) Effects of fluoxetine on regional cerebral blood flow in obsessive-compulsive patients. Am J Psychiatry 48: 1243–1245

Insel TR (1992) Torward a Neuroanatomy of obsessive-compulsive disorder. Arch Gen Psychiatry 49: 681

Insel TR, Donnelly EF, Lalakea ML et al. (1983) Neurological and neuropsychological studies of patients with obsessive-compulsive disorder. Biol Psychiatry 18: 741–751

Jenike MA, Breiter HC, Baer L, Kennedy DN et al. (1996) Cerebral structural abnormalities in obsessive-compulsive disorder. A quantitative morphometric magnetic resonance imaging study. Arch Gen Psychiatry 53: 625–632

Kellner CH, Jolley RR, Holgate RC, Austin L, Lydiard RB, Laraia M, Ballenger JC (1991) Brain MRI in obsessive-compulsive disorder. Psychiatry Res 36: 45–49

Künzle H (1994) Aufbau und Verbindungen der Basalganglien. In: Drenckhahn D, Zenker W (Hrsg) Benninghoff Anatomie, 15. Aufl, Bd II. Urban und Schwarzenberg, München Wien Baltimore

Leckman JF, Goodman WK, North WG, Chappell PB, Price LH, Pauls DL, Anderson GM, Riddle MA, McSwiggan-Hardin M, McDougle CJ (1994a) Elevated cerebrospinal fluid levels of oxytocin in obsessive-compulsive disorder. Comparison with Tourette's syndrome and healthy controls. Arch Gen Psychiatry 51: 782

Leckman JF, Goodman WK, North WG, Chappell PB, Price LH, Pauls DL, Anderson GM, Riddle MA, McDougle CJ, Barr LC, Cohen DJ (1994b) The role of central oxytocin in obsessive compulsive disorder and related normal behavior. Psychoneuroendocrinology 19: 1

Lucey JV, Costa DC, Blanes T, Busatto GF, Pilowsky LS, Takei N, Marks IM, Ell PJ, Kerwin RW (1995) Regional cerebral blood flow in obsessive-compulsive disordered patients at rest. Differential correlates with obsessive-compulsive and anxious-avoidant dimensions. Br J Psychiatry 167: 629–34

Luxenberg JS, Swedo SE, Flamant MF et al. (1988) Neuroanatomical abnormalities in obsessive-compulsive disorder determined with quantitative x-ray computed tomography. Am J Psychiatry 145: 1089–1093

Machlin S, Harris G, Pearslon G, Hoehn-Saric R, Jeffery P, Camargo E (1991) Elevated medical-frontal cerebral blood flow in obsessive-compulsive patients: a SPECT study. Am J Psychiatry 148: 1240–1242

Martinot JL, Allilaire JF, Mazoyer BM, Hantouche E, Huret JD, Legaut Demare F, Deslauriers AG, Hardy P, Pappata S, Baron JC et al. (1990) Obsessive-compulsive disorder: a clinical, neurophysical and positron emission tomography study. Acta Psychiatr Scand 82(3): 233–42

Nordahl TE, Benkelfat C, Semple WE, Gross M, King AC, Cohen RM (1989) Cerebral glucose metabolism rates in obsessivee compulsive disorder. Neuropsychopharmacology 2: 23–8

Petty F, Davis LL, Kabel D, Kramer GL (1996) Serotonin dysfunction disorders: a behavioral neurochemistry perspective. J Clin Psychiatry 57 [Suppl 8]: 11

Rapoport JL (1990) Obsessive compulsive disorder and basal gangla dysfunction. Psychol Med 20: 465

Rauch SL, Jenike MA, Alpert NM (1994) Regional cerebral blood flow measured during symptom provocation in obsessive.compulsive disorder using oxygen 15-labeled carbon dioxide and positron emission tomography. Arch Gen Psychiatry 51: 62

Rubin RT, Villanueva-Meyer J, Ananth J, Trajmar PG, Mena I (1992) Regional xenon 133 cerebral blood flow and cerebral technetium 99mHMPAO uptake in unmedicated patients with obsessive-compulsive disorder and matched normal control subjects. Determination by high-resolution single-photon emission computed tomography. Arch Gen Psychiatry 49: 695–702

Rubin RT, Ananth J, Villanueva-Meyer J, Trajmar PG, Mena I (1995) Regional 133xenon cerebral blood flow and cerebral 99mTc-HMPAO uptake in patients with obsessive-compulsive disorder before and during treatment. Biol Psychiatry 38: 429–37

Rutter JJ, Gundlah C, Auerbach SB (1994) Increase in extracellular serotonin produced by uptake inhibitors is enhanced after chronic treatment with fluoxetin. Neurosci Lett 171: 183

Scarone S, Colombo C, Livian S et al. (1992) Increased right caudate nucleus size in obsessive-compulsive disorder: detection with magentic resonance imaging. Psychiatry Res 45: 115–121

Swedo SE, Schapiro MB, Grady CL, Cheslow DL, Leonard HL, Kumar A, Friedland R, Rapoport SI, Rapoport JL (1989) Cerebral glucose metabolism in childhood-onset obsessive-compulsive disorder. Arch Gen Psychiatry 46: 518–23

Swedo SE, Pietrini P, Leonard HL, Schapiro MB, Rettew DC, Goldberger El, Rapoport SI, Rapoport JL, Grady CL (1992) Cerebral glucose metabolism in childhood-onset obsessive-compulsive disorder. Revisualization during pharmacotherapy. Arch Gen Psychiatry 9: 690–4

Schwartz JM, Stoessel PW, Baxter LR Jr, Martin KM, Phelps ME (1996) Systematic changes in cerebral glucose metabolic rate after successful behavior modification treatment of obsessive-compulsive disorder. Arch Gen Psychiatry 53: 109–113

Szabo Z, Kao PF, Scheffel U, Suehiro M, Mathews WB, Ravert HT, Musachio JL, Marenco S, Kim SE, Ricaurte GA, Wong DF, Wagner HN, Dannals RF (1995) Positron emission tomography imaging of serotonin transporters in the human brain using [11C](+)McN5652. Synapse 20: 37

Talairach J, Bancand J, Geier S et al. (1973) The cingulate gyrus and human behavior. Electroencephalogr Clin Neurophysiol 34: 45–52

Tallis F (1995) Obsessive compulsive disorder. A cognitive and neuropsychological perspective. J Wiley & Sons, Chichester

Wurthmann C, Bondick I (1995) Zur Gültigkeit des neuroethologischen Modells der Zwangsstörung. Fortschr Neurol Psychiat 63: 121

Zald DH, Kim SW (1996) Anatomy and function of the orbital frontal cortex, I. Anatomy, neurocircuitry, and obsessive-compulsive disorder. J Neuropsychiatry 8: 125

Zitterl W, Wimberger D, Demal U, Hofer E, Lenz G (1994) Nuclear magnetic resonance tomography findings in obsessive-compulsive disorder. Nervenarzt 65(9): 619–22

Zohar J, Insel TR, Berman KF et al. (1989) Anxiety and cerebral blood flow during behavioral challenge: dissociation of central from peripheral and subjective measures. Arch Gen Psychiatry 46: 505–510

Zwangsassoziierte Spektrumstörungen

M. Aigner, M. Bach und G. Lenz

Einleitung

Mit dem Konzept der Zwangsassoziierten Störungen (Hollander 1993) wurden über die kategorialen Klassifikationseinheiten von ICD-10 (Dilling et al. 1993) und DSM-IV (Saß et al. 1994) hinweg neue Impulse für Therapie und Forschung unterschiedlicher Entitäten erbracht. Diese Störungen (Abb. 1) können in einem Kontinuum zwischen Impulsivität und Kompulsivität gesehen werden.

Impulsive Persönlichkeitsstörungen, Sexuelle Störungen, Somatoforme Störungen, Impulskontrollstörungen, Eßstörungen, Neurologische Störungen und Tics werden so zu den Zwangsassoziierten Spektrumstörungen (Abb. 2) zusammengefaßt.

Gemeinsam ist diesen Störungen eine gesteigerte Anspannung oder Unruhe, die reduziert werden muß. Bei risikofreudiger Grundhaltung werden diese andrängenden Impulse lustvoll erlebt und ausagiert, die Spannung läßt nach. Bei auf Sicherheit bedachter Grundhaltung werden die andrängenden Impulse angstvoll, mit Unbehagen registriert. Zwangshandlungen werden stellvertretend ausgeführt und führen ebenfalls kurzfristig zur Spannungsreduktion (Abb. 3).

Serotonin dürfte sowohl bei den Impulsstörungen als auch bei den Zwangsstörungen eine wichtige Rolle spielen. Impulsives und aggressives Verhalten geht einher mit verminderter Frontallappenaktivität und verminderter serotoninerger Aktivität. Das serotoninerge Projektionssystem kann als protektives Neurotransmittersystem verstanden werden, das emotional ausgleichende, antiaggressive Wirkung entfaltet. Die aggressionshemmende Wirkung des Serotonins ist seit den späten 60er Jahren bekannt. Erniedrigte 5-HIAA (Abbauprodukt von Serotonin) Liquorspiegel bei PatientInnen mit Pyromanie und bei Selbstmördern deuten auf einen verminderten Serotonin-Umsatz hin. Eine erhöhte serotoninerge wie auch frontale Aktivität geht mit einer risikovermeidenden Grundhaltung einher, die zur Zwangssymptomatik führt. Die Serotonin Wiederaufnahmehemmer dürften auf die serotoninerge Aktivität und mit ihr auch auf andere Neuromodulatorensysteme ausgleichende Wirkung haben. Veränderungen des noradrenergen und dopaminergen Systems sind vor allem bei den Impulsstörungen beschrieben. Die neurobiologischen Modelle haben vor allem für die pharmakotherapeutischen Über-

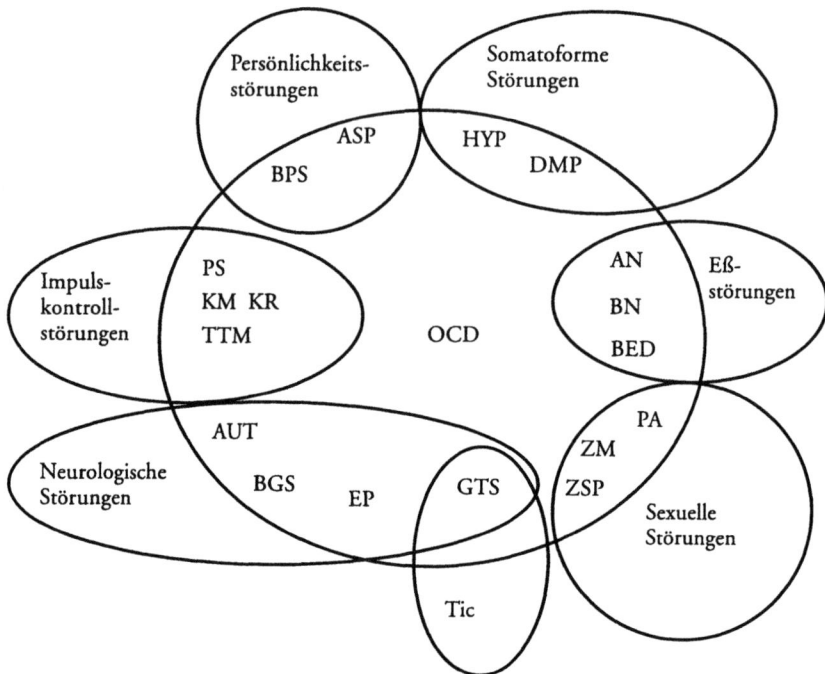

Abb. 1. Zwangsassoziierte Störungen. *AN* Anorexia nervosa, *ASP* Antisoziale Persönlichkeitsstörung, *AUT* Autismus, *BED* Binge Eating Disorder, *BGS* Basalganglienstörungen, *BN* Bulimia nervosa, *BPS* Borderline Persönlichkeitsstörung, *DMP* Dysmorphophobie, *EP* Epilepsie, *GTS* Gilles de la Tourette Syndrom, *HYP* Hypochondrie, *KM* Kaufrausch, *OCD* Zwangsstörung, *PA* Paraphilien, *PS* Pathologisches Spielen, *TTM* Trichotillomanie, *ZM* Zwanghaftes Masturbieren, *ZSP* Zwanghafte sexuelle Promiskuität (adaptiert nach Hollander 1993)

legungen ihre Bedeutung. Insgesamt können diese Störungen jedoch nur aus der Wechselwirkung sozialer, psychologischer und biologischer Faktoren verstanden werden.

Nicht nur im symptomatischen Profil und auf der neurobiologischen Ebene sind Gemeinsamkeiten zu finden. Auch Komorbidität, klinischer Verlauf, gemeinsames Ansprechen auf antiobsessionale verhaltenstherapeutische Techniken und auch demographische und familienanamnestische Daten weisen auf Gemeinsamkeiten dieser Störungen hin.

Impulsive Persönlichkeitstörungen im Zwangsassoziierten Spektrum

Bei der Antisozialen Persönlichkeitsstörung und der Borderline Persönlichkeitsstörung gehören aggressive und impulsive Verhaltensweisen – wie gewaltsames Verhalten und chronische Selbstverletzungen – zum Störungsbild (Schaeffler et al. 1982). Eine spezifische pharmakologische Therapie gegen Gewalt und Aggression ist zur Zeit noch nicht etabliert, die gängige

Praxis ist oft die unspezifische Sedierung. Für Neuroleptika ist hier noch nicht geklärt, ob der antidopaminerge Effekt oder die Sedierung alleine ausschlaggebend für die antiaggressive Wirkung ist. Das optimale Pharmakon würde das gewaltsame Verhalten verhindern ohne zu sedieren. Die Forschung in diesem Bereich steht vor einer Fülle von Problemen. Dennoch gibt es verschiedene pharmakotherapeutische Ansätze. Antikonvulsiva wie beispielsweise Carbamazepin dürften bei bestimmten PatientInnen effektiv sein, auch beta-Rezeptoren-Blocker wurden erfolgreich eingesetzt. Lithium scheint antiaggressive Effekte bei einer Reihe von PatientInnen zu haben. Benzodiazepine können nur für die kurzzeitige Kontrolle von aku-

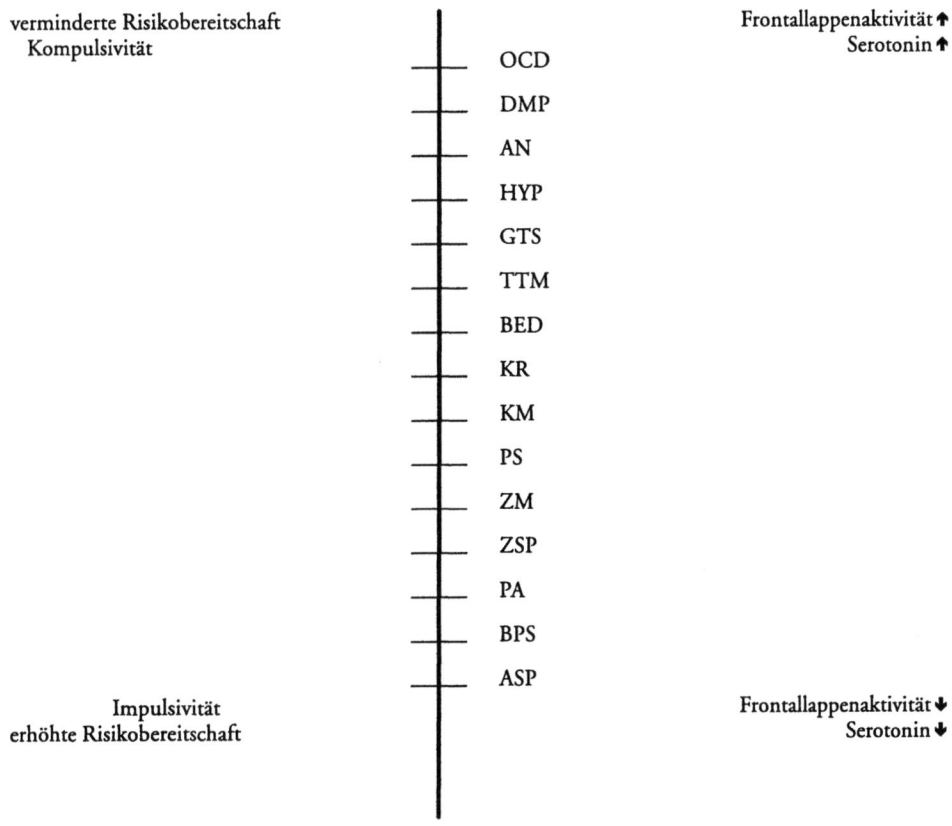

Abb. 2. Zwangsassoziierte Spektrumstörungen. *AN* Anorexia nervosa, *ASP* Antisoziale Persönlichkeitsstörung, *AUT* Autismus, *BED* Binge Eating Disorder, *BGS* Basalganglienstörungen, *BN* Bulimia nervosa, *BPS* Borderline Persönlichkeitsstörung, *DMP* Dysmorphophobie, *EP* Epilepsie, *GTS* Gilles de la Tourette Syndrom, *HYP* Hypochondrie, *KM* Kleptomanie, *KR* Kaufrausch, *OCD* Zwangsstörung, *PA* Paraphilien, *PS* Pathologisches Spielen, *TTM* Trichotillomanie, *ZM* Zwanghaftes Masturbieren, *ZSP* Zwanghafte sexuelle Promiskuität (adaptiert nach Hollander 1993)

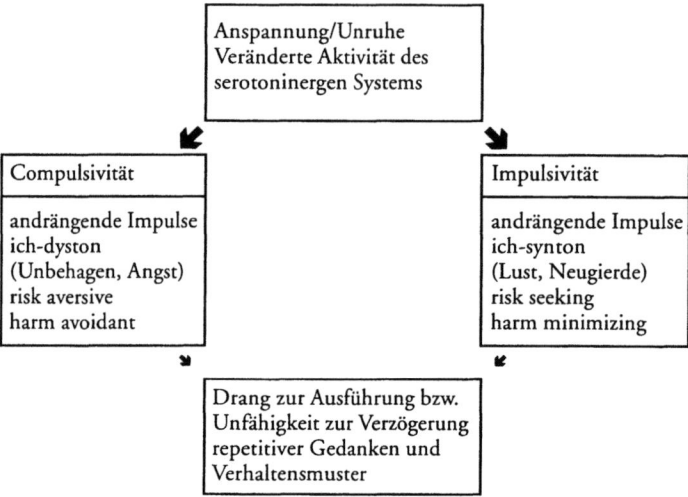

Abb. 3. Serotonin und Spannungsregulation

tem aggressiven Verhalten empfohlen werden. Neben den Neuroleptika kommen Antidepressiva wie die Serotonin-Wiederaufnahmehemmer – z.B. Fluoxetin – bei Borderline- Persönlichkeitsstörungen zum Einsatz. Sertraline und Fluoxetin reduzierten impulshaftes aggressives Verhalten (Coccaro et al. 1990, Oldham et al. 1996). In der Behandlung der Borderline-Persönlichkeitsstörung hat sich die dialektische Verhaltenstherapie nach M. Linehan besonders bewährt (Bohus und Berger 1996).

Sexuelle Störungen

Sexuelle Störungen im Zwangsassoziierten Spektrum können in Paraphilien und Nicht-Paraphilien unterteilt werden. Zwanghafte sexuelle Promiskuität und zwanghaftes Masturbieren zählen zu den zwanghaften Nicht-Paraphilien. An Paraphilien werden im DSM-IV unter anderem Exhibitionismus, Frotteurismus, Pädophilie und Voyeurismus aufgelistet. Zwanghaftes Sexualverhalten mag zwar auf der Achse Kompulsivität- Impulsivität näher der Impulsivität sein, doch werden die sexuellen Obsessionen, ähnlich wie bei der Zwangsstörung, oft als ich-dyston erlebt. Umgekehrt erinnern Waschrituale und andere Zwangsrituale in der Art und Weise ihrer Ausführung oft frapant an sexuelle Handlungen.

Serotonin-Wiederaufnahmehemmer wie Fluvoxamin, Fluoxetin und Sertralin konnten zwanghaftes Sexualverhalten signifikant reduzieren ohne dabei die sexuelle Libido zu beeinträchtigen. Dies steht im Kontrast zu den Therapien mit Antiandrogenen, die global die sexuelle Libido reduzieren.

Somatoforme Störungen

Die Somatoformen Störungen Dysmorphophobie und Hypochondrie zeigen auffällige Parallelitäten zur Zwangsstörung. Die eingeschränkte Einsicht, die bei diesen Störungen häufig anzutreffen ist, kann mit der Zusatzspezifikation „geringe Einsicht", die mit dem DSM-IV neu hinzugekommen ist, ebenfalls gut zugeordnet werden.

Dysmorphophobie oder Körperdysmorphe Störung

Die PatientInnen beschäftigen sich zwanghaft ständig mit einem eingebildeten, nicht vorhandenen Mangel in der körperlichen Erscheinung. Die häufigsten Klagen beziehen sich auf Schönheitsfehler im Gesicht (Falten, Hautflecke, exzessive Gesichtsbehaarung, Form der Nase, des Mundes, etc.), abnormale Körpergröße und Geschlechtsorgane. Zwanghaftes Verhalten bei der Körperdysmorphen Störung sind Kontrollen vor dem Spiegel, ritualisiertes Schminken, exzessives Haarekämmen bzw. Haareschneiden und exzessive Arztbesuche. Häufig werden kosmetische Chirurgen aufgesucht, bis zur Hälfte der PatientInnen unterzieht sich einer solchen Operation, typischerweise mehrmals. Liegt eine wahnhafte Gewißheit vor, ist eine Dysmorphophobie definitionsgemäß ausgeschlossen.

Serotonin Wiederaufnahmehemmer dürften hier anderen Psychopharmaka überlegen sein (Hollander et al. 1994, 1995). An verhaltenstherapeutischen Techniken werden neben der systematischen Desensibilisierung, Expositionsbehandlung und Selbstkonfrontationstechniken eingesetzt.

Hypochondrie

Dem Konzept einer Spektrumerkrankung entsprechend können hypochondrische Krankheitsbefürchtungen als angstinduzierende Zwangsgedanken aufgefaßt werden. Die häufigen Arztbesuche und das Einfordern aufwendiger Untersuchungen („doctor shopping") und das Kontrollieren von Körperfunktionen („checking behaviour") können als angstreduzierende Zwangshandlungen konzeptionalisiert werden. Analog zur Zwangsstörung weicht die kurzfristige Erleichterung über negative Befunde schnell und führt zur neuerlichen Handlung.

Bei Hypochondrie wurden neben Serotonin-Wiederaufnahmehemmer auch andere Antidepressiva eingesetzt. Die PatientInnen dürften eher von Verhaltenstherapie als von analytischen Therapieformen profitieren (Oldham et al. 1996).

Impulskontrollstörungen

Zu den Impulskontrollstörungen werden die Kleptomanie, Pathologisches Spielen, Trichotillomanie und der Kaufrausch gezählt. Diagnostisch sind neben dem Verlust der Impulskontrolle die zunehmende Anspannung oder Erregung während der Handlung mit anschließender Befriedigung oder Erleichterung kennzeichnend. Unmittelbar nach der Handlung können Reue, Selbstvorwürfe oder Schuldgefühle auftreten. Die Störungen verursachen oft beträchtliches soziales Leid.

Pathologisches Spielen

Das andauernde oder wiederkehrende fehlangepaßte Spielverhalten beeinträchtigt beim pathologischen Spielen persönliche, familiäre und berufliche Ziele. Die Anspannung bei hohen Watteinsätzen oder größeren Risiken wirkt euphorisierend. Die Versuche das Spielen einzuschränken sind meist frustran. Oft wird Verlusten „hinterhergejagt" und so werden neue Schulden eingegangen, die die soziale Stellung oft erheblich gefährden. Häufig finden sich Persönlichkeitsstörungen, affektive Störungen und andere Spektrumstörungen in Komorbidität zu pathologischem Spielen. Auch hier scheint es, kann mit Serotonin-Wiederaufnahmehemmern – wie Clomipramin – eine Besserung erreicht werden. Neurobiologische Untersuchungen deuten auch auf eine funktionelle Störung des noradrenergen Systems hin.

Trichotillomanie

Ständiges Haareausreißen mit sichtbarem Haarverlust prägen das Bild der Trichotillomanie. Die erhöhte Anspannung unmittelbar vor dem Haareausreißen bzw. beim Versuch dem zu widerstehen, wird gefolgt von der Erleichterung und Befriedigung, die beim Ausreißen der Haare auftritt. Die Trichotillomanie beginnt meist um das 11. Lebensjahr und betrifft hauptsächlich Frauen. Komorbidität besteht insbesondere zu affektiven Störungen und Angsterkrankungen. In der Verwandtschaft von PatientInnen mit Trichotillomanie besteht eine erhöhte Rate an Zwangserkrankungen (Stein et al. 1995).

Einige Studien mit Clomipramin (Swedo et al. 1989, Pollard et al. 1991) deuten initial auf eine gute Wirksamkeit der Serotonin-Wiederaufnahmehemmer hin. Die Therapieergebnisse mit verschiedenen selektiven Serotonin-Wiederaufnahmehemmern wie Fluoxetin, Fluvoxamin, Paroxetin und Sertraline haben unterschiedliche Erfolge gebracht (Oldham et al. 1996). Die Langzeiterfolge sind zur Zeit noch nicht beurteilbar.

Kleptomanie und Kaufrausch

Die Kleptomanie wird auch als pathologisches Stehlen oder Diebstahl ohne Bereicherungstendenz bezeichnet. Sie kommt bei weniger als 5% der Personen vor, die bei einem Ladendiebstahl erwischt werden. Die gestohlenen Gegenstände werden häufig weggeworfen, weggegeben oder gehortet. Das Stehlen wird dabei oft lustvoll erlebt und dient der Spannungsregulation. Zu den anderen Zwangsassoziierten Störungen besteht eine hohe Komorbidität. Eine Reihe von Antidepressiva, wie Amitriptylin, Imipramin, Trazodon, Fluoxetin waren in Einzelfallbeschreibungen wirksam, ebenso Lithium und Valproat.

Der Kaufrausch wird im DSM-IV nicht als eigene Entität geführt. Die PatientInnen und ihre Familien leiden aber oft unter schweren finanziellen Problemen. Diese Form der Impulskontrollstörung dürfte hauptsächlich bei Frauen vorkommen. Mit Fluoxetin oder Nortriptylin konnte das Kaufverhalten verändert werden.

Eßstörungen

Anorexia nervosa und Zwangsstörung haben viele phänomenologische Ähnlichkeiten. Bulimia nervosa und Binge Eating Disorder dürften im Spektrum der Zwangsassoziierten Störungen näher der Impulsivität sein.

Anorexia nervosa

Die übermäßige Angst vor Gewichtszunahme und die anhaltende Beschäftigung mit Essen, Gewicht und Aussehen ähnelt den Zwangsgedanken der Zwangsstörung. Diäten, excessive Aktivität, Kontrollen des Gewichts und Aussehens und die essensbezogenen Rituale ähneln den Zwangshandlungen. Zwischen Anorexie und Zwangsstörung besteht zudem eine hohe Komorbidität. Ähnlich wie bei der Zwangsstörung sind Affektive Störungen bei Verwandten ersten Grades von AnorexiepatientInnen deutlich häufiger. Die geringe Einsicht besteht oft in der gestörten Besetzung des Körperschemas.

Anorexia nervosa dürfte wie die Zwangsstörung vor allem auf Serotonin-Wiederaufnahmehemmer gut ansprechen.

Bulimia nervosa und Binge Eating Disorder

Heißhungeranfälle mit Kontrollverlust und nachfolgende Verhaltensweisen, die der Gewichtszunahme entgegensteuern: Erbrechen, Hungern, Verwendung von Appetitzüglern, Schilddrüsenpräparaten, Abführmitteln oder Diuretika kennzeichnen die Bulimia nervosa. Bei der Binge Eating Disorder fehlen letztere Verhaltensweisen und es kommt zur Gewichtszunahme. Auch hier sind die Verhaltensweisen in engem Zusammenhang zur Spannungsregulation zu sehen. Die Bulimie tritt im Gegensatz zur Zwangsstörung häufiger bei Frauen auf und ist oft mit impulsivem Verhalten verbunden (Alkohol- und Medikamentenmißbrauch, selbstzerstörendes Verhalten).

Bulimia nervosa spricht auf eine breite Palette von Antidepressiva an: Trizyklika, MAO Hemmer, Serotonin-Wiederaufnahmehemmer und atypische Antidepressiva wie Trazodon.

Interpersonelle und Kognitiv Verhaltenstherapeutische Elemente dürften bei der Bulimie im Gegensatz zur Zwangsstörung eine größere Rolle spielen (Oldham et al. 1996).

Neurologische Störungen und Tics

Basalganglienerkrankungen, wie Chorea Sydenham, Parkinson Störung, und andere neurologische Störungen, wie Epilepsie und Autismus, sowie die multiple Tic Störung – das Gilles de la Tourette Syndrom – zeigen ebenfalls eine Nähe zum Zwangsassoziierten Spektrum.

Tourette-Syndrom

Beim Tourette-Syndrom bestehen neben multiplen motorischen Tics auch ein oder mehrere vokale Tics. Die Tics können für einige Zeit willkürlich unterdrückt werden, werden generell aber als nicht willkürlich beeinflußbar erlebt. Durch Streß können die Tics verstärkt werden. Während des Schlafes verschwinden sie. Es besteht eine Komorbidität mit der Zwangsstörung. Vor dem Tic kommt es oft zu sensorischen Phänomenen, die Zwangsgedanken ähnlich sind. Bei Verwandten ersten Grades bestehen erhöhte Raten an Zwangsstörung und Depressionen zu erkranken. Therapeutische Ansätze beruhen auf Neuroleptika und Clonidin. Insbesondere die atypischen Neuroleptika, die neben dem dopaminergen System auch das serotonerge System beeinflussen, wie zum Beispiel das Risperidon (Stamenkovic et al. 1994), haben dokumentierte therapeutische Erfolge gezeigt. Auch über noradrenerge Mechanismen dürften therapeutische Wirkungen zu erzielen sein. An verhaltenstherapeutischen Techniken werden Self-monitoring und Kontingenzmanagement eingesetzt.

Literatur

Bohus M, Berger M (1996) Die Dialektisch-Behaviorale Psychotherapie nach M. Linehan. Nervenarzt 67: 911–923
Coccaro EF, Siever LJ, Klar HM, Maurer G, Cochrane K, Cooper TB, Mohs RC, Davis KL (1990) Serotonergic studies in patients with affective and personality disorders. Correlates with suicidal and impulsive aggressive behavior. Arch Gen Psychiatry 47: 124
Dilling H, Mombour W, Schmidt MH (1993) Internationale Klassifikation psychischer Störungen, 2. Aufl. Hans Huber, Bern Göttingen Toronto Seattle
Hollander E (1993) Obsessive-compulsive related disorders, 1. Aufl. American Psychiatric Press, Washington DC London
Hollander E, Wong CM (1995) Body dysmorphic disorder, pathological gambling and sexual compulsions. J Clin Psychiatry 56 [Suppl 4]: 7
Hollander E, Cohen L, Simeon D, Rosen J, DeCaria C, Stein DJ (1994) Fluvoxamin treatment of body dysmorphic disorder. J Clin Psychopharmacol 14: 75
Oldham JM, Hollander E, Skodol AE (1996) Impulsivity and compulsivity, 1. Aufl. American Psychiatric Press, Washington DC London
Pollard CA, Ibe IO, Krojanker DN, Kitchen AD, Bronson SS, Flynn TM (1991) Clomipramine treatment of trichotillomania: a follow-up report on four cases. J Clin Psychiatry 52: 128
Saß H, Wittchen HU, Zaudig M (1994) Diagnostisches und Statistisches Manual Psychischer Störungen DSM-IV
Schaeffler CB, Carroll J, Abramowitz S (1982) Self-mutilation and the borderline personality. J Nerv Ment Dis 170: 468
Stamenkovic M, Aschauer H, Kasper S (1994) Risperidone for Tourette's syndrome. Lancet 344 (8936): 1577
Stein DJ, Simeon D, Cohen LJ, Hollander E (1995) Trichotillomania and obsessive-compulsive disorder. J Clin Psychiatry 56 [Suppl 4]: 28
Swedo SE, Leonard HL, Rapoport JL, Lenane MC, Goldberger EL, Cheslow DL (1989) A double-blind comparison of clomipramine and desipramine in the treatment of trichotillomania (hair pulling). N Engl J Med 321: 497

Ambulante Verhaltenstherapie bei Zwangsstörungen

N. Münchau

Allgemeine Grundlagen

Erklärungsmodell – Rahmenbedingungen der Therapie

Zwangsstörungen entwickeln sich auf einem Kontinuum von „normaler" Zwanghaftigkeit im Alltagsleben bis hin zu „exzessiven" einzelnen Zwangsverhaltensweisen im Sinne einer Erkrankung. Zwischen normalen und pathologischen Zwängen besteht kein qualitativer Sprung; die Übergänge sind fließend, abhängig von individuellen und soziokulturellen Normen. Laut Hand (1995) sind „Zwangsstörungen multikonditional bedingte Syndrome mit wechselnden Symptomkonfigurationen und unterschiedlichen intraindividuellen und interaktionellen Funktionalitäten. Meist sind Zwangshandlungen das Resultat heterogener Einzelfaktoren aus der früheren wie aktuellen Lebensführung (Erziehungsstile in der Familie und Schule, Sozialisation unter Gleichaltrigen, gesellschaftliche Normierungs- und Anpassungsprozesse) und genetischen, z.T. auch hirnorganischen Variablen. Die einzelnen Bedingungen sind hinsichtlich ihrer anteiligen Bedeutung im Einzelfall nur spekulativ zu trennen".

Von psychologischer und psychotherapeutischer Seite ist es unabdingbar, die Zwangssymptomatik eingebettet in die gesamte individuelle Entwicklung der Persönlichkeit zu betrachten. Insbesondere ist der soziale Kontext zu berücksichtigen. Im Vor- und Umfeld von Zwangsstörungen lassen sich je nach Studie zwischen 30% und 90% kritische Lebensereignisse finden, die zur Ausformung der Zwänge beigetragen haben (Reinecker 1994). Bei vielen Zwangskranken besteht eine enge Beziehung zwischen dem Auftreten von Zwängen und Depressionen, wobei letztere sowohl den Zwängen vorausgehen (primäre Depression), als auch diese begleiten können (sekundäre Depression). Starke Entscheidungsschwierigkeiten, Angst vor Ablehnung, niedriges Selbstwertgefühl (soziale Ängste und Defizite), damit korrespondierende erhöhte Aggressionsbereitschaft, Normenunsicherheit, Risikoangst und allgemeine Lebensangst zählen zu den wichtigsten Sekundärsymptomen der Zwangsstörung (Hoffmann 1990, Hand 1991b, 1993c, Reinecker 1994).

Eine verantwortlich durchgeführte Verhaltenstherapie (sowohl ambulant als auch stationär) beinhaltet nach einer sorgfältigen somato- und psychopathologischen Differentialdiagnostik eine umfassende Bedingungs-, Funktions- und Problemanalyse (Hand 1986, 1991a, Klepsch et al. 1996). Dazu zählt auch eine während des gesamten Therapieprozesses laufende Analyse der Patient-Therapeut-Beziehung. Ziel ist die Erarbeitung einer gemeinsamen Behandlungshypothese. Unter Berücksichtigung der den Zwängen zugrundeliegenden intra- und interaktionellen Funktionaliäten und Problemanalysen wird dann mit dem Patienten gemeinsam eine Entscheidung für eine vorrangige „Symptomtherapie" (Bearbeitung der Zwänge) und/oder „Ursachentherapie" (Bearbeitung der zugrundeliegenden Problembereiche) getroffen.

Behandlungsrelevante Funktionen der Zwänge

Die Kenntnis eines Verständnismodells für intraindividuelle und interaktionelle Funktionalitäten bei Denk- und Handlungszwängen beeinflußt deutlich den Umgang mit den PatientInnen, die Behandlungsstrategie und damit positiv den Therapieeffekt. Hand (1993c, 1995) nennt folgende (hypothetische) spezifische Funktionen ausgewählter Zwänge:

Handlungszwänge

Wasch- und Säuberungszwänge ähneln am stärksten den Phobien mit ihrem phobischen Vermeidungsverhalten, der phobischen Erwartungsangst und eng umschriebenen Auslösesituationen.

Kontroll- und Ordnungszwänge scheinen der Reduktion von Selbstunsicherheit und Ablehnung durch andere – und a. als Folge sozialer Defizite – zu dienen. Durch Übererfüllen sozialer Normen soll Zustimmung und Anerkennung durch andere erzwungen werden (in Bezug auf Ordentlichkeit, Genauigkeit und Gewissenhaftigkeit).

Zähl-, Wiederholungs- und Sprechzwänge dienen vermutlich der Bewältigung stärker generalisierter Ängste und diffus abgewehrter Katastrophen durch magisch-abergläubische Gedanken und/oder Handlungen (Hoffnung mittels entsprechender Handlungen, Unheil von sich und anderen abzuwenden).

Denkzwänge

Wiederholtes Denken einzelner Worte oder Gedankenketten scheint häufig der Vermeidung negativer Emotionen oder Kognitionen zu dienen (Depressionsabwehr).

Zwangsgedanken, sich selbst oder anderen Schaden zuzufügen, sind wahnhaften Depressionssymptomen mit Schuld- und Versündigungsvorstellungen ähnlich und erscheinen häufig als Ventil zum Ausdruck tabuisierter Aggressionen.

Intrapsychische und interaktionelle Funktionalitäten bei Zwängen

Unter Funktionalitäten der Symptomatik werden die Auswirkungen der Symptome auf den Patienten (intrapsychisch = innerhalb des Individuums eine Funktion erfüllend) bzw. auf das

soziale Umfeld (interaktionell = zwischen Patient und Umwelt eine Funktion erfüllend) verstanden. Folgende intrapsychische Funktionen der Zwänge werden beschrieben:
- Angst-Reduktions-Funktion: Die Rituale haben die Funktion, Angst zu reduzieren (z.B. magisches Denken, Zählen). Sie sind eine Strategie zur Vermeidung von Überstimulation und Überforderung in sozialen Situationen.
- Verbergen und Kompensation von sozialen Defiziten durch das anankastische Interaktionsmuster (latent-aggressiver Interaktionsstil, Dominanzstreben) als inadäquate Coping-Strategie bei der Erwartungshaltung, nicht gemocht oder abgelehnt zu werden.
- Depressionsabwehr: Die Rituale (Wasch-, Putz-, Ordnungszwänge) haben bei Depressionen die Funktion, durch Aufmerksamkeitsverschiebung den subjektiven Leidensdruck zu mindern (Hand 1993 c, Reinecker 1994).

Die interaktionellen Funktionalitäten entstehen u. a. aus dem Vorliegen früher Defizite, sozialem Rückzug und bereits frühem mangelndem Selbstwertgefühl. Zwänge sind in dem Zusammenhang auch Reaktionen auf pathologische Familienstrukturen und dienen der Vermeidung offener Konflikte in der Familie oder in einer Partnerschaft. Zu diesen interaktionellen Funktionaliäten zählen z.B.:
- „Waffe" gegen überstarke Einflußnahme des Partners. Die Symptome können sowohl ritualisierter Ausdruck von Feindseligkeit als auch Hilfsappelle sein. Sie können bei kritischen Entwicklungsabschnitten in Partnerschaften und bei chronifizierten Partnerschaftskonflikten auftreten (Hoover und Insel 1984, Hand 1993c).
- Ablenkung von Unzufriedenheit in der Partnerschaft und Verdeckung von Problemen des Partners.
- „Barrieren" gegen Überbehütung und/oder zu starke Reglementierung. Jugendlichen, die noch im Elternhaus wohnen, dienen die Zwänge als Schutz vor zu starker Einschränkung durch die Eltern. Zwangsmechanismen in solchen Konstellationen sind Ausdruck des Protestes gegen symbiotische Eltern-Kind-Beziehungen (Rapoport 1990).
- Protestreaktionen gegen Scheidung, Ehekrisen, Tod eines Elternteils.
- Kommunikationspsychologische ineffektive Problemlösestrategie. Ineffektive Problemlösungsstrategie mit Reaktionen des Partners oder der Familie (überstarke Einmischung, Indifferenz, Gleichgültigkeit, Feindseligkeit) umgehen zu können.

Interventionsebenen

Sind Bedingungs-, Funktions- und Problemanalysen unter eben dargestellter Analyse der unterschiedlichen Funktionalitäten abgeschlossen, Beziehungsaufbau und Motivationsabklärung mit dem Patienten gelungen, ergibt sich entweder ausschließlich oder in Kombination die Indikation für a. symptombezogene Interventionen, b. familienbezogene Interventionen oder c. Kombination von Einzel-, Paar-, und Familieninterventionen.

Es muß zusätzlich eine Entscheidung getroffen werden für eine vorrangige „Ursachentherapie" oder „Symptomtherapie". Eine „Ursachentherapie" oder „Therapie am Symptom vorbei" würde eine Bearbeitung der zugrundeliegenden Problembereiche (Depressivität, soziale Ängste und Defizite, Partnerschaftskonflikte, o.g. Funktionalitäten) bedeuten. Bei einer reinen „Symptomtherapie" liegt der Schwerpunkt auf der Durchführung von Expositionsübungen (Reizkonfrontation und Reaktionsverhinderung).

Die Zielsetzungen symptombezogener Übungen innerhalb der therapeutischen Strategie können jedoch entsprechend der vorgeschalteten Analysen sehr unterschiedlich sein (Hand 1993b):

- Symptomübungen können Mittelpunkt der Gesamttherapie sein;
- Symptomübungen können als Einstieg in die nachfolgende multi-modale Therapie benutzt werden (Symptomtherapie ist bei starker Eigendynamik der Zwänge auch nach einer Ursachentherapie indiziert);
- Übungen stellen Ergänzungen der Verhaltensanalysen dar;
- Symptomübungen können als „Alibi" für eine Ursachentherapie stehen (im Rahmen einer scheinbaren Symptomtherapie unter Einbeziehung des Partners können Kommunikationsstörungen des Paares/der Familie bearbeitet werden).

Symptombezogene Interventionen

Die am häufigsten angewandte Symptomintervention bei der Behandlung von Zwängen ist die Exposition zu den die Zwangssymptomatik auslösenden externen (Exposition-in-vivo) oder internen (Exposition-in-sensu) Reizen. An der Hamburger Verhaltenstherapie-Ambulanz wurde dieses Vorgehen in Anlehnung an das Agoraphobie- und Panikmodell seit den 80er Jahren modifiziert (genannt „Expositions-Reaktions-Management" ERM, Hand 1993 a). Im Rahmen der Exposition soll über die Unterlassung der motorischen und/oder kognitiven Vermeidungsreaktion eine maximale Intensivierung der emotionalen, physiologischen und kognitiven Reaktionsmuster erreicht werden. Beispiele sind das absichtliche Berühren von Körperteilen bei Waschzwängen, das In-Unordnung-Bringen eines Zimmers bei Ordnungszwängen oder das Verlassen der Wohnung ohne Kontrollen bei Kontrollzwängen. Der Patient wird mit therapeutischer Hilfe angeleitet, seine dabei auftauchenden Gefühle und Kognitionen bewußt wahrzunehmen, diese zu beschreiben und kontinuierlich mit seinen ursprünglichen Erwartungen zu vergleichen (Realitätstestung). Bei guter Anleitung kommt es dabei sowohl zu einer erhöhten Selbstexploration im Sinne einer erweiterten Mikroanalyse des Symptomverhaltens als auch zur Erhebung völlig neuer Informationen. Der Zwangskranke lernt so, mit den auftretenden Gefühlen (Angst, Depression. Aggression, Schuldgefühle, Trauer) umzugehen. Normalerweise fällt die zu Beginn recht hohe Erregung während dieser „Übung" deutlich ab (Minuten bis Stunden). Der Patient nimmt durch die korrigierende emotionale Erfahrung eine überwiegend eigenständige kognitive Umstrukturierung im Sinne einer Neubewertung seiner Person, seiner Ängste, Befürchtungen und auch seiner Umgebung vor.

Dieses Expositionsmodell läßt sich bei Zwangsstörungen sowohl für die Behandlung von Handlungs- als auch Gedankenzwängen einsetzen (Hand et al. 1992, Süllwold et al. 1994, Foa und Wilson 1994, Baer 1994, Rapoport 1990).

Exposition-in-vivo kann sowohl in Einzeltherapie wie auch in multimodaler Gruppentherapie angewendet werden (Hand und Tichatzky 1979, Hauke 1994, Münchau et al. 1996). Die einzelnen Wirkkomponenten der Exposition-in-vivo lassen sich wie folgt zusammenfassen (Überblick s. Marks 1987, Jenike et al. 1986, Emmelkamp et al. 1993):

- Die Erfolgsquoten von Exposition liegen zwischen 50% bis 80%. Effekte von Exposition-in-vivo und Reaktionsverhinderung dauern auch 2–4 Jahre nach Therapieende noch an.
- Exposition und Reaktionsverhinderung sollten immer zusammen angewendet werden: Exposition hat einen angstreduzierenden Effekt, Reaktionsverhinderung führt zur Reduktion der Rituale.
- Graduierte Exposition in-vivo ist gleich effektiv wie Flooding (massierte Übungen). Gestuftes Vorgehen ermöglicht emotional und kognitiv eher eine Neubewertung.
- Verlängerte („prolongierte") Exposition ist effektiver als kurze Konfrontationssequenzen (mindestens 2 Zeitstunden). Die Dauer der Sitzung hängt vom Ausmaß der Angst, den relevanten Stimuli und der Risikobereitschaft des Patienten ab.
- Die Therapiesitzungen sollten 2–3 Mal pro Woche mit einer Dauer von jeweils 2–4 Stunden stattfinden. Empfohlen werden 5 bis maximal 10 Sitzungen.
- Exposition-in-sensu ist eine sinnvolle Variante speziell bei Gedanken- und Kontrollzwängen.
- Videoaufzeichnungen können für die Präzisierung der Verhaltensanalyse, Wahrnehmung automatisierter Handlungs- und Gedankenabläufe, Entdeckung des Vermeidungsverhaltens und Reduktion der Zwänge hilfreich sein.

Für die Behandlung reiner Gedankenzwänge nennt Reinecker (1994) folgende Verfahren: a. Varianten von Konfrontationsverfahren (Sättigungstraining, Habituationstraining, Flooding, Implosion), b. Gedankenstoppverfahren, c. kognitive Therapieverfahren (RET nach Ellis, Selbstinstruktionstraining nach Meichenbaum). Wir bevorzugen an unserer Verhaltenstherapeutischen Ambulanz die Bearbeitung der hypothetisch zugrundeliegenden Problembereiche (soziale Ängste und Defizite, Wahrnehmung und Ausdruck von Gefühlen, Kommunikationsstörungen), d.h. Bearbeitung der intrapsychischen und/oder interaktionellen Funktionalitäten. Neuere Studien (Hohagen et al. 1996) zeigen, daß speziell bei der Behandlung von Zwangsgedanken eine Kombinationsbehandlung von Verhaltenstherapie und der Gabe eines selektiven Serotonin-Wiederaufnahme-Hemmers (SSRI) den Behandlungserfolg signifikant verbessern kann.

Literatur

Baer L (1994) Alles unter Kontrolle – Zwangsgedanken und Zwangshandlungen überwinden. Huber, Göttingen

Emmelkamp PMG, Bouman RK, Scholing A (1993) Angst, Phobien und Zwang. Verlag für Angewandte Psychologie, Göttingen

Foa E, Wilson R (1994) Hör endlich auf damit – Wie Sie sich von zwanghaftem Verhalten und Ideen befreien. Heyne, München

Hand I (1986) Verhaltenstherapie und kognitive Therapie in der Psychiatrie. In: Kisker KP, Lanter H, Meyer JE, Müller C, Strömgen E (Hrsg) Psychiatrie der Gegenwart, Bd 1, 3. Aufl. Springer, Berlin Heidelberg New York Tokyo

Hand I (1991a) Neurosen: Interventionen. In: Perrez F, Baumann U (Hrsg) Lehrbuch der klinischen Psychologie, Bd 2. Huber, Bern

Hand I (1991b) Aggression und soziale Defizite bei psychischen Erkrankungen. In: Pöldinger W (Hrsg) Aggression und Autoaggression. Duphar med Script, Bd 8. Springer, Berlin Heidelberg New York Tokyo

Hand I (1993a) Expositions-Reaktions-Management (ERM) in der strategisch-systemischen Verhaltenstherapie. Verhaltenstherapie 3: 61–65

Hand I (1993b) Expositionsbehandlung. In: Linden M, Hautzinger M (Hrsg) Psychotherapie Manual, 2. Aufl. Springer, Berlin Heidelberg New York Tokyo

Hand I (1993c) Verhaltenstherapie für Zwangskranke und deren Angehörige. In: Möller HJ (Hrsg) Therapie psychiatrischer Erkrankungen. Enke, Stuttgart

Hand I (1995) Ambulante Verhaltenstherapie bei Zwangsstörungen. Sonderheft: Zwangsstörungen. Fortschr Neurol Psychiat 63: 12–18

Hand I, Tichatzki M (1979) Behavioral group therapy for obsessions and compulsions. In: Sjöden PO, Bates S, Dockens WS (eds) Trends in behavior therapy. Academic Press, New York

Hand I, Goodman WK, Evers U (1992) Zwangsstörungen. Neue Forschungsergebnisse. Duphar med communication, Bd 5. Springer, Berlin Heidelberg New York Tokyo

Hauke W (1994) Die Effektivität multimodaler Verhaltenstherapie bei Zwangsneurosen. Praxis Klin Verhaltensmed Rehabil 26: 82–88

Hoffman N (1990) Wenn Zwänge das Leben einengen. Zwangsgedanken und Zwangshandlungen. Ursachen, Behandlungsmöglichkeiten und Möglichkeiten der Selbsthilfe. Pal, Mannheim

Hohagen F, König A, Rasche-Räuche H, Winkelmann G, Münchau N, Geiger-Kabisch C, Rey-Eibe R, Aldenhoff J, Hand I, Berger M (1996) Ergebnisse einer Multi-Center-Therapiestudie bei Zwangsstörungen: Verhaltenstherapie und Placebo gegen Verhaltenstherapie und Fluvoxamin.

Jenike MA, Baer L, Minichiello WE (1986) Obsessive-compulsive disorders: theory and management. PSG, Littleton

Klepsch R, Wlazlo Z, Hand I (1996) Zwänge. In: Meermann R, Vandereycken W (Hrsg) Verhaltenstherapeutische Psychosomatik. Klinik, Praxis, Grundversorgung. Schattauer, Stuttgart

Marks I (1987) Fears, Phobias und Rituals. Oxford University Press, Oxford

Münchau N, Hand I, Schaible R, Lotz C, Weiss A (1996) Aufbau von Selbsthilfegruppen für Zwangskranke unter verhaltenstherapeutischer Expertenanleitung: Empirische Ergebnisse. Verhaltenstherapie 6: 143–160

Reinecker H (1994) Zwänge – Diagnose, Theorien und Behandlung, 2. überarb Aufl. Huber, Bern

Rapoport JL (1990) Der Junge, der sich immer waschen mußte. Wenn Zwänge den Tag beherrschen. Goldmann, München

Süllwold L, Herrlich JH, Volk S (1994) Zwangskrankeiten. Psychobiologie, Verhaltenstherapie, Pharmakotherapie. Kohlhammer, Stuttgart

Pharmakotherapie bei Zwangsstörungen

G. Lenz, M. Aigner und B. Bankier

Einleitung

Die Zwangsstörung wurde lange Zeit als eine chronische, auch durch pharmakotherapeutische Maßnahmen wenig beeinflußbare Erkrankung angesehen.

Erstmals gelang es Lopez-Ibor und Fernandez-Cordoba (1967) zu zeigen, daß Clomipramin bei einigen PatientInnen mit Zwangserkrankung eine deutliche Besserung erbrachte und in der weiteren Folge wurde deutlich, daß ein entscheidender Faktor für die erfolgreiche Wirkung bei Zwangskranken die Eigenschaft ist, die Wiederaufnahme des Neurotransmitters Serotonin zu hemmen.

Seither hat die Psychopharmakotherapie der Zwangsstörung mit der Entwicklung weiterer auf das serotonerge System Einfluß nehmender Substanzen wie der selektiven Serotonin-Reuptake-Hemmer (SSRI) einen ungeheuren Aufschwung genommen und diese gehören mittlerweile zum Standard der Behandlung. Zwangsstörung jedoch als ein reines zentrales Serotonin-Mangelsyndrom aufzufassen, welches durch diese Medikamente ausgeglichen werden kann, stellt eine unzulässige Vereinfachung dar. So sind es erst die Adaptationsprozesse, die durch Serotonin Wiederaufnahmehemmer ausgelöst werden, die mit einer therapeutischen Wirkung einhergehen, sodaß auf Transmitterebene allenfalls von einer Imbalance verschiedener Transmitter (neben Serotonin, z.B. auch Dopamin) ausgegangen werden kann.

Studien zur Wirksamkeit von Serotoninwiederaufnahmehemmern bei der Behandlung von Zwangsstörungen

Im folgenden soll vor allem auf kontrollierte Studien mit großen Fallzahlen eingegangen werden, wie sie in Tabelle 1 aufgelistet sind.

In 2 placebokontrollierten Studien, durchgeführt von „The Clomipramine Collaborative Study Group" (1991), wurden insgesamt 520 PatientInnen (239 in Studie 1 und 281 in Studie 2) über 10 Wochen mit einer steigenden Dosierung von Clomipramin (CMI) behandelt (mittlere Dosis für CMI in Studie 1–234,5mg, in Studie 2–218,8mg).

Auf Grund des Y-BOCS-Scores (Goodman et al. 1989, deutsche Übersetzung von Hand und Büttner-Westphal 1991) konnten statistisch signifikante Besserungen gegenüber Placebo

Tabelle 1. Die umfangreichsten placebokontrollierten Studien bzw. ausgewählte Verum-Verum Vergleiche zur Wirksamkeit von Serotoninwiederaufnahmehemmern bei der Behandlung von Zwangsstörungen

Autoren	Design und Dosis	Patienten (n)	Behandlungs-dauer	Ergebnis
The Clomipramine Collaborative Study Group (1991)	Clomipramin (bis 300 mg) Placebo	520	10 Wochen	Clomipramin > Placebo
Koran et al. (1996)	Fluvoxamin (bis 300 mg) Clomipramin (bis 250 mg)	79	10 Wochen	Fluvoxamin = Clomipramin
Greist et al. (1995)	Fluvoxamin (bis 300 mg) Placebo	160	10 Wochen	Fluvoxamin > Placebo
Goodman et al. (1996)	Fluvoxamin (bis 300 mg) Placebo	160	10 Wochen	Fluvoxamin > Placebo
Lilly European OCD Study Group, Montgomery et al. (1993)	Fluoxetin (20/40/60 mg) Placebo	214	8 Wochen	Fluoxetin (40, 60 mg) > Placebo
Tollefson et al. (1994)	Fluoxetin (20/40/60 mg) Placebo	355	13 Wochen	Fluoxetin (20/40/60 mg) > Placebo
Greist et al. (1995a)	Sertralin (50/100/200 mg) Placebo	325	12 Wochen	Sertralin (50/100/200 mg) > Placebo
Wheadon et al. (1993)	Paroxetin (20/40/60 mg) Placebo	348	12 Wochen	Paroxetin (40, 60 mg) > Placebo
Zohar et al. (1996)	Paroxetin (20 bis 60 mg) Clomipramin (50 bis 250 mg) Placebo	406	12 Wochen	Paroxetin > Placebo Clomipramin > Placebo Paroxetin = Clomipramin

in der Studie 1 zu allen Untersuchungszeitpunkten nach der Randomisierung und in Studie 2 zu den Zeitpunkten Woche 2 bis 10 nachgewiesen werden. Die Placebo-Responserate war sehr niedrig (mittlere Reduktion der Zwangssymptomatik in der Y-BOCS nur 3% bzw. 5%!), die Y-BOCS-Werte für PatientInnen die mit CMI behandelt worden waren sanken von anfangs 26 auf 16 (Studie 1) bzw. 15 (Studie 2).

Die am häufigsten unter CMI berichteten Nebenwirkungen waren Mundtrockenheit (80%), Schwindel (53%), Zittern (53%), Schläfrigkeit (49%) und Obstipation (44%), bei 1 Patient (0,4%) trat unter 300mg CMI ein Grand Mal Anfall auf. Behandlungsabbrüche wegen Nebenwirkungen bzw. Begleiterkrankungen traten unter CMI in 9,3% (Studie 1) und 8,5% (Studie 2) auf.

Insgesamt zeigt diese Studie also die gute Wirksamkeit von CMI bei Zwangserkrankungen, allerdings unter Inkaufnahme üblicher Nebenwirkungen bei der Mehrzahl der PatientInnen.

Obwohl in Metaanalysen (Piccinelli et al. 1995) auf die größere Effizienz für CMI gegenüber SSRI hingewiesen wird, zeigen direkte Vergleiche oft keine Unterschiede.

Als Beispiel soll hier die Vergleichsstudie Fluvoxamin versus CMI von Koran et al. (1996) angeführt werden, in der sich in einer 10-wöchigen Behandlungszeit Fluvoxamin (in einer mittleren Tagesdosis von 255mg) gleich wirksam wie Clomipramin (mittlere Tagesdosis 201mg) erwies.

In einer anderen Studie (Bisserbe et al. 1995) zeigte sich Sertralin nach 16 Wochen Behandlung (mittlere Dosierung am Ende 128,5mg) sogar signifikant wirksamer als CMI (p<0,04), allerdings war die mittlere Dosierung für CMI am Ende der Studie mit 90,1mg sehr niedrig verglichen mit anderen Studien.

Fluvoxamin wurde in 2 großen Doppelblindstudien gegenüber Placebo getestet (Greist et al. 1995, Goodman et al. 1996).

In der Studie von Greist et al. (1995) erhielten in einem Doppelblinddesign 80 PatientInnen Fluvoxamin und 80 PatientInnen Placebo für einen Zeitraum von 10 Wochen. Fluvoxamin wurde mit 50mg/Tag begonnen, nach 4 Tagen auf 100mg gesteigert und nach 8 Tagen auf 150mg. Nach 2 Wochen bestand die Möglichkeit bis maximal 300mg weiter zu erhöhen. Dabei zeigte sich – gemessen an der Y-BOCS – Fluvoxamin in der 6., 8., 10. Woche und am Studienende signifikant (p<0,01) wirksamer als Placebo.

In der Studie von Goodman et al. (1996) erhielten 160 PatientInnen ebenfalls durch 10 Wochen entweder Placebo oder Fluvoxamin. Auch hier wurde Fluvoxamin mit 50mg täglich begonnen, nach 4 Tagen auf 100mg erhöht und weiters bis auf 150mg nach 8 Tagen. Nach 14 Tagen konnte die Dosis – abhängig von Wirksamkeit und Verträglichkeit – im Bereich zwischen 100mg und 300mg erhöht oder erniedrigt werden. So betrug die mittlere Dosis in der Woche 5 215mg und in der Woche 10 245mg.

Die PatientInnen zeigten gemäß Y-BOCS ab der 6. Woche eine signifikante Besserung unter Fluvoxamin verglichen mit Placebo (siehe Abb. 1).

In der 10. Woche konnten 43,4% der mit Fluvoxamin behandelten PatientInnen als Responder qualifiziert werden verglichen mit 8,6% unter Placebo.

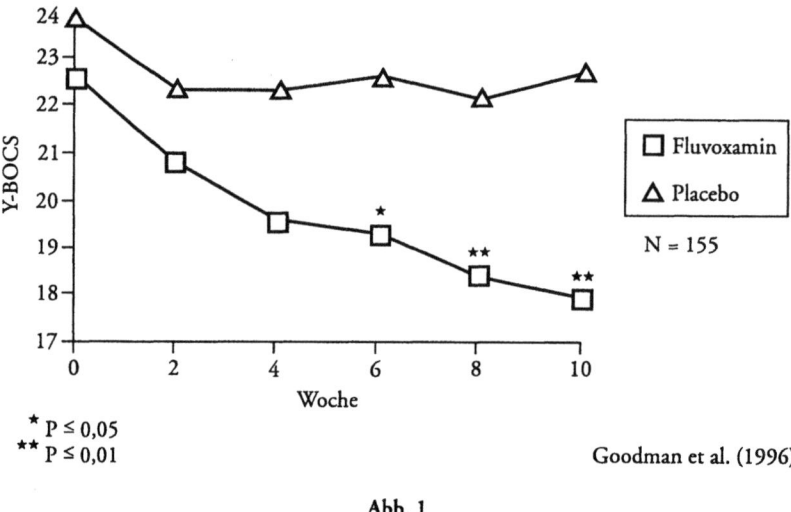

* P ≤ 0,05
** P ≤ 0,01

Goodman et al. (1996)

Abb. 1

Diese Studie ist ein gutes Beispiel dafür, daß die Placebo-Response-Rate bei Zwangsstörung deutlich niedriger ist als z.B. bei Depression und daß auch die lineare Verbesserung über die Zeit länger braucht als bei der Depression.

Wenn man differenziert zwischen Zwangsgedanken und Zwangshandlungen, so zeigt sich (siehe auch Abb. 2), daß die Verbesserungen für Zwangsgedanken früher eintreten als für die Zwangshandlungen.

Die Wirksamkeit von Fluoxetin wurde unter anderem in einer großen europäischen (Montgomery et al. 1993) und einer großen amerikanischen Studie (Tollefson et al. 1994) gegenüber Placebo geprüft.

In der Studie von Montgomery et al. (1993) an 214 PatientInnen wurde Fluoxetin in 3 verschiedenen Dosierungen (20mg, 40mg, 60mg) doppelblind gegenüber Placebo über einen Zeitraum von 8 Wochen verabreicht. Ein gegenüber Placebo signifikanter Erfolg ($p<0,05$) zeigte sich nur in der Gruppe der mit 40mg und mit 60mg Fluoxetin behandelten PatientInnen (Response-Raten für Placebo 26%, Fluoxetin 20mg 36%, Fluoxetin 40mg 48% und Fluoxetin 60mg 47%). Als Gründe für die bei Zwangsstörung auffallend hohen Placebo-Response-Raten kommt möglicherweise der niedrige Schweregrad der Erkrankung bei den Einschlußkriterien (Y-BOCS ≥ 16) in Frage. Interessant ist, daß sich in den Nebenwirkungen (am häufigsten genannt wurden Schlafstörung, Kopfschmerz, Angst, Übelkeit, Durchfall, Nervosität) keine Unterschiede zwischen den Gruppen (auch nicht gegenüber Placebo!) zeigten.

161 PatientInnen gingen in eine 16-wöchige Extensionsphase der Studie. Die Response besserte sich bei den Respondern der Akutphase noch geringgradig weiter. Non-Responder der Akutphase wurden auf 60mg Fluoxetin erhöht und hier zeigte sich nochmals eine signifikante Besserung ($p<0,0001$) im Y-BOCS-Score.

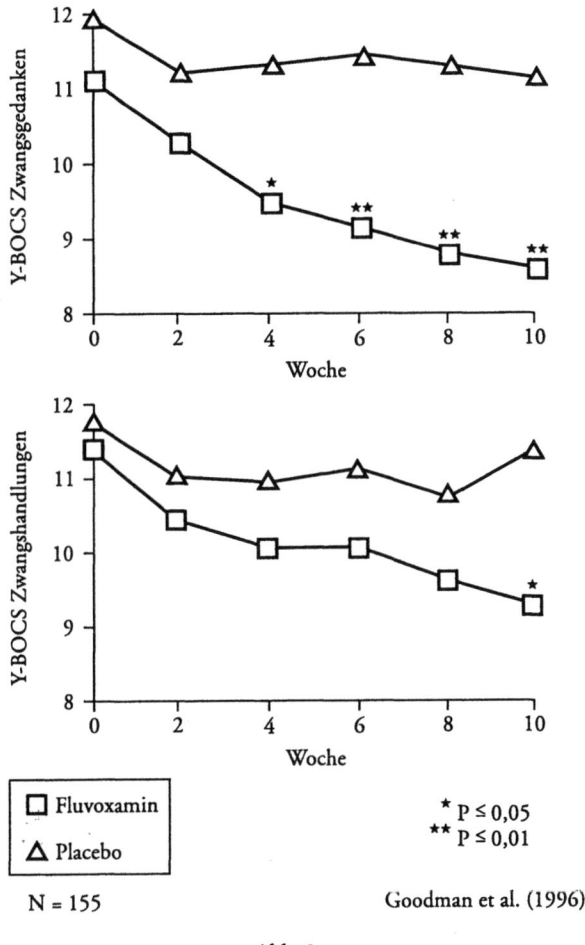

Abb. 2

In der amerikanischen Schwesternstudie (Tollefson et al. 1994) wurden 355 PatientInnen über 13 Wochen behandelt. Die PatientInnen erhielten ebenfalls fixe Dosierungen von Fluoxetin mit 20mg, 40mg oder 60mg oder Placebo.

In dieser Untersuchung, die in der Akutphase mit 13 Wochen deutlich länger ging als in der vorhin genannten europäischen Fluoxetin-Studie, waren alle 3 Fluoxetin-Dosierungen wirksamer als Placebo (Response-Raten unter Placebo 8,5%, Fluoxetin 20mg 32,1%, Fluoxetin 40mg 32,4%, Fluoxetin 60mg 35,1%).

Sertralin wurde ebenfalls in 3 fixen Dosierungen (50mg, 100mg, 200mg) doppelblind gegenüber Placebo über 12 Wochen an 325 PatientInnen untersucht (Greist et al. 1995a).

Die PatientInnen zeigten in allen 3 Sertralin-Gruppen signifikante Verbesserungen gegenüber Placebo. Der therapeutische Effekt zeigte sich gemäß Y-BOCS bereits ab der 2. Woche.

Die hohe Placebo-Response-Rate (30%!) ist möglicherweise mit dem Fehlen einer Mindestdauer der Erkrankung bei den Einschlußkriterien zu erklären.

Der größte Effekt wurde in der 200mg-Gruppe gesehen, allerdings waren die Unterschiede zu den anderen beiden Gruppen statistisch nicht signifikant. In dieser Studie konnte auch gezeigt werden, daß Nebenwirkungen unter Sertralin dosisabhängig sind: bei 50mg täglich waren 3 Nebenwirkungen signifikant häufiger als unter Placebo (Libidoabnahme, Durchfall, Appetitlosigkeit), bei 100mg 5 Nebenwirkungen (zusätzlich Übelkeit und Schwitzen) und bei 200mg 12 Nebenwirkungen (zusätzlich Schlafstörung, Fehlen der Ejakulation, Zittern, Gewichtszunahme, Gähnen, Dyspepsie, Kopfschmerz).

Diese Untersuchung ist ein gutes Beispiel dafür, daß man bei der Zwangsstörung durchaus auch mit niedriger Dosierung sehr gute Ergebnisse erzielen kann (was in der Langzeittherapie wegen des günstigeren Nebenwirkungsspektrums besonders wichtig ist!) und daß man in der Akutbehandlung von PatientInnen mit Zwangsstörungen mit niedriger Dosis beginnen und dann einige Wochen Geduld haben sollte (mindestens 4 Wochen) bevor man bei Nicht-Ansprechen die Dosis erhöht.

Paroxetin wurde ebenfalls in 3 fixen Dosierungen (20mg, 40mg, 60mg) doppelblind gegenüber Placebo über 12 Wochen an 348 PatientInnen untersucht (Wheadon et al. 1993).

In der Y-BOCS fanden sich nur für die beiden höheren Dosierungsgruppen signifikante Verbesserungen gegenüber Placebo.

In einer anderen Studie (Zohar et al. 1996) an 406 PatientInnen wurde Paroxetin mit Clomipramin und mit Placebo doppelblind über 12 Wochen verglichen.

Die Verum-Medikation bestand in den ersten 3 Tagen aus 10mg Paroxetin oder 25mg CMI, ab dann 20mg Paroxetin oder 50mg CMI, ab dem 14. Tag war eine weitere Erhöhung möglich (bis 60mg Paroxetin, bis 200mg CMI). In der Paroxetin-Gruppe erhielt die Mehrheit der PatientInnen 60mg, in der CMI-Gruppe waren die am meisten verabreichten Dosierungen 250mg bzw. 150mg.

Sowohl Paroxetin als auch Clomipramin (CMI) waren wirksamer als Placebo ab der 6. Woche bis Ende der Studie, zwischen Paroxetin und CMI gab es keine signifikanten Unterschiede.

Paroxetin hatte mit 16% Nebenwirkungen weniger als CMI (28%) und führte seltener zu Behandlungsabbrüchen. Die häufigsten Nebenwirkungen in der Paroxetin-Gruppe waren Schwächegefühl, Kopfschmerzen, Schlafstörungen und Übelkeit, während in der CMI-Gruppe vorwiegend Mundtrockenheit, Zittern und Übelkeit vorkamen.

Richtlinien für die Praxis

Aufgrund des günstigeren Nebenwirkungsspektrums und der geringeren Toxizität wird heute in der Behandlung den selektiven Serotonin-Wiederaufnahmehemmern gewöhnlich der Vorzug gegenüber dem trizyklischen Antidepressivum Clomipramin gegeben. Bei der Beurteilung

Tabelle 2. Adäquate Behandlung erster Wahl bei Zwangserkrankungen

Substanz/Methode	Dosis (mg/Tag)	Dauer
Pharmakologisch:		
Clomipramin (Anafranil ®)	bis 250	> 10 Wochen
Fluvoxamin (Floxyfral ®)	bis 250	> 10 Wochen
Sertralin (Gladem ®, Tresleen ®)	bis 200	> 10 Wochen
Fluoxetin (Fluctine ®, Mutan ®)	bis 80	> 10 Wochen
Paroxetin (Seroxat ®)	bis 40	> 10 Wochen

Nebenwirkungen sollte auf die meist nicht gerne berichteten und oft auch nicht erfragten sexuellen Nebenwirkungen nicht vergessen werden, die manchmal einen entscheidenden Faktor für Compliancemängel darstellen. Auf die unterschiedliche Häufigkeit sexueller Nebenwirkungen bei den einzelnen SSRI's soll hier hingewiesen werden (niedrigste Inzidenz sexueller Nebenwirkungen bei Fluvoxamin).

Es ist zu beachten, daß die für die Therapie der Zwangsstörung wirksamen Dosierungen meist höher liegen als dies z.B. für die Depressionsbehandlung üblich ist und daß der Wirkungseintritt oft erst nach 8–10 Wochen Behandlung festzustellen ist.

Aus den Ergebnissen der vorhin genannten kontrollierten Studien zeigt sich allerdings, daß für einige Substanzen durchaus auch mit niedrigen Dosen bei entsprechend langer Dauer gute Therapieerfolge zu erzielen sind, was von umso größerer Bedeutung ist, als die Pharmakotherapie bei der Zwangsstörung heute als Langzeitmedikation (mindestens über 1 Jahr) angesehen werden muß, da bei alleiniger Pharmakotherapie die Rückfallsraten bei Absetzen sehr hoch sind (Pato et al. 1988, Übersicht bei Pigott et al. 1996). Es gibt allerdings zumindest für Clomipramin Hinweise, daß man in der Langzeitmedikation mit geringeren Dosen auskommt als in der Akuttherapie (Pato et al. 1990).

Der rechtzeitige Beginn einer Kombination der Pharmakotherapie mit einer Verhaltenstherapie erscheint aus den oben angeführten Gründen einleuchtend (Foa und Kozak 1996).

Strategien bei therapieresistenten PatientInnen

Von Therapieresistenz spricht man, wenn PatientInnen auf eine adäquate Therapie erster Wahl (siehe Tabelle 2) nicht ansprechen.

Unter adäquatem therapeutischen Ansprechen wird in klinischen Studien üblicherweise entweder das Erreichen eines Y-BOCS-Scores von weniger als 16 (bei Zwangshandlungen und Zwangsgedanken) bzw. 10 (bei ausschließlich Zwangsgedanken oder Zwangshandlungen) oder eine Reduktion um wenigstens 25% des Ausgangswerts verstanden.

Man kann davon ausgehen, daß etwa 40% der PatientInnen mit Zwangsstörung Non-Responder auf einen ersten adäquaten Therapieversuch sind.

Tabelle 3. Bei etwa 1/3 der Patienten mit Zwangsstörung KEIN ausreichendes Ansprechen auf Pharmakotherapie!

Folgendes sollte überlegt werden:
1.) Ist die Diagnose einer Zwangsstörung überhaupt richtig?
   DD: Depressive Störungen mit Grübeln
        Andere Angststörungen
        Wahnerkrankungen
        Psychoorganische Störungen
        Impulskontrollstörungen
        Eßstörungen
        Substanzmißbrauch oder -abhängigkeit
        Borderline Persönlichkeitsstörung
        Anankastische Persönlichkeitsstörung
2.) Haben adäquate Behandlungen erster Wahl stattgefunden?
   (Art der pharmakotherapeutischen Behandlung, Dosis, Dauer, Compliance)
   Bei Verhaltenstherapie: Anzahl der Therapiestunden, ernsthafte Mitarbeit des Patienten, etc...
3.) Komorbidität?
   Affektive Störung, andere Angsterkrankungen, organische psychische Erkrankungen, Substanzmißbrauch, Persönlichkeitsstörungen

---

Wie Tabelle 3 zeigt, sollten zuerst verschiedene Überlegungen bezüglich Diagnose, Differentialdiagnose, möglicher Komorbidität und Adäquatheit der Behandlung stattfinden.

Tabelle 4 gibt eine Zusammenfassung über mögliche Strategien zur Bewältigung der Therapieresistenz.

Tabelle 4. Strategien bei therapieresistenten Patienten

1.) 3 Behandlungsversuche mit verschiedenen SRIs (einschließlich Clomipramin)
    Verhaltenstherapie (Konfrontationstherapie mit Reaktionsverhinderung)
2.) Augmentationsbehandlung
    a) Kombination von 2 SRI
    b) Fenfluramin (Ponderax retard ®)
    c) Clonazepam (Rivotril ®)
    d) Neuroleptika
    e) Trizyklische Antidepressiva
    f) Buspiron (Buspar ®)
    Modifikationen der Verhaltenstherapie (ev. stationäre Behandlung) überlegen!
3.) Alternative Strategien: Clonazepam – Monotherapie
4.) Alternative Verabreichungswege: Clomipramin (Anafranil ®) – Infusionen
5.) (Neurochirurgische Behandlung)
    Bei schweren therapierefraktären Fällen (als ultimo ratio dzt. vor allem in USA)

Pharmakologische Behandlung 1. Wahl

Behandlung 1. Wahl sollte bis 12 Wochen gehen. Wenn der erste SSRI keinen Erfolg zeigt (besonders wenn wegen Nebenwirkungen nicht genügend hoch dosiert werden kann), sollte ein anderer SSRI versucht werden.

Es ist zu empfehlen, daß zumindest einer dieser Versuche mit Clomipramin stattfindet (außer natürlich in den Fällen, in denen eine Kontraindikation besteht).

Bei PatientInnen, bei denen 3 Versuche mit SSRI fehlschlagen, sollten alternative Strategien versucht werden.

Augmentationsbehandlung

Kombination von 2 SSRI

Hierzu gibt es noch keine kontrollierten Studien, diese Strategie erweist sich aber oft als günstig, weil man das einzelne Präparat niedriger dosieren kann und daher Nebenwirkungen geringer sind.

Einzelne SSRI (z.B. Fluoxetin) können den Blutspiegel von TZA (Clomipramin) erhöhen, was den Vorteil höherer CMI-Spiegel bei niedriger Dosis erbringt!

Fenfluramin (Ponderax retard®)

Hier gibt es einzelne Fallberichte über die Wirksamkeit von 20–60mg Fenfluramin pro Tag zu einer laufenden SSRI-Behandlung (Hollander et al. 1990).

Benzodiazepine

Anders als andere Benzodiazepine hat Clonazepam einen Effekt auf das serotonerge System:

In einer Doppelblind-cross over Studie (Hewlett et al. 1992) konnte seine Wirksamkeit gezeigt werden, wenn es allein zur Behandlung der Zwangskrankheit verwendet wird.

In einer anderen kontrollierten Studie (Pigott et al. 1992) konnte der Augmentationseffekt von Clonidin bei Zugabe zu Fluoxetin bestätigt werden.

(Beginn mit 2x0,5mg, schrittweise Steigerung auf 5mg, Wirksamkeit oft bereits nach Tagen!)

Die Gabe von Clonazepam sollte vor allem bei ZwangspatientInnen mit starker Angstausprägung überlegt werden.

Neuroleptika

Neuroleptika sind in der Behandlung verschiedener Erkrankungen, die mit der Zwangsstörung in Beziehung stehen, wirksam (z.B. Tourette-Syndrom). Verschiedene Fallberichte zeigen die Vorteile einer Kombinationsbehandlung mit Neuroleptika bei der Zwangsstörung (Mc Dougle et al. 1990, Jacobsen 1995) insbesondere bei PatientInnen mit „psychotic features" (Bach et al. 1997). In einer doppelblind-placebokontrollierten Studie an 34 PatientInnen mit einer Zwangsstörung, die unter Fluvoxaminbehandlung therapieresistent geblieben waren (Mc Dougle et al. 1994), wurde Haloperidol oder Placebo zur laufenden Fluvoxaminbehandlung dazugegeben. 11 von 17 PatientInnen sprachen auf die Haldolzugabe an, keiner der Placebo-PatientInnen. Interessant in dieser Studie ist, daß ein erfolgreiches Ansprechen auf Neuroleptika verbunden war mit einer Komorbidität für Tic-Erkrankungen.

Andere Psychopharmaka

Die Kombination von trizyklischen Antidepressiva außer Clomipramin zu SSRI kann gelegentlich bei einer begleitenden typischen Depression sinnvoll sein. Lithiumsalze haben sich bisher als nicht wirksam erwiesen; Buspiron zeigt ebensowenig Hinweise für eine Wirksamkeit bei Augmentation zu SSRI.

Alternative Strategien

Auf die Wirksamkeit einer Clonazepam-Monotherapie wurde bei der Besprechung der Benzodiazepine schon hingewiesen.

Alternative Verabreichungswege

Für die gelegentlich durchgeführten Clomipramin-Infusionstherapien liegen keine kontrollierten Studien vor. Sehr gute Erfolge bei 3 von 5 PatientInnen mit therapierefraktärer Zwangsstörung berichten Fallon et al. (1992).

Literatur

Bach M, Aigner M, Lenz G (1997) Risperidone as adjunct to fluoxetine treatment of OCD patients with psychotic features. Pharmacopsychiatr 30: 28–29

Bisserbe JC, Wiseman RL, Goldberg MS, Lane RM (1995) A double blind comparison of sertraline and clomipramine in outpatients with OCD. Abstract, 148th Annual Meeting of the American Psychiatric Association, Miami, Florida

Fallon BA, Campeas R, Schneier FR et al. (1992) Open trial of intravenous clomipramine in five treatment refractory patients with obsessive compulsive disorder. J Neuropsychiatry 4: 70–75

Foa EB, Kozak MJ (1996) Psychological treatment for obsessive compulsive disorder. In: Mavissakalian MR, Prien RF (eds) Long-term treatment of anxiety disorders. American Psychiatric Press, Washington, pp 285–309

Goodman WK, Price LH, Rasmussen SA, Mazure C, Fleischmann RL, Hill CL, Henninger GR, Charney DS (1989) The Yale-Brown obsessive-compulsive scale (Y-BOCS), part I. Development, use, and reliability. Arch Gen Psychiatry 46: 1006–1011

Goodman WK, Kozak MJ, Liebowitz M, White KL (1996) Treatment of obsessive-compulsive disorder with fluvoxamine: a multicentre, double-blind, placebo-controlled trial. Int Clin Psychopharmacol 11: 21–29

Greist JH, Jefferson JW, Kobak KA, Chouinard G, Duboff E, Halaris A, Kim SW, Koran L, Liebowitz MR, Lydiard B, McElroy S, Mendels J, Rasmussen S, White K, Flicker C (1995a) A 1 year double-blind placebo-controlled fixed dose study of sertraline in the treatment of obsessive-compulsive disorder. Int Clin Psychopharmacol 10: 57–65

Greist JH, Jenike MA, Robinson D, Rasmussen SA (1995) Efficacy of fluvoxamine in obsessive-compulsive disorder: results of a multicentre, double-blind, placebo-controlled trial. Eur J Clin Res 7: 195–204

Hand I, Büttner-Westphal (1991) Die Yale-Brown obsessive-compulsive Scale (Y-BOCS). Ein halbstrukturiertes Interview zur Beurteilung des Schweregrades von Denk- und Handlungszwängen. Verhaltenstherapie 1: 223–233

Hewlett W, Vinogradov S, Agras W (1992) Clomipramine, clonazepam and clonidine treatment of obsessive compulsive disorder. J Clin Psychopharmacol 12: 420–430

Hollander E, De Caria CM, Schneier FR et al. (1990) Fenfluramin augmentation of serotonin reuptake blockade antiobsessional treatment. J Clin Psychiatry 51: 119–123

Jacobsen FM (1995) Risperidone in the treatment of affective illness and obsessive-compulsive disorder. J Clin Psychiatry 56: 423–429

Koran LM, McElroy SL, Davidson JRT, Rasmussen SA, Hollander E, Jenike MA (1996) Fluvoxamine versus clomipramine for obsessive-compulsive disorder: a double-blind comparison. J Clin Psychopharmacol 16: 121–129

Lopez-Ibor Jr JJ, Fernandez-Cordoba E (1967) La monoclorimipramina en enfermos psiquiatricos resistentes a otros tratamientos. Actas Luso-Espanolas de Neurologia, Psiquiatria y Ciencias Afines 26, 2: 119–147

McDougle CJ, Goodman WK, Price LH, Delgado PL, Krystal JH, Charney DS, Heninger GR (1990) Neuroleptic addition in fluvoxamine refractory obsessive compulsive disorder. Am J Psychiatry 147: 652–654

McDougle CJ, Goodman WK, Leckman JF, Lee NC, Heninger GR, Price LH (1994) Haloperidol addition in fluvoxamine-refractory obsessive-compulsive disorder. Arch Gen Psychiatry 51: 302–308

Montgomery SA, McIntyre A, Osterheider M, Sarteschi P, Zitterl W, Zohar J, Birkett M, Wood AJ and the Lilly European OCD Study Group (1993) A double-blind, placebo controlled study of fluoxetine in patients with DSM-III-R obsessive compulsive disorder. Eur Neuropsychopharmacol 3: 143–152

Pato MT, Zohar-Kadouch R, Zohar J (1988) Return of symptoms after discontinuation of clomipramine in patients with obsessive-compulsive disorder. Am J Psychiatry 145: 1521–1525

Pato MT, Hill JL, Murphy DL (1990) A clomipramine dosage reduction in the course of long-term treatment of obsessive-compulsive disorder patients. Psychopharmacol Bull 26: 211–214

Piccinelli M, Pini S, Bellantouno C, Wilkinson G (1995) Efficacy of drug treatment in obsessive-compulsive disorder. A meta-analytic review. Br J Psychiatry 166: 424–443

Pigott TA, L'Heureux F, Rubenstein CS, Hill JL, Murphy DL (1992) A controlled trial of clonazepam augmentation in OCD patients treated with clomipramine or fluoxetine. Abstract, American Psychiatric Association Annual Meeting, Washington DC

Pigott TA, Dubbert B, L'Heureux F, Canter S, Murphy DL (1996) Pharmacological treatment for obsessive-compulsive disorder. In: Mavissakalian MR, Prien RF (eds) Long-term treatment of anxiety disorders. American Psychiatric Press, Washington, pp 311–342

The Clomipramin Collaborative Study Group (1991) Clomipramine in the treatment of patients with obsessive compulsive disorder. Arch Gen Psychiatry 48: 730–738

Tollefson GD, Rampey AH, Potvin JH, Jenike MA, Rush AJ, Dominuguez RA, Koran LM, Shear MK, Goodman W, Genduso LA (1994) A Multicenter investigation of fixed dose fluoxetine in the treatment of obsessive-compulsive disorder. Arch Gen Psychiatry 51: 559–567

Wheadon DE, Bushnell WD, Steiner M (1993) A fixed dose comparison of 20, 40 or 60mg paroxetine to placebo in the treatment of obsessive compulsive disorder. Poster, American College of Neuropsychopharmacology Meeting, Puerto Rico, December 1993

Zohar J, Judge R and the OCD Paroxetine Study Investigators (1996) Paroxetine versus clomipramine in the treatment of obsessive-compulsive disorder. Br J Psychiatry 169: 468–474

Kombinationstherapie: Pharmakotherapie und Verhaltenstherapie bei Zwangsstörungen

F. Hohagen, A. König, H. Rasche-Räuche, G. Winkelmann, N. Münchau,
C. Geiger-Kabisch, R. Rey-Eibe, J. Aldenhoff, I. Hand und M. Berger

Bei der Behandlung von Zwängen hat sich sowohl die pharmakologische Therapie mit einem Serotonin-Wiederaufnahmehemmer (Übersicht s. Greist 1990) als auch die Verhaltenstherapie (Übersicht s. Reinecker 1991) in einer Vielzahl von Studien als wirksam erwiesen. Bislang liegen jedoch nur wenige Untersuchungen vor, inwieweit die Kombination von Pharmakotherapie mit Psychotherapie der alleinigen Psychotherapie überlegen ist (Marks et al. 1988, Cottraux et al. 1990, 1993). Vorliegende Multicenter-Studie sollte deshalb untersuchen, ob die Kombination von multimodaler Verhaltenstherapie mit Fluvoxamin, einem Serotonin-Wiederaufnahmehemmer, der alleinigen multimodalen Verhaltenstherapie bei der stationären Behandlung schwerer Zwangsstörungen überlegen ist. Des weiteren sollte geklärt werden, ob die pharmakologische Behandlung einer sekundären Depression auch die Zwangssymptomatik signifikant besser beeinflußt.

PatientInnen und Methode[1]

60 PatientInnen, die nach den DSM-III-Kriterien an einer Zwangsstörung litten, wurden in einem randomisierten Doppelblinddesign entweder der Behandlungsgruppe Verhaltenstherapie (VT) + Fluvoxamin (n=30) oder der Behandlungsgruppe VT + Placebo (n=30) zugeordnet. Die Diagnose wurde mit dem strukturierten klinischen Interview (SCID, Spitzer et al. 1984, deutsche Übersetzung von Wittchen et al. 1988) gestellt. In der Yale-Brown Obsessive-Compulsive Scale (Y-BOCS, Goodman et al. 1989, deutsche Übersetzung von Hand und Büttner-Westphal 1991) lag der Einschlußscore bei mindestens 16. Zwei PatientInnen brachen die Studie wegen Unverträglichkeit des Medikamentes ab. Da sich bei Behandlungsbeginn die Y-BOCS-Werte beider Gruppen signifikant unterschieden, wurden die Extremwerte beider Gruppen sequenziert ausgeschlossen, bis kein signifikanter Unterschied im Y-BOCS-Score zu Behandlungsbeginn vorlag. 49 PatientInnen gingen somit in die Datenanalyse ein (VT + Placebo, n=25, VT + Fluvoxamin, n=24, 29 Frauen, 20 Männer). Der Mittelwert des Y-BOCS-Gesamtwertes lag bei 28,2 ± 3,4, der Depressionsscore gemessen mit der Hamilton 21 item-Version bei 19,0 ± 8,2, die Clinical Anxiety Scale bei 10,1 ± 4,8. Die durchschnittliche Erkrankungsdauer betrug 11,7 ± 11,6 Jahre.

---

[1] Eine detaillierte Beschreibung der Studie siehe Hohagen et al. (im Druck)

Alle PatientInnen waren für wenigstens 7 Tage vor Studieneinschluß medikamentenfrei. Eine umfassende körperliche Untersuchung, inklusive CCT, erbrachte keinen pathologischen Befund.

Verhaltenstherapeutische Behandlung

Alle PatientInnen wurden mit multimodaler Verhaltenstherapie behandelt. In den ersten 3 Wochen wurde eine umfangreiche Verhaltensanalyse durchgeführt, die sowohl die Mikroanalyse des gegenwärtigen Symptomverhaltens als auch die intraindividuelle und interaktionelle Funktionsanalyse sowie die Berücksichtigung krankheitsaufrechterhaltender Faktoren einschloß. Während Woche 4–9 wurden die PatientInnen mit Reizkonfrontation und Reaktionsmanagement behandelt. Das Expositionstraining wurde zunächst therapeutenbegleitet durchgeführt mit dem Ziel, daß der Patient die Exposition möglichst schnell im Selbstmanagement übernehmen kann. Gegen Ende der Behandlung wurde ein Expositionstraining in der häuslichen Umgebung des Patienten durchgeführt. Ergänzend zur symptombezogenen Behandlung wurde auf der Grundlage der erweiterten individuellen Verhaltensanalyse am Aufbau von Alternativ-Verhalten, an den individuell bestehenden Problem- und Konfliktbereichen sowie an kognitiven Grundannahmen gearbeitet.

Medikamentöse Behandlung

Nach einer 7tägigen Wash-out-Phase mit Placebo wurde in Woche 1 mit einer Initialdosis von 50 mg Fluvoxamin bzw. Placebo begonnen. Die Dosis-Steigerung erfolgte wöchentlich um 50 mg bis zu einer Maximaldosis von 300 mg in Woche 5. Bei Unverträglichkeitserscheinungen wurde die aktuelle Dosis um 50 mg reduziert und auf die tolerierte Dosis fixiert. Die durchschnittliche Dosis lag bei 288,1 mg Fluvoxamin.

Meßinstrumente

Zwangssymptome wurden mit der Yale-Brown Obsessive-Compulsive Scale (Y-BOCS) erhoben, das als zweigeteiltes Befragungsinstrument sowohl Zwangsgedanken als auch Zwangshandlungen quantitativ erfaßt. Depressivität wurde mit der 21-Item-Hamilton-Depressions-Skala (HAM-D), Ängstlichkeit mit der Clinical Anxiety Scale (CAS), die generelle Beeinträchtigung des psychosozialen Funktionsniveaus mit der Global Assessment Scale (GAS) und Veränderungen im Gesamtbild mit der Clinical Global Improvement Scale (CGIS) erfaßt. Als Selbstrating-Instrument wurde die Symptom Check List (SCL-90-R) angewandt.

Statistik

Die absolute Veränderung zwischen Therapiebeginn und Therapieende wurde mit Hilfe von ANOVAS mit Meßwiederholung berechnet. Ein Vergleich der Response-Raten beider Behandlungsgruppen wurde mit dem Chi^2-Test durchgeführt. Um den Einfluß von Depressivität für den Behandlungserfolg beurteilen zu können, wurde ein Vergleich hoch depressiver ZwangspatientInnen (HAM-D >18), mit niedrig depressiven ZwangspatientInnen (HAM-D <18) im Behandlungsverlauf mit einer 3faktoriellen ANOVA mit Meßwiederholung durchgeführt (Signifikanzniveau jeweils < p 0.05).

Ergebnisse

Beide Gruppen zeigten nach Behandlung eine hoch signifikante Symptomreduktion in der Y-BOCS und in allen anderen Rating-Instrumenten (siehe Tabelle 1).

Tabelle 1. Scores zu Beginn und Abschluß der Behandlung (N = 49)

	VT + Placebo n = 25		VT + Fluvoxamin n = 24	
	mean	sd	mean	sd
Y-Bocs-Gesamt				
prä (U0)	28.4	3.8	27.9	2.9
post (U9)	15.9	7.9	12.4	6.8
Y-Bocs-Gedanken				
prä (U0)	13.3	2.5	13.8	2.3
post (U9)	8.3	4.7	6.1	4.4
Y-Bocs-Handlungen				
prä (U0)	15.1	2.2	14.2	1.7
post (U9)	7.6	4.0	6.3	3.0
HAM-D				
prä (U0)	21.1	9.1	17.3	6.6
post (U9)	14.0	10.2	11.5	9.2
CAS				
prä (U0)	10.7	5.1	10.0	4.1
post (U9)	6.4	5.2	5.4	3.9
GAS				
prä (U0)	44.3	9.5	43.3	8.2
post (U9)	59.8	16.6	63.1	14.4
CGIST-T				
prä (U0)	5.0	–	5.0	–
post (U9)	7.4	2.1	7.9	1.4
CGIST-P				
prä (U0)	5.0	–	5.0	–
post (U9)	7.0	2.6	8.0	1.3
SCL-90-R Subscore 2 Zwanghaftigkeit				
prä (U0)	2.9	0.6	3.0	0.9
post (U9)	2.1	0.8	1.9	0.7
SCL-90-R Subscore 4 Depressivität				
prä (U0)	2.5	0.9	2.5	0.8
post (U9)	2.0	1.0	1.7	0.5
SCL-90-R Subscore 5 Ängstlichkeit				
prä (U0)	2.1	0.8	2.2	0.8
post (U9)	1.8	0.7	1.7	0.6

Tabelle 2. Anteil der Responder der Stichprobe
(Y-BOCS Reduktion ≥ 35% = Responder) (N = 49)

	Responder n (%)
Y-BOCS-Gesamt	
VT + Placebo	15 (60.0%)
VT + Fluvoxamin	21 (87.5%)
X^2-test	*
Y-BOCS-Gedanken	
VT + Placebo	13 (52.0%)
VT + Fluvoxamin	21 (83.5%)
X^2-test	*
Y-BOCS-Handlungen	
VT + Placebo	16 (64.0%)
VT + Fluvoxamin	20 (83.5%)
X^2-test	n. c.

* = p ≤ .05

Es bestand kein signifikanter Unterschied zwischen den Gruppen, bis auf einen Interaktionseffekt für Y-BOCS-Gedanken [f (1,47) = 5,4; p = 0,024]. Die Behandlungsgruppe „VT + Fluvoxamin" zeigte einen signifikant niedrigeren Y-BOCS-Wert zu Therapieende im Vergleich zur Gruppe „VT + Placebo".

In den wöchentlichen Y-BOCS-Ratings zeigten sich über den Gesamtverlauf der Studie hoch signifikante Zeiteffekte (siehe Abb. 1 a – c). Der Interaktionseffekt für Y-BOCS-Gedanken war über die 10 Meßzeitpunkte hoch signifikant, die Behandlungsgruppe „VT + Fluvoxamin" erreichte eine ausgeprägte Reduktion der Zwangsgedanken. Für Y-BOCS-Handlungen ist ein signifikanter Gruppeneffekt im Gesamtverlauf festzustellen, der aus den Gruppenunterschieden bei U4 und U5 resultiert. Der Unterschied besteht jedoch nicht über den weiteren Therapieverlauf, so daß sich kein signifikanter Interaktionseffekt zeigt.

In der Gruppe „VT + Fluvoxamin" fanden sich signifikant mehr Responder (Response definiert als mindestens 35%ige Symptomreduktion in der Y-BOCS-Gesamt), verglichen mit der Gruppe „VT + Placebo" (Tabelle 2). Der Gruppenunterschied war für Y-BOCS-Gesamt und für Y-BOCS-Gedanken signifikant, nicht jedoch für Y-BOCS-Handlungen.

Die Ergebnisse der 3faktoriellen ANOVA-r mit den 3 Faktoren „Zeit", „Behandlungsgruppe" und „Depressivität" (hoch depressiv, HAM-D >18, niedrig depressiv HAM-D <18 zu Behandlungsbeginn) sind in den Abb. 2 a – c dargestellt. Die Gruppe der ZwangspatientInnen, die zu Behandlungsbeginn hoch depressiv waren und mit VT + Placebo behandelt wurden, zeigten eine signifikant niedrigere Reduktion der Y-BOCS-Werte gegen Ende der Behandlung im Vergleich zu den anderen Untergruppen.

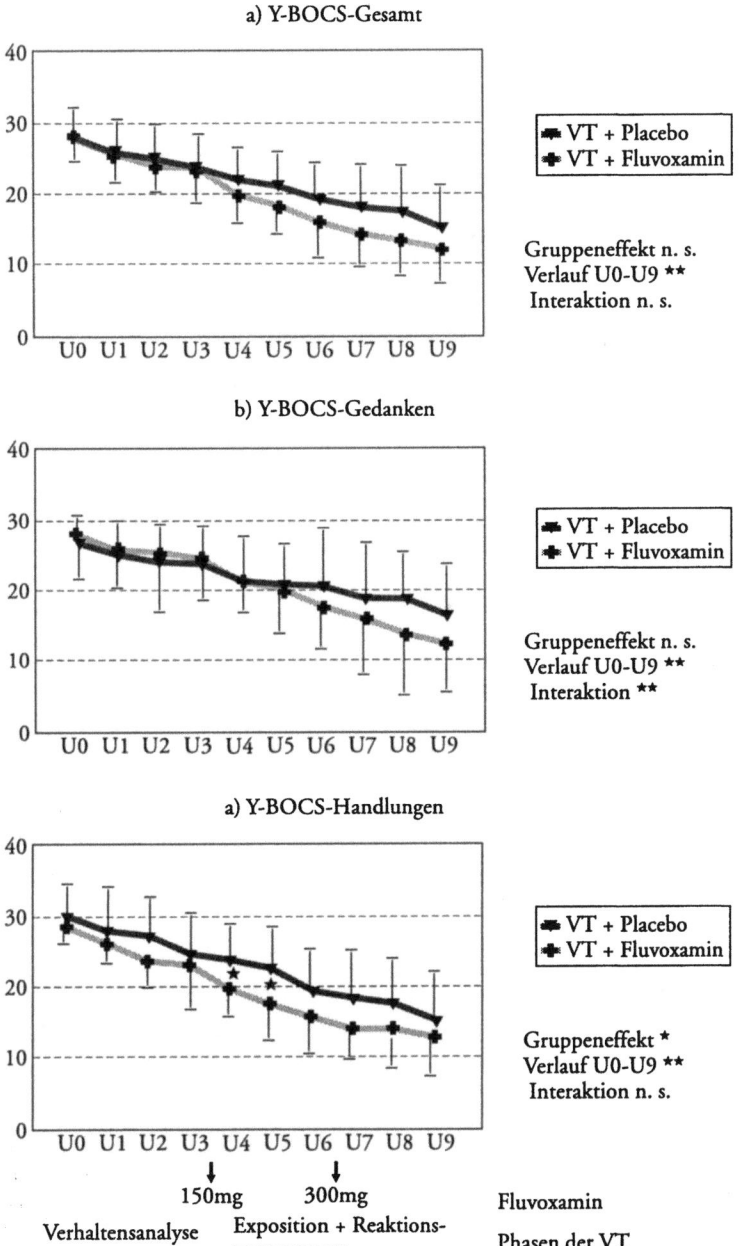

Abb. 1. Verlauf von U0-U9 für Y-Bocs-Skalen; Ergebnisse von 2-faktoriellen ANOVAr; N = 49

a) Y-BOCS-Gesamt

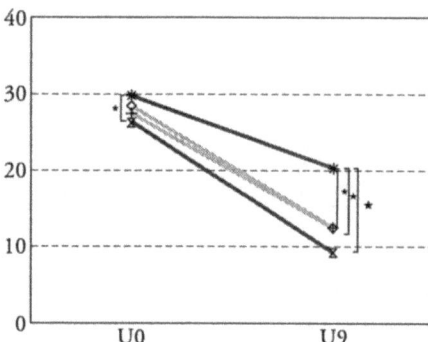

a) Y-BOCS-Gedanken

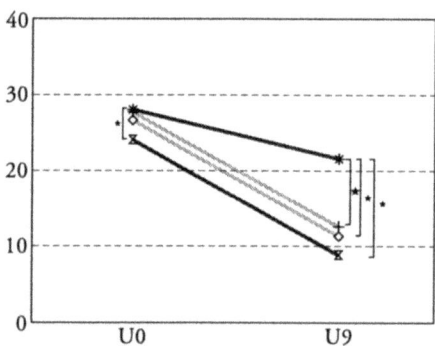

a) Y-BOCS-Handlungen

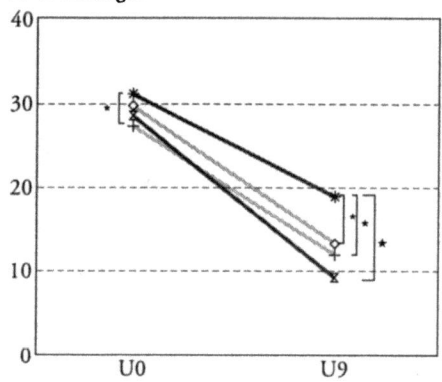

Gruppen
✱ niedrig HAM-D + Placebo
+ niedrig HAM-D + Fluvox.
✶ hoch HAM-D + Placebo
◇ hoch HAM-D + Fluvox.

Abb. 2. Ergebnisse der 3-faktoriellen ANOVA (N = 49)

Diskussion

Sowohl die Gruppe „Verhaltenstherapie + Placebo" als auch die Gruppe „Verhaltenstherapie + Fluvoxamin" zeigten eine hoch signifikante Reduktion der Zwangssymptomatik sowohl in den Zwangshandlungen als auch in den Zwangsgedanken. Während kein signifikanter Gruppenunterschied bei der Behandlung der Zwangshandlungen bestand, wurden die Zwangsgedanken in der Behandlungsgruppe „VT+ Fluvoxamin" signifikant stärker reduziert, verglichen mit der Behandlungsgruppe „VT + Placebo". Die höhere Response-Rate in der Gruppe „VT + Fluvoxamin" (Response, definiert als mindestens 35%ige Reduktion in der Y-BOCS-Gesamt) war ebenfalls auf die signifikant höhere Response-Rate bei der Behandlung der Zwangsgedanken, nicht der Zwangshandlungen zurückzuführen. Eine Erklärung für die signifikante Überlegenheit der Kombination „VT + Fluvoxamin" bei den Zwangsgedanken könnte sein, daß die Expositionsbehandlung eine sehr effektive Interventionstechnik speziell für Zwangshandlungen darstellt (Marks 1987, Reinecker 1991), während die verhaltenstherapeutische Behandlung von Zwangsgedanken nach wie vor zu den klinischen Problemfeldern gehört. Zwar könnten die Behandlungsergebnisse bei Zwangsgedanken durch die Einführung kognitiver Techniken und die Anwendung des Expositionstrainings mit Hilfe von Kassettenrecordern deutlich verbessert werden (Salkovskis 1989). Andererseits ist der Behandlungserfolg von kognitiver Verhaltenstherapie bei Zwangsgedanken geringer, verglichen mit der Behandlung von Zwangshandlungen (Ball et al. 1996). Die Ergebnisse vorliegender Studie weisen darauf hin, daß speziell bei der Behandlung von Zwangsgedanken die Kombination von Verhaltenstherapie mit einem Serotonin-Wiederaufnahme-Hemmer der alleinigen Verhaltenstherapie überlegen ist.

Als zweite Fragestellung untersuchte vorliegende Multicenter-Studie, ob die medikamentöse Behandlung einer sekundären Depression den Behandlungserfolg bezüglich der Zwangssymptomatik verbessert. Die Gruppe der ZwangspatientInnen, die zu Beginn der Behandlung einen hohen Depressions-Score aufwiesen, zeigten eine signifikant schlechtere Reduktion der Zwangssymptomatik gegen Ende der Behandlung, wenn sie lediglich mit Verhaltenstherapie und Placebo behandelt wurden. Dieses Ergebnis weist darauf hin, daß ZwangspatientInnen mit stark ausgeprägter sekundärer Depressivität von einer verhaltenstherapeutischen Behandlung anscheinend deutlich schlechter profitieren, wenn die sekundäre Depression nicht adäquat behandelt wird.

Unsere Studienergebnisse sprechen dafür, daß eine differentielle Betrachtung des klinischen Syndroms Hinweise für eine differentielle Behandlungsstrategie ermöglicht. Stehen Zwangshandlungen im Vordergrund, führt die zusätzliche Gabe eines Serotonin-Wiederaufnahme-Hemmers nicht zu einer Verbesserung des Behandlungserfolgs durch Verhaltenstherapie, d.h. die alleinige Verhaltenstherapie erscheint ausreichend effektiv. Beherrschen Zwangsgedanken das klinische Bild, erhöht die zusätzliche Gabe eines Serotonin-Wiederaufnahme-Hemmers zusätzlich zur Verhaltenstherapie den Behandlungserfolg signifikant. Eine Kombinationsbehandlung erscheint ebenfalls sinnvoll, wenn eine stark ausgeprägte sekundäre Depressivität vorliegt.

Die vorliegenden Studienergebnisse beziehen sich auf eine 10wöchige stationäre Akutbehandlung. Gegenwärtig wird eine 12- und 24-Monatskatamnese durchgeführt, um Aussagen über längerfristige Unterschiede zwischen den Behandlungsgruppen geben zu können.

Literatur

Ball SG, Baer L, Otto MW (1996) Symptom subtypes of obsessive-compulsive disorder in behavioral treatment studies: a quantitative review. Behav Res Ther 34: 47-51

Cottraux J, Mollard E, Bouvard M, Marks I, Sluys M, Nury AM, Douge R, Cialdella P (1990) A controlled study of fluvoxamine and exposure in obsessive compulsive disorder. Int Clin Psychopharmacol 5: 17-30

Cottraux J, Mollard E, Bouvard M, Marks I (1993) Exposure therapy, fluvoxamine, or combination treatment in obsessive-compulsive disorder: one-year follow-up. Psychiatry Res 49: 63-75

Goodman WK, Price LH, Rasmussen SA, Mazure C, Fleischmann RL, Hill CL, Henninger GR, Charney DS (1989) The Yale-Brown obsessive compulsive scale. Development, use and reliability. Arch Gen Psychiatry 46: 1006-1011

Greist JH (1990) Psychotherapies, drugs and other somatic treatment. J Clin Psychiatry 51: 44-49

Hand I, Büttner-Westphal H (1991) Die Yale-Brown Obsessive-Compulsive Scale (Y-BOCS). Ein halbstrukturiertes Interview zur Beurteilung des Schweregrades von Denk- und Handlungszwängen. Verhaltenstherapie 1: 223-233

Hohagen F, Winkelmann G, Rasche-Räuchle H, Hand I, König A, Münchau N, Hiss H, Geiger-Kabisch C, Trabert W, Schramm P, Rey E, Aldenhoff J, Berger M (1998) Combination of behaviour therapy with fluvoxamine in comparison to behaviour therapy and placebo – results of a multicenter study. Br J Psychiatry [Suppl] (in press)

Marks I (1987) Fears, phobias and rituals. Oxford University Press, New York Oxford

Marks I, Lelliott P, Basoglu M, Noshirvani H, Monteiro W, Cohen D, Kasvikis Y (1988) Clomipramine, self-exposure and therapist-aided exposure for obsessive-compulsive rituals. Br J Psychiatry 152: 522-534

Reinecker HS (1991) Zwänge. Diagnose, Theorien und Behandlung. Huber, Bern Göttingen Toronto

Salkovskis PM (1989) Obsessions and compulsions. In: Scott J, Williams JMG, Beck AT (eds) Cognitive therapy in clinical practice. An illustrative casebook. Routledge, London

Spitzer RL, Williams JB, Gibbons M (1984) The structured clinical interview for DSM-III-R. Biometric Research Department, New York State Psychiatric Institute, New York

Wittchen HU, Zaudig M, Schramm E, Spengler P et al. (1988) Strukturiertes klinisches Interview für DSM-III-R (SKID). Beltz-Test, Weinheim

Langzeiteffekte bei der Behandlung von Zwangsstörungen

H. Reinecker

Einleitung

Die Effektivität von verhaltenstherapeutischen Strategien bei der Behandlung von Zwangsstörungen kann heute als gut belegt angesehen werden. Kontrollierte Studien zur Behandlung von Zwängen berichten Effektivitäts-Quoten zwischen 60 und 85% an PatientInnen, die nach der Therapie deutlich gebessert sind (siehe Rachman und Hodgson 1980, Foa et al. 1985, Steketee und Tynes 1991, Emmelkamp 1986, 1987, 1991, Marks 1987, Salkovskis 1989, Turner und Beidel 1988). Eine umfangreiche Metaanalyse (Balkom et al. 1994) räumt dabei den kognitiv-verhaltenstherapeutischen Strategien einen geradezu herausragenden Stellenwert mit Effektstärken von 1,6 bis 1,8 ein. Die Suche nach entsprechenden Studien außerhalb des verhaltenstherapeutischen Spektrums (ausgenommen Medikamentenstudien) ist dabei offenbar völlig ergebnislos verlaufen.

Ziele und Aufbau der Studie

Neben der Analyse von Effekten direkt nach einer Intervention ist die Erfassung des langzeitlichen Verlaufes höchst bedeutsam. Bisherige Studien mit Follow-up-Zeiträumen von 1-3 Jahren zeigten lediglich einen leichten Rückgang der Effektivitätswerte (Emmelkamp 1986, Baer und Jenike 1986, Visser et al. 1991, Hand 1990, Salkovskis 1989).

In unserer Studie hatten wir Langzeiteffekte von stationär behandelten PatientInnen mit Zwangsstörungen im Auge. An der Klinik in Windach wurden zwischen 1975 und 1992 insgesamt 616 PatientInnen mit Zwangsstörungen behandelt (= 6,4% aller PatientInnen der Klinik). Innerhalb eines so langen Katamnesezeitraumes muß mit verschiedenen Einflußgrößen und Veränderungen gerechnet werden: Dies beinhaltet Veränderungen in der Versorgungsstruktur (z.B. Überweisungsmodalitäten) ebenso wie Entwicklungen innerhalb des verhaltenstherapeutischen Vorgehens (z.B. Optimierung der therapeutischen Möglichkeiten). In der Analyse beschränken wir uns deshalb auf einen Follow-up-Zeitraum zwischen 3 und 8 Jahren mit einem Mittelwert von 5,8 Jahren.

Mittels eines detaillierten Follow-up-Bogens kontaktierten wir insgesamt 235 ehemalige ZwangspatientInnen; in der Erhebung konnten 148 PatientInnen noch erreicht werden (= 62%).

Tabelle 1. Aufbau der Studie

616	Pt. mit Zwangsstörungen, zwischen 1975 und 1992 in der Klinik WINDACH behandelt
235	Pt. mit FU-Bogen kontaktiert (1992) FU = 3–8 Jahre (M = 5,8 Jahre)
148	Pt – Daten zum FU (= 62%)

Eine Betrachtung demographischer Variablen zeigt, daß die PatientInnen unserer Studie mit den Ergebnissen anderer Analysen sehr gut vergleichbar sind.

Ähnliches gilt für nosologische Merkmale der PatientInnen, insbesondere was die Art und die Ausprägung der Zwangsstörung betrifft.

Stationäre Therapie/Prinzipien und konkrete Umsetzung

Verhaltenstherapeutische Maßnahmen machen an der psychosomatischen Klinik in Windach nur einen gewissen Teil des Behandlungs-Spektrums aus; nach dem Eingangsgespräch mit dem Therapeuten wird der Patient entsprechend der Indikation auf die Station aufgenommen, die auf die Behandlung von Zwangsstörungen spezialisiert ist. Generell kann von einem multimodalen Behandlungskonzept gesprochen werden, in dem auch sogenannte „unspezifische" Elemente enthalten sind.

Die durchschnittliche Aufenthaltsdauer in Windach beträgt fast 4 Monate (Mittelwert = 110,5 Tage); dies bedeutet für alle PatientInnen eine deutliche Unterbrechung des Alltagslebens hinsichtlich Beruf, Familie, Partnerschaft, sozialer Einbettung usw. Neben den intensiven stationären Therapiemöglichkeiten wird darauf geachtet, daß PatientInnen lernen, sich mit denjenigen Situationen auseinanderzusetzen, die ihnen im Alltag größte Probleme bereiten (z.B. Kontrollen; Waschrituale usw.). In der Regel handelt es sich um eine Kombination aus einzeltherapeutischem Vorgehen, der Planung und Durchführung von Konfrontationsübungen mit Reaktionsverhinderung, kognitiven Therapiestrategien und der Behandlung einschlägiger Themen in der Zwangsgruppe.

Gegen Ende des stationären Aufenthaltes werden Entlassungen über die Wochenenden durchgeführt, damit die PatientInnen das neu gelernte Verhalten im häuslichen Setting üben und erproben können (fallweise unter Anleitung eines Therapeuten oder Cotherapeuten). Große Bedeutung kommt der Planung des Lebens nach dem stationären Aufenthalt zu: Dazu gehören familien- und partnertherapeutische Interventionen ebenso wie soziotherapeutische

Tabelle 2. Ausgewählte Patienten-Merkmale

Geschlecht:	M : W annähernd gleich verteilt
	Alter bei Beginn der Störung : 23 Jahre
	Durchschnittliche Dauer der Störung : 10,1 Jahre
	Dauer der Therapie : 110,5 Tage

Tabelle 3. Nosologische Merkmale
(Hauptproblem)

21%	Waschen
43%	Kontrollieren
25%	Waschen und Kontrollieren
12%	Gedanken

Maßnahmen und insbesondere auch die Planung einer anschließenden ambulanten Therapie am Wohnort des Patienten (viele PatientInnen in Windach kommen aus Gegenden, die hunderte von Kilometern entfernt sind). Der Aufbau eines stationären und ambulanten Netzes – ergänzt durch Selbsthilfegruppen – wie dies von der Deutschen Gesellschaft für Zwangserkrankungen (DGZ) seit kurzem sehr erfolgreich realisiert wird, ist genau im Sinne dieses Prinzips.

Ausgewählte Ergebnisse

Die bedeutsamsten Befunde betreffen die Veränderung des Patienten zum Ende der Therapie (t 2 = Zeitpunkt der Klinikentlassung) sowie zum Follow-up (= t 3). Wenn man zunächst die Beurteilung der Veränderung nach der Therapie betrachtet, so können hier noch alle 616 PatientInnen berücksichtigt werden. Hier zeigt sich für das therapeutische Vorgehen ein durchaus optimistisches Bild.

In Abb. 1 wurde zwischen der Beurteilung des Therapeuten einerseits und derjenigen des Patienten andererseits differenziert; die Therapeuten beurteilen fast 73% aller PatientInnen als deutlich gebessert und immerhin noch 22% als gebessert. Die PatientInnen selbst bezeichnen sich zu 62% als deutlich gebessert und zu 33% als gebessert. Es ist hier müßig zu fragen, ob Therapeuten die Verbesserung überschätzen und PatientInnen dieselbe unterschätzen – interessant ist der Differenzbetrag, der auch in vielen anderen Therapiestudien ähnlich berichtet wird.

Insgesamt kann man festhalten, daß die Daten der Klinik in Windach eine deutliche Verbesserung der Problematik zum Ende der Therapie demonstrieren. Die Verbesserung liegt im Be-

Tabelle 4. Spektrum der Behandlungsangebote
für Zwangsstörungen

- Konfrontation/Reaktionsverhinderung
- Zwangsgruppe
- Medikamentöse Therapie
- Einzeltherapie/Verhaltenstherapie
- Kognitive Therapie
- Physikalische Therapie
- Selbstsicherheitstraining/Kommunikationstraining
- Familien- und Partnertherapie
- Soziotherapie
- Körperorientierte Therapie
- Ergotherapie

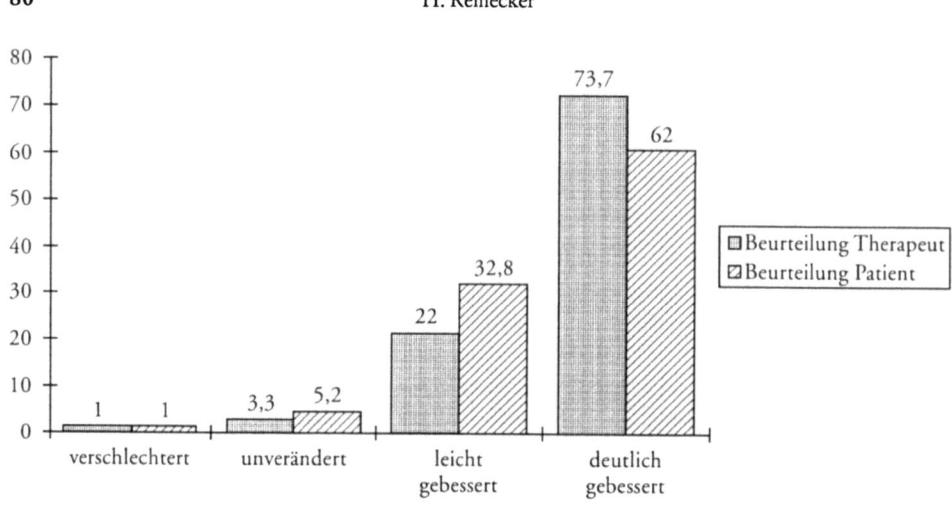

Abb. 1. Beurteilung der Therapie zu t2

reich vieler anderer kontrollierter Therapiestudien. Dies ist deshalb besonders zu betonen, weil in der Studie keine experimentellen, sondern Versorgungsbedingungen vorlagen: Die PatientInnen wurden in der sogenannten normalen Klinikroutine behandelt.

Von entscheidender Bedeutung und im Zentrum unserer Analyse standen die Veränderungen im Langzeitverlauf (t 3). Hier zeigt die Einschätzung der PatientInnen selbst – nunmehr nach durchschnittlich 5,8 Jahren – folgendes Bild (Abb. 2).

Lediglich 3,3% der PatientInnen berichten von einer sehr guten und stabilen Verbesserung, 16,5% von einer dauerhaften deutlichen Verbesserung, und immerhin 31,9% von einer leichten Verbesserung. Ernüchternd bleibt der große Teil an PatientInnen, die ihre Problematik als so beeinträchtigend wie eh und je beurteilen (37,3%), dazu kommen noch 11% der PatientInnen, die von einer Verschlechterung im Sinne einer Chronifizierung berichten.

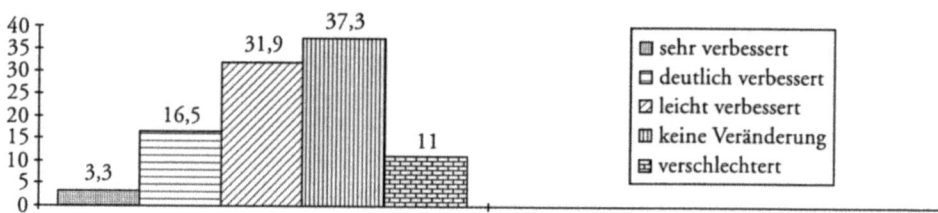

FU: 3–8 Jahre

Abb. 2. Subjektive Beurteilung der Veränderung beim Follow-up

Wenn man diese Daten nüchtern betrachtet, so muß man festhalten, daß stationäre Verhaltenstherapie zumindest wesentlich dazu beiträgt, daß mehr als die Hälfte der PatientInnen auch im Langzeitverlauf eine zumindest gewisse Verbesserung ihrer Situation erleben. Diese fast kausale Interpretation scheint uns angesichts des sogenannten „natürlichen" Verlaufs von ZwangspatientInnen gerechtfertigt, wo „spontane" Veränderungen und Verbesserungen höchst selten zu beobachten sind (Black 1974). Durch die Entwicklung und Optimierung kognitiv-verhaltenstherapeutischer Strategien – auch im Sinne der Motivierung von PatientInnen – ist zumindest eine deutliche Verbesserung in einem Bereich eingetreten, der in der Psychiatrie und klinischen Psychologie lange Zeit durch einen therapeutischen Nihilismus gekennzeichnet war.

Beachtenswert ist auch, daß bei den gebesserten PatientInnen keineswegs neue Beschwerden an die Stelle der Zwangsproblematik getreten waren: Das Ausmaß neuer Beschwerden ist bei gebesserten und nicht gebesserten PatientInnen offenbar ähnlich hoch (siehe dazu auch Basisrate).

Auf der anderen Seite müssen die Befunde Anlaß zu verstärkten theoretischen und therapeutischen Bemühungen geben; die Rate von wenig bis gar nicht gebesserten PatientInnen – ja sogar Chronifizierung – ist so hoch wie in wenigen Bereichen der Psychopathologie (ausgenommen vielleicht Alkoholismus und Drogenabhängigkeit).

In der Folge sollen einige Aspekte und Ergebnisse näher betrachtet werden: Besondere Beachtung verdient der Aspekt, daß eine stationäre Behandlung in einem Kontext von vielen anderen Therapiemaßnahmen steht. Bereits vor dem stationären Aufenthalt in Windach hatten die PatientInnen verschiedene Behandlungen aufgesucht.

Tabelle 5.1 zeigt, daß praktisch alle PatientInnen bereits eine stationäre sowie eine ambulante Therapie wegen der Zwangsstörung in Anspruch genommen hatten, bevor der Patient auf Einweisung eines Arztes in die Klinik in Windach kam. Hinsichtlich anderer Probleme (Tabelle 5.2) war die Inanspruchnahme etwas geringer. Diese Daten werfen ein gewisses Licht auf die Versorgungsstruktur einerseits und auf den Umstand, daß die Zwangsproblematik eine gravierende Einschränkung darstellt andererseits (rund 2/3 aller PatientInnen waren über längere Zeit hinweg arbeitsunfähig). Man müßte sich angesichts dieser Daten auch fragen, ob die in Windach behandelten PatientInnen nicht eine Selektion von besonders beeinträchtigten und schwer behandelbaren PatientInnen darstellen (im Vergleich eben zu PatientInnen aus anderen Studien).

Tabelle 5. Therapien vor dem stationären Aufenthalt in Windach

5.1. Therapien wegen der Zwangsstörung:

Stationär: M = 0,9 (SD = 1,4; N = 597)
Ambulant: M = 1,2 (SD = 1,0; N = 598)

5.2. Therapien wegen anderer Probleme:

Stationär: M = 0,4 (SD = 1,0; N = 597)
Ambulant: M = 0,2 (SD = 0,5; N = 590)

Tabelle 6.1. Anzahl der ambulanten Therapien nach dem stationären Aufenthalt (zwischen t2 und t3)

6.1. Ambulant:	
30,0%	keine ambulante Therapie
51,1%	eine Therapie
16,0%	zwei Therapien
2,1%	drei oder mehr Therapien
ART DER THERAPIEN:	
33,7%	Verhaltenstherapie
24,1%	Medikamentöse Therapie
10,8%	Humanistische Therapien
6,0%	Psychoanalytische Verfahren
12,0%	Andere Verfahren (z.B. Autogenes Training)
12,0%	Art der Behandlung unklar

Bei einem so langen wie in der Studie gewählten Follow-up-Zeitraum kommt der Erhellung des sogenannten zwischenzeitlichen Geschehens eine gewisse Bedeutung zu. Mit anderen Worten: Es ist davon auszugehen, daß PatientInnen zwischen der Klinikentlassung und dem Follow-up-Zeitpunkt (5,8 Jahre) weitere Behandlungsversuche in Anspruch nehmen.

Wenn man zunächst die ambulanten Therapien betrachtet (Tabelle 6.1), so zeigt sich, daß lediglich 30% aller PatientInnen keine Therapien in Anspruch genommen haben. Alle anderen PatientInnen haben – ganz im Sinne der Anregung aus der Klinik – zumindest eine, z.T. auch mehrere Therapien aufgesucht. Eine Aufschlüsselung nach Art der Therapien verdeutlicht, daß lediglich 1/3 der Therapien dem verhaltenstherapeutischen Bereich zuzuordnen waren. Dies hängt unseres Erachtens stärker mit der Situation der psychotherapeutischen Versorgung in Deutschland zusammen als mit den konkreten Präferenzen der PatientInnen.

Tabelle 6.2. Anzahl der stationären Therapien nach dem Aufenthalt (zwischen t2 und t3)

6.2. Stationäre Therapien:	
70,5%	keine stationäre Therapie
14,7%	eine weitere Therapie
10,5%	zwei weitere Therapien
1,1%	drei weitere Therapien
3,2%	vier oder mehr Therapien
ART DER THERAPIEN:	
18,4%	Verhaltenstherapie
14,3%	Medikamentöse Therapie
18,4%	Psychoanalytische Therapien
16,3%	Andere (z.B. psychiatrische Klinik)
28,6%	Unklar

Ein etwas anderes Bild zeigt sich bei stationären Therapien im Anschluß an die Therapie in Windach.

Rund 70% aller PatientInnen nahmen keine weiteren stationären Therapien in Anspruch, der Rest verteilt sich auf 1–4 und mehr stationäre Aufenthalte. Bei der Art der Einrichtungen zeigt sich wiederum ein heterogenes Spektrum: Besonders auffällig erscheint uns die Tatsache, daß sich 28,6% der Kliniken keiner speziellen Orientierung zuordnen ließen. Ob dies ein besonders positives Bild auf die Kliniksituationen in Deutschland wirft, überlasse ich der Beurteilung des Lesers.

Bei einem Versuch einer Analyse therapeutischer Wirkfaktoren stößt man gerade im Rahmen eines so komplexen therapeutischen Vorgehens auf größte Schwierigkeiten: Durch den therapeutischen Ansatz im Sinnes eines Breitspektrum-Vorgehens lassen sich einzelne Wirkfaktoren kaum isolieren. Generell ist aber in der Therapie bei ZwangspatientInnen – und zwar sowohl stationär, als auch im ambulanten Setting – davon auszugehen, daß der Änderungsmotivation der PatientInnen ein nicht zu überschätzender Stellenwert zukommt. Diese Motivation der PatientInnen ist keine invariante Größe, sie wird durch die therapeutische Beziehung, durch die Kompetenz des Therapeuten und durch das Erleben konkreter Veränderungen, durch eine Konfrontation mit der für den Patienten zentralen Thematik in positiver Weise zu einem ausschlaggebenden Prozeßmerkmal einer gelingenden Therapie. Verhaltenstherapie ist in diesem Sinne nicht eine bloße Umsetzung eines Manuals oder die Durchführung von Konfrontation und Reaktionsverhinderung, sondern die Realisierung klinisch-psychologischen Wissens durch fundiertes therapeutisches Handeln.

Resümee und Folgerungen

Aus der umfangreichen Follow-up-Studie – einem gemeinsamen Projekt der Klinik in Windach und dem Lehrstuhl für Klinische Psychologie in Bamberg – konnten nur einige ausgewählte Befunde dargestellt werden (ausführlich dazu bei Reinecker et al. 1996). Wenn man einige der dargestellten Befunde zusammenfaßt, so lassen sich folgende Punkte herausheben:

(1) Eine formelle Therapie – wie ein stationärer Aufenthalt – sollten wir als einen Versuch des Patienten sehen, mit seiner Problematik zu Rande zu kommen. Wenn man entsprechende epidemiologische Daten zur Zwangsstörung ernst nimmt (zusammenfassend bei Reinecker 1994), so kommt nur ein geringer Prozentsatz aller Betroffener zur Therapie.
Implikationen können und müssen sein, die Behandlungsstruktur ebenso wie die Kompetenz von Therapeuten zu verbessern (viele Therapeuten weigern sich offensichtlich, ZwangspatientInnen zu behandeln!); darüber hinaus sollten wir dem non- und paraprofessionellen Kontext (insbesondere im Bereich der Selbsthilfe) stärkere Beachtung schenken.

(2) Effektive verhaltenstherapeutische Strategien lassen sich auch im Kontext der Versorgung realisieren (siehe Kirk 1983). Nach meiner Auffassung sollten wir nicht so sehr neue und immer interessanter klingende „Therapien" entwickeln, es wäre bereits ein deutlicher Fort-

schritt, wenn die gut bekannten und evaluierten Therapieverfahren in der Praxis auch angewendet würden (dies sind in der Regel Exposition und Reaktionsverhinderung bzw. kognitives Vorgehen). Dadurch ließen sich zumindest die Irrwege vieler PatientInnen deutlich abkürzen. Die durchschnittliche Dauer von mehr als 10 Jahren bis zu Beginn der stationären Therapien in Windach wirft kein besonders gutes Licht auf die Behandlungsstruktur.

(3) Bei der Betrachtung des Langzeitverlaufes von PatientInnen mit Zwangsstörungen sollten wir nicht vergessen, daß die Problematik funktional mit verschiedenen Lebensumständen des Patienten verknüpft ist (Hand 1988). Eine rein symptomatische Behandlung ohne Berücksichtigung einer funktionalen Einbettung der Problematik kann nur zu einer Verschlechterung der Langzeitsituation führen. Man sollte auch im Auge behalten, daß das funktionale Denken auf individueller Ebene zu den Grundpfeilern des verhaltenstherapeutischen Vorgehens gehört.

(4) Wenn PatientInnen und Therapeuten eine voneinander unabhängige Beurteilung der Therapieeffekte vornehmen, so divergieren diese um 10–15%. Es erscheint allerdings wenig sinnvoll darüber zu diskutieren, welches die korrektere oder vielleicht die richtige Einschätzung darstellt. Beide Beurteilungen stammen aus unterschiedlichen Quellen und bedürfen einer getrennten Betrachtung. Eine einheitliche Beurteilung dessen, was wir unter Besserung verstehen wollen, gestaltet sich gerade angesichts unterschiedlicher Kriterien und unterschiedlicher Analyseebenen äußerst schwierig. Im Zusammenhang mit Langzeit-Follow-ups hatten Nicholson und Berman (1983) die Frage aufgeworfen, ob ein Follow-up in der Verhaltenstherapie notwendig sei und sie kamen zu einer differentiellen Beurteilung. Aus unserer Sicht muß man für PatientInnen mit Zwangsstörungen diese Notwendigkeit auf jeden Fall positiv beantworten.

(5) Die vorgestellten Befunde gehen nicht in Richtung einer dramatischen Änderung dessen, was wir über Zwangsstörungen wissen. In einigen Aspekten unterstützen die Befunde das, was über klinische Merkmale und über Probleme der Behandlung bekannt ist. In einigen Aspekten allerdings werfen die Daten durchaus neues Licht auf die Problematik. Dies betrifft unseres Erachtens vor allem die Langzeitsituation der PatientInnen, die in formellen Therapiestudien üblicherweise kaum berücksichtigt wird.

Wenn man versucht, eine knappe Zusammenfassung zu leisten, so kann man für die Langzeitsituation von ZwangspatientInnen durchaus sagen, daß bei entsprechender Motivation des Patienten und entsprechender therapeutischer Bemühungen durchaus ein gewisser Optimismus am Platze ist. Auch so gravierende und beeinträchtigende Probleme wie Zwangsstörungen sind im Prinzip therapeutisch beeinflußbar; ein Patient brachte dies am Ende der Therapie folgendermaßen auf den Punkt: „Man kann etwas tun, aber man muß etwas tun!".

Literatur

Baer L, Jenike M (1986) Introduction. In: Jenike M, Baer L, Minichiello W (eds) Obsessive compulsive disorders. Theory and management. PSG Publishing Company, Littleton

Balkom v AJLM, v Oppen P, Vermeulen AWA, Nauta MCE, Vorst HCM, van Dyck R (1994) A meta-analysis on the treatment of obsessive compulsive disorder: a comparison of antidepressants, behavior, and cognitive therapy. Clinical psychology review. Pergamon Press, New York

Black A (1974) The natural history of obsessional neurosis. In: Beech HR (ed) Obsessional states. Methuen, London

Emmelkamp PMG (1986) Behavior therapy with adults. In: Garfield SL, Bergin AE (eds) Handbook of psychotherapy and behavior change, 3rd edn. J Wiley, New York

Emmelkamp PMG (1987) Obsessive-compulsive disorders. In: Michelson L, Ascher LM (eds) Anxiety and stress disorders. Guilford Press, New York

Emmelkamp PMG (1991) Obsessive-compulsive disorder: the contribution of an experimental clinical approach. In: Ehlers A, Fiegenbaum W, Florin I Margraf J (eds) Perspectives and promises of clinical psychology. Plenum Press, New York

Foa EB, Steketee GS, Ozarow BJ (1985) Behavior therapy with obsessive-compulsives: from theory to treatment. In: Mavissakalian M, Turner SM, Michelson L (eds) Obsessive-compulsive disorders. Plenum Press, New York

Hand I (1988) Obsessive-compulsive patients and their families. In: Falloon I (ed) Handbook of behavioral family therapy. Guilford Press, New York

Hand I (1990) Verhaltenstherapie bei Angsterkrankungen. In: Möller HJ (Hrsg) Therapie psychiatrischer Erkrankungen. Enke, Stuttgart

Kirk JW (1983) Behavioural treatment of obsessional-compulsive patients in routine clinical practice. Behav Res Ther 21: 57–62

Marks IM (1987) Fears, phobias, and rituals. Panic, anxiety, and their disorders. Oxford University Press, New York

Nicholson RA, Berman JS (1983) Is follow-up necessary in evaluation psychotherapy? Psychol Bull 93: 261–278

Rachman SJ, Hodgson R (1980) Obsessions and compulsions. Prentice Hall, Englewood Cliffs

Reinecker HS (1994) Zwänge: Diagnose, Theorien und Behandlung, 2. Aufl. Huber, Bern

Reinecker H, Zaudig M, Erlbeck R, Gokeler I, Hauke DC, Klein S (1996) Langzeiteffekte bei der Behandlung von Zwangsstörungen. Pabst Verlag, Lengerich

Salkovskis PM (1989) Obsessions and compulsions. In: Scott J, Williams JMG, Beck AT (eds) Cognitive therapy in clinical practice. An illustrative casebook. Routledge, London

Steketee G, Tynes LL (1991) Behavioral treatment of obsessive-compulsive disorder. In: Pato MT, Zohar J (eds) Current treatments of obsessive-compulsive disorder. American Psychiatric Press, Washington

Turner SM, Beidel DC (1988) Treating obsessive-compulsive disorder. Pergamon Press, New York

Visser S, Hoekstra RJ, Emmelkamp PMG (1991) Follow-up study on behavioural treatment of obsessive-compulsive disorders. In: Ehlers A, Fiegenbaum W, Florin I, Margraf J (eds) Perspectives and promises of clinical psychology. Plenum Press, New York

Wie gehen Familienangehörige von Zwangskranken mit Zwangsphänomenen um?
Eine Pilot-Untersuchung

H. Katschnig, U. Demal, M. Scherer und M. Aigner

Einleitung

Die Zwangsstörung beginnt in der Regel im frühen Erwachsenenalter, nimmt unbehandelt einen chronischen Verlauf und geht mit schweren Behinderungen einher. Den PatientInnen gelingt es in den meisten Fällen nicht, ein selbständiges Leben aufzubauen und sie sind und bleiben in hohem Maße von der Unterstützung von Bezugspersonen, in den meisten Fällen von Angehörigen, abhängig.

Viele Angehörige sind also über lange Strecken ihres Lebens mit der Erkrankung konfrontiert. Calvocoressi et al. (1995) beschreiben in ihrer Untersuchung, daß 88% der von ihnen untersuchten Angehörigen von Zwangskranken ihren Lebensstil der Erkrankung anpassen. Diese Anpassung reicht von Abnehmen von täglichen Routinearbeiten über das Geben von Rückversicherung bis hin zum Ausführen von Ritualen für den Betroffenen. Es konnte gezeigt werden, daß die Belastung der Angehörigen umso größer ist, je mehr sie in die Erkrankung und damit auch in Zwangsrituale einbezogen sind. Thornicroft et al. (1991) beschreiben, daß das Einbeziehen von Angehörigen in die Therapie sowohl zu einer Entlastung der Angehörigen als auch zu gutem Therapieerfolg führt. In einer demnächst erscheinenden Broschüre (Demal und Langkrär, im Druck), die über die Deutsche Gesellschaft Zwangserkrankungen eV (DGZ) bestellt werden kann, wird einerseits auf die Belastung der Angehörigen eingegangen und darüber hinaus eine Orientierungshilfe zum Umgang mit Zwangskranken gegeben. In einer anderen Untersuchung (Magliano et al. 1996) wird ganz allgemein auf die große Belastung der Angehörigen von psychisch Kranken hingewiesen und es wurde gezeigt, daß das Ausmaß der Belastung weniger von der Diagnose (untersucht wurden Zwangsstörung, Depression, Schizophrenie), als vielmehr vom Schweregrad der jeweiligen Symptomatik und der sozialen Beeinträchtigung des Patienten/der Patientin abhängt. Die Zwangsstörung ist eine Erkrankung, die mit schwerer sozialer Beeinträchtigung einhergeht.

Methodik

Im Rahmen der Ambulanz für Zwangsstörungen der Universitätsklinik für Psychiatrie, Klinische Abteilung für Sozialpsychiatrie und Evaluationsforschung, werden seit Jänner 1996 „multiple Familiengruppen" angeboten, an denen gleichzeitig mehrere Familien einschließlich PatientInnen teilnehmen (Demal et al. 1998). Zweck dieser Gruppen ist es, sowohl bei den Betroffenen als auch bei den Angehörigen Kompetenz im Umgang mit der Krankheit, Autonomie und Selbstwertgefühl zu fördern und die Lebensqualität zu erhöhen. Dabei ergab sich die Gelegenheit mehreren Fragen nachzugehen. Unter anderem interessierte uns, wie Angehörige von Zwangskranken mit der Zwangssymptomatik ihres Familienmitgliedes umgehen, wie sie ihre eigene Lebenssituation beurteilen und was sie angesichts von Belastungen, die durch die Erkrankung entstehen, tun. Zu diesem Zweck wurde auf Basis eines Fragebogens, der für eine Umfrage bei Mitgliedern einer Selbsthilfeorganisation von Angehörigen psychisch Kranker entwickelt worden war (Katschnig et al. 1994), ein auf die Zwangsstörung zugeschnittener Fragebogen entworfen, der den Angehörigen beim Erstkontakt in der Ambulanz als Selbstausfüller vorgelegt wurde.

Ergebnisse

Bisher wurden 17 Angehörige (9 weiblich, 8 männlich) mit einem Durchschnittsalter von 41,8 (± 15,6) Jahren untersucht. Das durchschnittliche Alter der PatientInnen betrug 37.8 (± 12) Jahre, die durchschnittliche Erkrankungsdauer lag bei 11.3 (± 9.2) Jahren. Überraschend viele Angehörige – fast die Hälfte (45%) – waren Partner oder Partnerinnen; 36% waren Eltern, 14% Kinder und 5% Geschwister. Fast drei Viertel dieser Angehörigen (72%) lebten mit den PatientInnen ständig in einem gemeinsamen Haushalt; 5% lebten zeitweise zusammen und nur 23% lebten getrennt von ihrem kranken Familienmitglied.

Zur Frage des Umgangs mit der Zwangsstörung stellten wir den Angehörigen zunächst die Frage, welche Gedanken ihnen durch den Kopf gehen, wenn der/die Betroffene seine Zwangsrituale ausführt, wobei Mehrfachnennungen möglich waren. Die Hälfte aller Angehörigen dachte, daß der/die Betroffene mehr Willenskraft zeigen, 30% daß er/sie den gesunden Menschenverstand einsetzen sollte; 20% ging der Gedanke durch den Kopf, daß er/sie doch einsehen sollte, daß das Zwangsverhalten unsinnig sei. Bei 80% lösten die Zwangsphänomene zumindest gelegentlich Ärger aus. Über die Hälfte der Angehörigen berichtete von dem Gedanken, daß sich der/die Betroffene besser kontrollieren können müßte, wenn er/sie nur wollte. Gleichzeitig dachten aber fast die Hälfte aller Angehörigen, daß der/die Betroffene schwer krank ist.

In einem zweiten Schritt wurde erhoben, wie sich die Angehörigen beim Auftreten von Zwangssymptomen tatsächlich verhalten. Hier stehen die Antworten „ich mache gar nichts" (45%) und „ich versuche dem Patient/der Patientin gut zuzureden" (42%) an der Spitze. „Ich versuche ihn/sie abzulenken", „ich versuche ihn/sie zu beruhigen" und „ich rate ihm/ihr die Rituale zu unterlassen" folgen mit jeweils rund einem Drittel.

Weiters wurde die Frage untersucht, welche subjektiven Ätiologiemodelle die Angehörigen Zwangskranker haben. Ein Großteil der Angehörigen sieht den Beginn der Erkrankung im Zusammenhang mit Ereignissen, die von dem erkrankten Familienmitglied ein erhöhtes Maß an

Selbstverantwortung und Autonomie erfordern, wie z.B. Berufseinstieg, Studienbeginn oder Umzug in eine eigene Wohnung. Als weitere auslösende Ereignisse werden Partnerprobleme oder Trennung, Scheidung der Eltern, Überforderung in der Arbeit und strenge elterliche und/ oder schulische Erziehung genannt. Etwa die Hälfte der Angehörigen ist der Ansicht, daß es biologische bzw. genetische Ursachen gibt. Immerhin meinen fast 30% der Angehörigen, daß sie die Entstehung der Erkrankung mitverschuldet haben könnten, und ungefähr 80% sind der Ansicht, daß der/die Betroffene keine Schuld an der Entstehung der Erkrankung trägt.

Schließlich wurde auch der Frage nachgegangen, wie sehr sich die Angehörigen durch die Zwangserkrankung des Familienmitglieds als belastet sehen. 72% der Befragten vermerkten, daß sie mit den PatientInnen häufig über die Zwangserkrankung sprechen – Sorgen über die Zukunft und die Erkrankung an sich überwogen mit jeweils über zwei Drittel aller Nennungen als Gesprächsthema. 77% der Befragten sahen sich in ihrem allgemeinen Befinden beeinträchtigt; immerhin 59% gaben an, aufgrund der Erkrankung selbst an seelischen Problemen, in erster Linie an Depressionen, zu leiden. Körperliche Probleme wurden von 14% angegeben. Nachteile im beruflichen Leben gab überraschenderweise nur ein Angehöriger an.

Diskussion

Wenngleich die Klientel einer Ambulanz für Zwangsstörungen (mit dem Angebot einer Einbeziehung der Angehörigen) epidemiologisch nicht repräsentativ ist, und die Anzahl der untersuchten Angehörigen relativ klein ist, ergeben sich durch unsere Untersuchung doch erste Hinweise auf die Lebenssituation der Angehörigen von Zwangskranken. Das Hauptergebnis der Untersuchung ist, daß die Angehörigen im Umgang mit der Zwangsstörung offensichtlich hilflos sind und sich als belastet erleben. Das Ergebnis, daß fast die Hälfte der Angehörigen Partnerinnen und Partner waren, ist überraschend. In ähnlichen Untersuchungen über schizophrene PatientInnen sind Eltern die typischen Angehörigen, die sich um die PatientInnen kümmern, was mit dem früheren Ersterkrankungsalter der Schizophrenie zusammenhängen dürfte. In unserer Untersuchung waren nur knapp über ein Drittel der Angehörigen Eltern. Überraschend war auch, daß fast drei Viertel der Angehörigen mit den PatientInnen in einem gemeinsamen Haushalt wohnten, also praktisch ständig mit der Krankheitssymptomatik konfrontiert waren – die durchschnittliche Erkrankungsdauer hatte über 10 Jahre betragen.

Ein klassisches Umgangsproblem, das auch Angehörige schizophrener PatientInnen – vorwiegend beim Umgang mit sogenannten „negativen" Symptomen – zu bewältigen haben, findet sich bei den Angehörigen von Zwangskranken wieder: die Frage, ob man ein Verhalten einerseits als krankhaft und damit nicht willentlich beeinflußbar oder andererseits als prinzipiell willentlich beeinflußbar deutet. Es ist bemerkenswert, daß vier von fünf Angehörigen der Ansicht sind, daß die Betroffenen selbst keine Schuld an der Entstehung der Erkrankung tragen, was aber nicht bedeutet, daß sich die Angehörigen im Alltag, nämlich dann wenn konkret Zwangssymptome auftreten, von dieser Ansicht leiten lassen. So gab etwa die Hälfte der Angehörigen an, daß der Betroffene mehr Willenskraft zeigen sollte und bei 80% lösten die

Zwangsphänomene zumindest gelegentlich Ärger aus. Viele Angehörige befinden sich offenbar in einem Dilemma: Sie müssen sich ständig die Frage stellen, ob der Patient „nicht will" oder „nicht kann", ob er „bad" oder „mad" ist. Obwohl einige wenige Angehörige offenbar beide Reaktionen in sich vereinigen, neigen die meisten nur einer diesen beiden Einstellungen zu.

Nach ihrem konkreten Verhalten beim Auftreten von Zwangssymptomen gefragt, gab gut die Hälfte der Angehörigen an, daß sie keine Reaktion zeigten, aber fast ebensoviele erwähnten, daß sie versuchten dem Patienten/der Patientin gut zuzureden. Rund ein Drittel berichtete von Ablenkungs- und Beruhigungsversuchen und Erteilen von Ratschlägen. Eine konkrete Form des „Beruhigens" kann sich nach verhaltenstherapeutischer Modellvorstellung negativ auswirken: oft werden die Angehörigen von den PatientInnen gefragt, ob denn nach Durchführung von einigen Zwangshandlungen nunmehr alles in Ordnung sei („Sind meine Hände sauber?") und viele Angehörige versichern dem Kranken, auch mehrmals, daß alles in Ordnung sei. Dieses Ritual der „Rückversicherung" reduziert zwar kurzfristig Angst, Unruhe und Unsicherheit des Patienten/der Patientin, hält aber langfristig das Zwangsverhalten aufrecht.

Daß die ständige Konfrontation mit der Zwangsstörung zu einem „Ausbrennen" führen kann, zeigt der hohe Prozentsatz jener Angehörigen (77%), die sich in ihrem allgemeinen Befinden als beeinträchtigt betrachten. Drei von fünf Angehörigen gaben selbst seelische Probleme, in erster Linie Depressionen, an.

Ausblick

Unsere Ergebnisse zeigen, daß es bei einer chronischen Erkrankung wie der Zwangsstörung essentiell ist, die Probleme der Angehörigen zu erfassen und Angehörigenarbeit zu leisten, weil die meisten der Betroffenen bei ihren Angehörigen leben und das Verhalten der Angehörigen für den Verlauf der Erkrankung eine wesentliche Bedeutung haben kann. Angehörigenarbeit kann darin bestehen, Angehörigengruppen oder, wie wir dies tun, „multiple Familiengruppen", die um einiges aufwendiger sind, anzubieten (Demal et al. 1998). Selbsthilfe, Empowerment und Erfahrungsaustausch zu fördern, sind heute dafür unverzichtbare Grundregeln.

Literatur

Calvocoressi L, Lewis B, Harris M, Trufan S, Goodman WK, McDougle CJ, Price LH (1995) Family accomodation in obsessive-compulsive disorder. Am J Psychiatry 152: 441–442

Demal U, Langkrär J (im Druck) Zwangsstörungen: Ein Leitfaden für Angehörige. Deutsche Gesellschaft Zwangserkrankungen eV (DGZ), Osnabrück

Demal U, Zitterl W, Aigner M, Lenz G (1998) Ambulante Gruppentherapie mit Einbeziehung der Angehörigen. In: Lenz G, Demal U, Bach M (Hrsg) Spektrum der Zwangsstörungen. Forschung und Praxis. Springer, Wien New York

Katschnig H, Simon MD, Kramer B (1994) Die Bedürfnisse von Angehörigen schizophreniekranker Patienten – Erste Ergebnisse einer Umfrage. In: Katschnig H, König P (Hrsg) Schizophrenie und Lebensqualität. Springer, Wien New York, S 241

Magliano L, Tosini P, Guarneri M, Marasco C, Catapano F (1996) Burden on the families of patients with obsessive-compulsive disorder: a pilot study. Eur Psychiatry 11: 192

Thornicroft G, Colson L, Marks I (1991) An in-patient behavioral psychotherapy unit. Br J Psychiatry 158: 362

Zwangskrankheiten im Kindes- und Jugendalter

K. Steinberger und B. Schuch

Einleitung

Zwangskrankheiten sind entgegen bisheriger Einschätzung häufige psychische Leiden des Kindes- und Jugendalters. Kinder und Jugendliche verbergen jedoch ihre Zwänge aus Scham oder Angst vor Strafe oder sozialer Ächtung. Oft bleiben sie daher selbst nahestehenden Bezugspersonen verborgen. Die im Zusammenhang mit Zwangskrankheit auftretenden Auffälligkeiten des Verhaltens werden oft anderen Ursachen zugeschrieben. Es wird daher erst spät Hilfe gesucht (March und Leonard 1996).

Zwänge im Kindes- und Jugendalter haben häufig chronische Verläufe (Neudörfl und Herpertz-Dahlmann 1996), sie haben soziale und psychische Folgen wie Vermeidungsverhalten oder Rückzug und treten gemeinsam mit anderen psychischen Krankheiten auf (Rapoport et al. 1993).

Epidemiologie

Die Häufigkeit der Zwangsstörung beträgt für Kinder und Jugendliche nach „gewichteter Lebenszeitdiagnose" ca. 1,9%, das entspricht den Schätzungen für Erwachsene. In klinischen kinder- und jugendpsychiatrischen Populationen lassen sich Zwänge in einer Häufigkeit von 0,2%–1,2% finden. Die Nachuntersuchung einer in einer Felduntersuchung gefundenen und als zwangskrank diagnostizierten nicht-klinischen Population Jugendlicher 2 Jahre später ergab eine erstaunliche Stabilität der Intensität der Symptome und des Behinderungsausmaßes (Swedo et al. 1994, Carter et al. 1995). Zirka $^1/_3$ der erkrankten Erwachsenen geben den Beginn erster Symptome im Kindes- und Jugendalter an (Weissman et al. 1994, March und Leonard 1996).

Diagnose

Die Diagnosekriterien für Zwangsgedanken und Zwangshandlungen entsprechen im wesentlichen den der Erwachsenen. Es sind wiederkehrende Gedanken, Vorstellungen und/oder Handlungsweisen die Unbehagen hervorrufen oder dazu dienen dieses zu verhindern. Sie werden als sich aufdrängend, aber eigen und nicht eingegeben oder fremd erlebt. Sie wiederholen sich dauernd und werden meist als übertrieben oder unsinnig erkannt und treten nicht als Teilsymptom einer anderen psychischen Störung auf. Die Betroffenen leisten erfolglos Widerstand. Sie leiden unter den Ausführungen, auch wenn sie kurzzeitig Erleichterung bieten können. Sie werden in ihrer sozialen und individuellen Leistungsfähigkeit behindert.

Klinisches Bild

Trotz klarer Kriterien wird die Diagnose einer Zwangsstörung im Kindes- und Jugendalter, wenn nicht Rituale im Vordergrund stehen, oft nicht gestellt. Kinder und Jugendliche berichten die Symptome häufig nicht spontan. Sie werden aus Scham, Angst vor Strafe oder sozialer Ächtung verschwiegen oder von den jüngeren PatientInnen nicht als abnorm erkannt. Es ist daher eine differenzierte Befragung des Patienten und der Eltern nach Zwangssymptomen und deren Auswirkung auf den Patienten notwendig.

Bei Kindern kann es schwierig sein den Widerstand, das Ausmaß der erlebten Störung und die Ich-Dystonie der Symptome einzuschätzen. Eine Beurteilung muß im Zusammenhang mit den kognitiven Fähigkeiten und der Altersstufe des Kindes erfolgen, ebenso die Beurteilung der Einsicht in die Unsinnigkeit von Zwangssymptomen.

Nur Zwangsgedanken oder nur Zwangshandlungen sind beim Kind selten. Es gibt keine vom Alter abhängige typische Konstellation der Zwangssymptome. Kinder vor dem 6.–10. Lebensjahr zeigen häufiger Zwangshandlungen. Reine Zwangsgedanken sind in dieser Altersgruppe am seltensten (Rapoport et al. 1993). Einschränkend muß aber erwähnt werden, daß Zwangsgedanken beim Kind weniger oft als die beobachtbaren Zwangshandlungen erkannt werden. Zwänge treten präpubertär häufiger bei Knaben, postpubertär ohne Geschlechtsunterschied der Häufigkeit auf (March und Leonard 1996).

Am häufigsten sind Waschrituale (bis ca. 85% im Laufe der Erkrankung), gefolgt von Wiederholungen von Bewegungsabläufen (bis ca. 36%), und Kontrollrituale (bis ca. 46%) (Swedo et al. 1989).

Die Inhalte entsprechen der Erklärungs- und Handlungswelt des Kindes und des Jugendlichen. Handlungen und Gedanken wirken oft bizarr oder haben magische Inhalte (z.B. Kontaminationsängste nur vor blauen Flecken, abschlecken der Finger anstatt Waschrituale, Zahlensymbolik...), oft treten Zwangshandlungen auch ohne Interpretation oder auslösende Zwangsgedanken (wiederholt durch Türen gehen, Aufstehen – Niedersetzen, mehrmals Buchstaben überschreiben und a.) auf (Swedo et al. 1989).

Differentialdiagnose

Nicht pathologische Formen der Zwänge im Kindes und Jugendalter: *Wiederholungsspielen:* Über die Häufigkeit bei Kindern bis zum Schulalter gibt es keine epidemiologischen Daten. Kindliche „Rituale", Wiederholungen, Bestehen auf wiederholte Gleichartigkeit („genau so") von Essen, Kleidung, der Lage von Spielzeug treten oft in kindlichen Streßsituationen (z.B. Einschlafzeit, Bad, Essenszeit) auf und dienen der Bewältigung von Trennungsängsten, Beherrschung von Situationen und zur kognitiven Kontrolle. Sie können vom Kind als angenehm und entspannend erlebt werden, besonders im Zusammenhang mit vorhersehbaren bekannten Ereignissen. Wenn Sie zum „Durcharbeiten" von „traumatischen" Situationen in der Vergangenheit dienen, können Sie auch als unangenehm erlebt werden. *Von Regeln geleitete Spiele, abergläubisches Verhalten:* Tritt vorwiegend im Schulalter auf. Ein enger Zusammenhang zwischen kindlichem Aberglauben und tatsächlicher Zwangskrankheit konnte nicht gefunden werden. *Vereinzelte Zwangssymptome:* Bis zu 46% einer Normalpopulation von Jugendlichen berichten vom zeitweisen Auftreten von Gedanken- und Handlungszwängen. Sie sind aber kurz oder selten, oft von bestimmten Situationen abhängig, treten gelegentlich als Ausdruck unzureichender Adaptationsprozesse oder bei Gefahr eines Kontrollverlustes auf und können leicht überwunden werden (Carter et al. 1995).

Stereotypien im Rahmen organischer Erkrankungen, Epilepsien oder geistiger Behinderung zeigen sich auch in Form von Automutilation oder Autostimulation.

Rituale bei autistischen Störungen, wo besonders die Differentialdiagnose zum Asperger-Autismus schwierig sein kann.

Bei Psychosen im Kindes- und Jugendalter können Gedankenzwänge oder Zwangsgedanken auftreten. Sie werden aber eher als fremd erlebt.

Die Zwanghafte Persönlichkeitsentwicklungsstörung ist nicht über das Vorhandensein von Zwängen definiert, sondern durch das Auftreten von Pedanterie, Perfektionismus, Eigensinn und Wunsch nach Kontrolle zum Preis mangelnder Flexibilität, Offenheit und Durchsetzungsfähigkeit.

Häufig gemeinsam mit Zwängen auftretende Erkrankungen:

Auffällig ist besonders bei Kindern und Jugendlichen die Häufigkeit mit der Zwangsstörungen gemeinsam mit Krankheiten gesicherter oder sehr wahrscheinlich organischer Ätiologie auftreten. So gehen Zwangskrankeiten in ca. 20–30% mit einfachen motorischen Tics einher und treten in bis zu 15% gemeinsam mit Tourette – Syndromen auf (Swedo et al. 1994). Gehäuft finden sich Enuresis nocturna, Lernstörungen und auch Störungen der Impulskontrolle. Eine hohe Comorbidität besteht mit affektiven Störungen, besonders depressiven Syndromen und andere Angststörungen (35%–40%), in der Hälfte der Fälle gehen diese Störungen der Zwangskrankheit voraus. Bei Chorea minor Sydenham finden sich in einem hohen Prozentsatz auch Zwänge (Geller et al. 1996, Swedo et al. 1989).

Verlauf

In den bisherigen Untersuchungen konnten keine validen Prädiktoren für den Krankheitsverlauf gefunden werden. Weder Alter bei Erkrankungsbeginn, Geschlecht, Intelligenz, familiäres Umfeld, Erziehung und v.a. hatten prognostische Bedeutung. Assoziiert mit guter Prognose scheinen früher und vollständiger Therapieerfolg, sowie fehlen familiärer Belastung zu sein. Späte Einleitung von Therapiemaßnahmen, Tics und schlechtes Ansprechen auf Clomipramin dürften prognostisch ungünstiger sein. Es ist hier jedoch auf die methodischen Mängel der wenigen Verlaufsstudien hinzuweisen.

Für die klinische Erwartung kann folgendes ausgesagt werden: ¼ der Fälle remittiert vollständig, ein weiteres ¼ verläuft subklinisch, wobei Einzelsymptome bestehen, die durch ihre Intensität und Beeinträchtigung für die Diagnose einer Zwangskrankheit nicht ausreichen, ¼ nimmt einen episodischen Verlauf, mit Auftreten von teilweise ausgeprägter Symptomatik, besonders unter Streß und Änderung der Lebensbedingungen bei sonst symptomfreien oder subklinisch symptomatischen Intervallen und ¼ verläuft chronisch mit konstanter starker Behinderung.

Bis zu 90% haben wechselnde Zwangsinhalte oder mehrere Zwangssymptome im Krankheitsverlauf. Oft beginnt die Erkrankung mit einem Symptom und generalisiert im Verlauf. Häufig kommt es selbst bei schwacher Intensität der Symptome zu einer geringen Anzahl an Sozialkontakten und zur sozialen Isolation. Der Übergang von Zwangskrankheit in eine schizophrene Psychose stellt entgegen früherer Annahme keinen typischen Verlauf dar (Allsopp et al. 1988, Thomsen 1994, 1995, Bolton et al. 1996, Neudörfl und Herpertz-Dahlmann 1996).

Therapie

Therapien sollten nur von mit dieser Altersgruppe erfahrenen Therapeuten und Ärzten durchgeführt werden. Am Beginn steht die dem Alter angemessene Information über das Wesen, Ursache, Verlauf und Therapiemöglichkeiten der Erkrankung, sowie das Erstellen eines Therapiekonzeptes mit Betroffenen und Familienmitgliedern, bei entsprechender psychosozialer Behinderung auch unter Einbeziehung von Schule und Arbeitsumfeld. Die Therapiemotivation muß bei Eltern und Kind ansetzen.

Die Trennung pädagogischer und krankheitsspezifischer Probleme bedarf in der Regel am Beginn intensiver familiärer Beratung. Ein besonderes Augenmerk muß dabei auf die Stärkung der Persönlichkeit und die Vorbereitung auf die zahlreichen Entwicklungsaufgaben des Kindes und des Jugendlichen gelegt werden. Einzelmaßnahmen reichen häufig nicht aus.

Eine auf die entsprechende Altersgruppe abgestimmte kognitive Verhaltenstherapie unter Einbeziehung des unmittelbaren sozialen Umfeldes stellt nach heutigem Wissenstand die Therapie erster Wahl auch bei Kindern und Jugendlichen dar. Ihre Wirksamkeit ist durch systematische Studien belegt. Die Behandlung beruht auf dem Erlernen von Angstmanagement und stufenweiser Anwendung von Konfrontation und Reaktionsverhinderung (March 1995, March et al. 1994, Scahill et al. 1996). Die Wirksamkeit psychoanalytischer und familientherapeutischer Verfahren ist in Fallgeschichten und Einzelfallstudien beschrieben.

Die Wirksamkeit der Pharmakotherapie mit serotoninergen Substanzen (Clomipramin, Serotoninwiederaufnahmehemmer) ist in Doppelblindstudien auch bei Kindern und Jugendlichen belegt. Es ist hier auf die Notwendigkeit ausreichender Dosierung und Dauer hinzuweisen, da ein Einschätzen der Wirksamkeit erst nach 8–12 Wochen möglich ist (Leonard et al. 1989, DeVane und Salle 1996, Geller et al. 1995). Die Einstellung sollte durch einen erfahrenen Facharzt für Kinderpsychiatrie erfolgen. Eine Kombination kognitiver Verhaltenstherapie mit Pharmakotherapie scheint die besten Erfolge zu haben (March et al. 1996).

Starke Ausprägung der Symptome kann eine stationäre Therapie notwendig machen, wobei die Autoren darauf hinweisen, daß Zwänge bei Kindern und Jugendlichen sich im häuslichen Umfeld stärker manifestieren und häufig in der Schule und fremder Umgebung, zumindest für eine bestimmte Zeit, besser kontrolliert werden können.

Zusammenfassung

Zusammenfassend kann gesagt werden, daß das Ziel das frühe Erkennen der Zwangskrankheit und Einleiten einer Therapie mit nachgewiesener Wirksamkeit ist, wobei sowohl der junge Patient als auch sein familiäres und soziales Umfeld zu berücksichtigen ist. Das Therapieziel ist auf eine Reduktion und Kontrolle der Symptome und auf die Verhinderung von ungünstigen psychosozialen Folgen zu richten.

Literatur

Allsopp M, Verduyn C (1988) A follow – up of adolescents with obsessive-compulsive disorder. Br J Psychiatry 154: 829–834

Bolton D, Luckie M, Steinberg D (1996) Obsessive-compulsive disorder treated in adolescence: 14 long - term case histories. Clin Child Psychol Psychiat 1 (3): 409–430

Carter AS, Pauls DL, Leckman JF (1995) The development of obsessionality: continuities and discontinuities. In: Cicchetti D, Cohen DJ (eds) Developmental psychopathology, vol 2. John Wiley & Sons, Chichester, pp 609–632

DeVane CL, Salle FR (1996) Serotonin selective reuptake inhibitors in child and adolescent psychopharmacology: a review of published experience. J Clin Psychiatry 57: 55–66

Geller DA, Biedermann J, Reed ED, Spencer T, Wilens TE (1995) Similarities in response to fluoxetine in the treatment of children and adolescents with obsessive – compulsive disorder. J Am Acad Child Adolesc Psychiatry 34 (1): 36–44

Geller DA, Biedermann J, Griffin S, Jones J, Lefkowitz TR (1996) Comorbidity of juvenile obsessive-compulsive disorder with disruptive behavior disorders. J Am Acad Child Adolesc Psychiatry 35 (12): 1637–1646

Leonard HL, Swedo SE, Rapoport JL, Koby EV, Lenane MC, Cheslow DL, Hamburger SD (1989) Treatment of obsessive – compulsive disorder with clomipramine and desipramine in children and adolescents. Arch Gen Psychiatry 46 (12): 1088–1092

March JS (1995) Cognitive-behavioral psychotherapy for children and adolescents with OCD: a review and recommendation for treatment. J Am Acad Child Adolesc Psychiatry 34 (1): 7–18

March JS, Leonard HL (1996) Obsessive-compulsive disorder in children and adolescents: a review of the past 10 years. J Am Acad Child Adolesc Psychiatry 35 (10): 1265–1273

March JS, Mulle K, Herbel B (1994) Behavioral psychotherapy for children and adolescents with obsessive-compulsive disorder: an open trial of a new protocol – driven treatment package. J Am Acad Child Adolesc Psychiatry 33 (3): 333–341

Neudörfl A, Herpertz-Dahlmann B (1996) Der Verlauf von Zwangserkrankungen im Kindes- und Jugendalter – Eine Literaturübersicht. Z Kinder-Jugendpsychiat 24: 105–116

Rapoport JL, Leonard HL, Swedo SE, Lenane MC (1993) Obsessive compulsive disorder in children and adolescents: issues in management. J Clin Psychiatry 54 [Suppl 6]: 27–29

Scahill L, Vitulano LA, Brenner EM, Lynch KA, King RA (1996) Behavioral therapy in children and adolescents with obsessive-compulsive disorder: a pilot study. J Child Adolesc Psychopharmacol 6 (3): 191–202

Swedo SE, Leonard HL (1994) Childhood movement disorders and obsessive compulsive disorder. J Clin Psychiatry 55 [Suppl 3]: 32–37

Swedo SE, Rapoport JL, Leonard H, Cheslow D (1989) Obsessive- compulsive disorder in children and adolescents. Arch Gen Psychiatry 46 (4): 335–341

Thomsen PH (1994) Obsessive- compulsive disorder in children and adolescents. A 6 – 22 – year follow-up study. Clinical descriptions of the course and continuity of obsessive-comulsive symptomatology. Eur Child Adolesc Psychiatry 3 (2): 82–96

Thomsen PH (1995) Obssesive – compulsive disorder in children and adolescents: predictors in childhood for long-term phenomenological course. Acta Psychiatr Scand 92: 255–259

Weissman MM, Bland RC, Canino GJ, Greenwald S, Hwu HG, Lee CK, Newman SC, Oakley-Browne MA, Rubio-Stipec M, Wickramaratne PJ, Wittchen HU, Yeh EK (1994) The cross national epidemiology of obsessive compulsive disorder. J Clin Psychiatry 55 [Suppl 3]: 5–10

Die Ambulanz für Zwangsstörungen an der Universitätsklinik für Psychiatrie Wien

W. Zitterl, U. Demal, M. Aigner und G. Lenz

Einleitung

Die Zwangsstörung ist mit einer Lebenszeit-Prävalenz von 2,5% und einer 1-Jahres-Prävalenz von etwa 1,5% (DSM-IV, Saß et al. 1996) der Allgemeinbevölkerung die vierthäufigste psychiatrische Erkrankung. Dies bedeutet für Österreich etwa 100.000 Personen, die an einer Zwangsstörung leiden und für den Raum Wien etwa 20.000 Personen. Die vergleichsweise große Häufigkeit dieser Störung führt zu einem hohen Bedarf sowohl an institutionellen als auch ambulanten therapeutischen Einrichtungen und legt nahe, die wissenschaftliche Erforschung dieses speziellen Gebietes zu intensivieren.

Auf Basis dieser Überlegungen wurde im Oktober 1995 die Ambulanz für Zwangsstörungen an der Universitätsklinik für Psychiatrie in Wien ins Leben gerufen und an der Abteilung für Sozialpsychiatrie und Evaluationsforschung etabliert (Leitung: OA Dr. Werner Zitterl, Stellvertretender Leiter: Univ.Prof. Dr. G. Lenz, MitarbeiterInnen: Mag. U. Demal, Dr. M. Aigner).

Aufbau der Ambulanz

PatientInnenrekrutierung

51% der PatientInnen wurde von den psychiatrischen Haupt- bzw. Spezialambulanzen der Universitätsklinik oder ähnlichen institutionellen Einrichtungen zugewiesen, 30% durch niedergelassene Psychiater und Neurologen und 19% durch Hausärzte.

Personalbestand

Der Zeitaufwand, der pro Patient in die Untersuchung, Aufklärung und Beratung ohne spezifische Therapie investiert wird, liegt bei ca. 3–4 Stunden und sprengt somit den üblichen Rahmen einer einfachen ambulanten Untersuchung. Zur Zeit stehen für die Ambulanz 3 Ärzte und

1 Psychologin zur Verfügung. Dies bedeutet, daß gerade die psychotherapeutischen Kapazitäten, die naturgemäß zeitaufwendiger sind als die Pharmakotherapie, rasch ausgelastet sind.

Psychiatrische Diagnostik

Der Untersuchungsablauf umfaßt eine vollständige psychiatrische Exploration mit besonderer Berücksichtigung von Beginn und Verlauf der Erkrankung einschließlich einer ausführlichen Erhebung der Biographie. Die Diagnosestellung erfolgt gemäß ICD-9 (Degkwitz et al. 1980), ICD-10 (Dilling et al. 1991) bzw. DSM-IV (Saß et al. 1996). Bei PatientInnen, die an psychotherapeutischen Programmen oder klinischen Studien teilnehmen, wird zusätzlich ein Strukturiertes Klinisches Interview für DSM-III-R (SKID-P, Spitzer et al. 1990) durchgeführt.

Routinemäßig werden bei jedem Patienten folgende Untersuchungsinstrumente benutzt: Mittels der Yale-Brown-Obsessive-Compulsive-Scale – Y-BOCS (Goodman et al. 1989, deutsche Übersetzung von Hand und Büttner-Westphal 1991) wird der Schwere- bzw. Ausprägungsgrad der Zwangsstörung erfaßt. Inkludiert ist die Symptom-Checkliste, mit deren Hilfe die Art des Zwanges, wie Kontrollzwang, Waschzwang, Ordnungszwang etc., erhoben wird. Da bei der Y-BOCS der Zeitaufwand für die Beschäftigung mit der Zwangssymptomatik, der Beeinträchtigungsgrad und der Leidensdruck wie auch der Widerstand gegen die Zwangssymptomatik und auch der Grad der Kontrolle jeweils für Zwangsgedanken und Zwangshandlungen getrennt abgebildet werden, wird ein gutes Querschnittsprofil über die Erkrankung erstellt.

Eine Selfreport-Version, die in Anlehnung an die Y-BOCS von uns übersetzt und adaptiert wurde, wird begleitend jedem Patienten vorgelegt.

Der Ausprägungsgrad einer depressiven Begleitsymptomatik wird mittels der Hamilton-Depressions-Skala – HAMD (Hamilton 1960) als Fremdbeurteilungsinstrument bzw. mit dem Beck-Depressions-Inventar–BDI (Shaw et al. 1985) als Selbstbeurteilungsinstrument erhoben.

Besonderes Augenmerk wird auf einen speziellen Faktor gerichtet, nämlich den der "Einsicht in die Zwangsstörung". Diese "Einsicht in die Zwangsstörung" scheint im DSM-IV bereits als Zusatzcodierung auf. Ein fakultatives Naheverhältnis zum Wahn wird somit besser abgegrenzt.

Organische Diagnostik

Es folgt eine Abklärung möglicher organischer Ursachen. Durchgeführt wird eine orientierende neurologische und internistische Untersuchung. Bei Bedarf werden technische Untersuchungen wie CCT, MRI, SPECT, EEG etc. durchgeführt, um dem Verdacht auf hirnorganische Ursachen nachzugehen.

Einige Daten aus der Ambulanz

Im ersten Jahr des Bestehens wurden 372 PatientInnenkontakte in der Ambulanz durchgeführt.

Der Literatur entsprechend war das Geschlechtsverhältnis 55% männlich zu 45% weiblich. Das Durchschnittsalter lag bei 38,7 11,2 Jahren, die durchschnittliche Krankheitsdauer war 17,4 ± 11,6 Jahre.

Der Ausprägungsgrad der Zwangsstörung bei Erstkontakt ausgedrückt durch den Y-BOCS-Score ergab durchschnittlich 27,5 ± 4,3 – dies entspricht einer schweren Zwangssymptomatik.

Inhalte der Zwangsstörungen bei unseren PatientInnen waren

- 79% Kontrollzwänge
- 60% Reinigungs-Wasch-Zwänge, bzw. Zwangsgedanken, die sich auf Verschmutzung beziehen
- 43% Ordnungszwänge, bzw. Zwangsgedanken, die sich auf Symmetrie oder Genauigkeit beziehen
- 39% aggressive Zwangsgedanken
- 26% Wiederholungszwänge
- 19% Zählzwänge
- 13% Sammel- und Aufbewahrungszwänge
- 11% Zwangsgedanken mit magischen Inhalten

Symptom-Gruppen unter 10% wurden hier nicht berücksichtigt.

Insgesamt hatten 92% unseres Klientels Zwangsgedanken und Zwangshandlungen gemeinsam. 8% hatten ausschließlich Zwangsgedanken. Erwähnenswert erscheint hierbei, daß diese letztere Gruppe zu 75% Zwangsgedanken mit aggressivem Inhalt hatte.

Komorbidität

Neben der Diagnose einer Zwangsstörung wurden bei Erstuntersuchung folgende zusätzliche psychiatrische ICD-10 Diagnosen gestellt:

Als häufigste komorbide Störung erwies sich erwartungsgemäß die Depression. 21% der PatientInnen hatten bei Erstuntersuchung eine depressive Episode. 9% der PatientInnen hatten eine phobische Störung. Seltener war eine begleitende Persönlichkeitsstörung, nämlich bei 7% der PatientInnen. 6% hatten eine Schizophrenie, 3% eine hypochondrische Störung, ebenfalls 3% eine bipolare affektive Störung und jeweils 2% eine Störung durch Opioide und durch Alkohol und weitere 2% ein Tourette Syndrom.

Therapie

Im Rahmen der Ambulanz wird unseren PatientInnen gemäß dem derzeit geltenden Behandlungsstandard entweder eine psychopharmakologische Therapie – vor allem mit Serotonin-Wiederaufnahmehemmern – angeboten und/oder eine Gruppenpsychotherapie nach verhaltenstherapeutischen Modellvorstellungen unter Einbeziehung der Angehörigen. Für eine genaue Darstellung der Gruppenpsychotherapie sei an dieser Stelle auf den Beitrag von Demal et al. (1998) in diesem Band verwiesen.

Wir versuchen, soweit vertretbar, die notwendige Diagnostik und Therapie ambulant durchzuführen. Ein wichtiger Gesichtspunkt ist unserer Erfahrung nach, die PatientInnen nicht aus ihrem sozialen Umfeld zu reißen, d.h. möglichst nicht stationär aufzunehmen, damit dauerhafte Therapieerfolge überprüfbar zu erreichen sind.

Folgende zusammengefaßte Zielsetzungen bestehen für die Ambulanz

- Abklärung, Diagnostik, Beratung und Behandlung von PatientInnen mit Zwangsstörungen
- Beratung und Information ihrer Angehörigen und der betreuenden Therapeuten
- wissenschaftliche Erforschung pathophysiologischer Grundlagen
- Erforschung, Entwicklung, Validierung und Anwendung medizinischer und psychologischer Methoden in der Diagnostik und Therapie von Zwangsstörungen; Verlaufsbeobachtung, kontrollierte pharmakologische Therapie, verhaltenstherapeutisch orientierte Gruppenpsychotherapie
- Ausbildung und Beratung von KollegInnen

Die Ambulanzzeiten sind jeweils Montag von 14.00 bis 16.00 Uhr. Terminvereinbarungen werden Montag bis Freitag 9.00 bis 14.00 unter der Telefonnummer 01–40 400/3547 entgegengenommen.

Literatur

Degkwitz R, Helmchen H, Kockott G, Mombour W (1980) Diagnosenschlüssel und Glossar psychiatrischer Krankheiten: ICD-9, Kapitel V. Springer, Berlin Heidelberg New York

Demal U, Zitterl W, Aigner M, Lenz G (1998) Ambulante Gruppentherapie mit Einbeziehung der Angehörigen an der Ambulanz für Zwangsstörungen der Universitätsklinik für Psychiatrie Wien. In: Lenz G, Demal U, Bach M (Hrsg) Spektrum der Zwangsstörungen. Springer, Wien New York

Dilling H, Mombour W, Schmidt MH (1991) Internationale Klassifikation psychischer Störungen: ICD-10, Kapitel V (F). Klinisch-diagnostische Leitlinien. Huber, Bern Göttingen Toronto

Goodman WK, Price LH, Rasmussen SA, Mazure C, Fleischmann RL, Hill CL, Henninger GR, Charney DS (1989) The Yale-Brown Obsessive-Compulsive Scale (Y-BOCS), part I. Development, use, and reliability. Arch Gen Psychiatry 46: 1006–1011

Hamilton M (1960) A rating scale for depression. J Neurol Neurosurg Psychiatry 23: 56

Hand I, Büttner-Westphal H (1991) Die Yale-Brown Obsessive Compulsive Scale (Y-BOCS) ein halbstrukturiertes Interview zur Beurteilung des Schweregrades von Denk- und Handlungszwängen. Verhaltenstherapie 1: 223

Saß H, Wittchen HU, Zaudig M (1996) Diagnostisches und Statistisches Manual Psychischer Störungen DSM-IV. Hogrefe, Göttingen Bern Toronto Seattle

Shaw BF, Vallis TM, McCabe S (1985) The assessment of the severity and symptom patterns in depression. In: Beckham EE, Leber WR (eds) Handbook of depression: treatment, assessment, and research. Dorsey Press, Illinois

Spitzer RL, Williams JBW, Gibbon M, First M (1990) Strukturiertes klinisches Interview für DSM-III-R, Patienten Edition, SKID-P, Version 1.0. American Psychiatric Press, Washington

Ambulante Gruppentherapie mit Einbeziehung der Angehörigen an der Ambulanz für Zwangsstörungen

U. Demal, W. Zitterl, M. Aigner und G. Lenz

Einleitung

Im Rahmen der Ambulanz für Zwangsstörungen an der Universitätsklinik für Psychiatrie, Klinische Abteilung für Sozialpsychiatrie und Evaluationsforschung, werden seit Jänner 1996 ambulant verhaltenstherapeutisch orientierte Gruppentherapien für Zwangskranke unter Einbeziehung der Angehörigen angeboten. Für eine genaue Darstellung der Arbeitsweise der Ambulanz möchten wir an dieser Stelle auf den Beitrag von Zitterl et al. (1998) in diesem Band verweisen.

Methodik

Die PatientInnenselektion für die Gruppentherapie findet im Rahmen der Ambulanz für Zwangsstörungen statt. Einschlußkriterien sind das Vorliegen einer Primärdiagnose Zwangsstörung und ein Alter zwischen 18 und 60 Jahren. Ausschlußkriterien sind das Vorliegen einer schweren körperlichen Erkrankung wie etwa Herz- oder Kreislaufinsuffizienz, Epilepsie, Sucht, Alkoholismus, organisches Psychosyndrom, schwere affektive Erkrankung, Schizophrenie. Die Basisdokumentation wird um das strukturierte klinische Interview nach DSM-III-R (Spitzer et al. 1990) erweitert.

Das Gruppentherapiemodell

Das angewandte Gruppentherapiemodell orientiert sich stark an dem Modell von Hand und Tichatzky (1979) und wurde vor allem um die Einbeziehung der Angehörigen erweitert. Ein wesentlicher Aspekt der Therapie besteht in der Anleitung der PatientInnen zur Selbsthilfe, wie das auch bei Münchau et al. (1996) beschrieben wird. Eine graphische Darstellung des Gruppentherapiemodells für Zwangskranke unter Einbeziehung der Angehörigen findet sich in Tabelle 1.

Tabelle 1. Gruppentherapiemodell für Zwangskranke

Phase	Dauer	Inhalt	Setting
EXPERTENPHASE	1.–5. Sitzung	Aufbau von Gruppenfähigkeit und Kohäsion Information über Symptomatik intrapsychische und interaktionelle Funktionalität Vermittlung von Bewältigungsstrategien Anleitung für Veränderungsschritte	Betroffene Experten plus
		Information über Symptomatik, Anleitung zum Co-Therapeuten	Angehörige
PHASE	6.–8. Sitzung	Erlernen von Coping mit Symptomatik (Selbstbeobachtung, Rollenspiel, Hausaufgaben) Exposition mit Reaktionsverhinderung Aufbau von Alternativverhalten Bearbeiten individueller Problembereiche	Betroffene Experten plus
		Problembearbeitung	Angehörige
ABLÖSEPHASE	9.–10. Sitzung	Intervention der Experten nach Bedarf eigenständige Durchführung der Sitzungen Bearbeitung individueller Problembereiche Ausbau des Selbsthilfepotentials	Betroffene Experten plus
		Problembearbeitung	Angehörige
SELBSTHILFE	Ab 11. Sitzung	Gruppe arbeitet in Selbsthilfe Übergang in Langzeit-Selbsthilfegruppe Bearbeitung eigener Themen eigenständiger Einsatz der erlernten Techniken und Verfahren	Betroffene 1x/Monat Hilfestellung durch Experten plus
		arbeiten in Selbsthilfe	Angehörige

Bisherige Ergebnisse

Bisher nahmen 20 PatientInnen (12 Frauen) an den Gruppensitzungen teil. Der durchschnittliche Yale-Brown-Obsessive Compulsive-Scale -Y-BOCS- Wert (Hand und Büttner-Westphal 1991) vor der Behandlung war für die gesamte Population 26.9±5.8, nach der Teilnahme an der Gruppentherapie war der durchschnittliche Y-BOCS-Wert 16,6±8,8 (p=0,023). Vor und nach Therapie Werte wurden mit Wilcoxon Matched-Pairs Signed-Ranks Test verglichen. Neben der Evaluation der Symptomreduktion schätzten die TeilnehmerInnen auf einer 4-stufigen Skala (0=nicht hilfreich/nicht verbessert bis 4=extrem hilfreich/extrem verbessert) ein, inwieweit sie subjektiv die Gruppe als hilfreich erlebt hatten und auf welche Bereiche sich eine Verbesserung auswirkt. Als sehr hilfreich wurden Hausaufgaben ($\bar{x}$=3,1), Information von seiten der Therapeuten ($\bar{x}$=3) und die Erfahrung nicht der/die einzige mit Zwängen zu sein ($\bar{x}$=3), erlebt. Auch Expositionsübungen während der Sitzungen ($\bar{x}$=2,8) und die multiplen Familiengruppen ($\bar{x}$=2,4) wurden als hilfreich beurteilt. Das Wissen über die Zwangsstörung ($\bar{x}$=3) und das Erkennen der Funktionalität ($\bar{x}$=2,9) haben sich deutlich gebessert. Die Häufigkeit des Auftretens der Zwangssymptome hat sich stark reduziert ($\bar{x}$=2,9), was zu einer Verbesserung der Alltagsbewältigung ($\bar{x}$=2,8) und zu einer Erhöhung des subjektiven Wohlbefindens ($\bar{x}$=2,8) geführt hat.

Die bereits erwähnten Familiensitzungen, bei denen mehrere Familien inklusive der PatientInnen gemeinsam arbeiten, wurden sowohl von den Angehörigen als auch von den PatientInnen mehrheitlich als positiv bewertet und als hilfreich angesehen. Hier war vor allem von seiten der Angehörigen ein großer Wunsch nach Information und Aufklärung vorhanden. Von den bisher insgesamt 20 PatientInnen brachten 13 (65%) einen oder mehrere Angehörige zu den Sitzungen mit.

Zusammenfassung

Die ersten Ergebnisse sprechen dafür, daß das Gruppentherapiemodell bei entsprechender Motivation der TeilnehmerInnen ein geeignetes therapeutisches Vorgehen zur Behandlung von Zwangsstörungen auf Symptomebene, aber auch hinsichtlich intrapsychischer und interaktioneller Funktionalitäten darstellt. Es handelt sich um ein relativ ökonomisches Verfahren, das in der hier vorgestellten Form einer größeren PatientInnengruppe die Teilnahme ohne allzu lange Wartezeiten ermöglicht. Die Weiterführung in Form einer Selbsthilfegruppe entspricht den Bedürfnissen dieser PatientInnengruppe.

Literatur

Hand I, Büttner-Westphal H (1991) Die Yale-Brown Obsessive Compulsive Scale (Y-BOCS) ein halbstrukturiertes Interview zur Beurteilung des Schweregrades von Denk- und Handlungszwängen. Verhaltenstherapie 1: 223

Hand I, Tichatzky M (1979) Behavioral group therapy for obsessions and compulsions. In: Sjöden PO (ed) Trends in behavior therapy. Academic Press, New York

Münchau N, Hand I, Schaible R, Lotz C, Weiss A (1996) Aufbau von Selbsthilfegruppen für Zwangskranke unter verhaltenstherapeutischer Expertenanleitung: Empirische Ergebnisse. Verhaltenstherapie 6: 143

Spitzer RL, Williams JBW, Gibbon M, First M (1990) Strukturiertes klinisches Interview für DSM-III-R, Patienten Edition, SKID-P, Version 1.0. American Psychiatric Press, Washington

Zitterl W, Demal U, Aigner M, Lenz G (1998) Die Ambulanz für Zwangsstörungen an der Universitätsklinik für Psychiatrie Wien. In: Lenz G, Demal U, Bach M (Hrsg) Spektrum der Zwangsstörungen. Springer, Wien New York

Zwangsstörung, Angst, Depression

H.G. Zapotoczky

Einleitung

Die Beziehungen zwischen Angst und Depression sind wenigstens in Ansätzen wissenschaftlich bearbeitet worden, deshalb soll zunächst dieser Fragestellung nachgegangen werden; anschließend wird dieselbe Problematik im Zusammenhang mit Zwangsstörungen und Depressionen erörtert. Und nicht zuletzt soll die Frage ventiliert werden, ob Zwangsstörungen überhaupt unter Angststörungen subsumiert werden können. Die Thematik ist höchst aktuell und wurde bisher unter dem Aspekt der Komorbidität abgehandelt. Vorweg soll festgehalten werden, daß Angst, Depression und Zwangsstörungen Syndrome und keine Krankheitsentitäten darstellen, so daß es angebracht erscheint, nicht von Komorbidität sondern von Co-Syndromatik zu sprechen.

Die Beziehungen von Angst und Depression

Ängste äußern sich bei depressiven Menschen in Form von Versagensängsten genereller Natur oder als spezifische Phobien (Akrophobie, Agoraphobie etc.). Es ist auch bekannt, daß nach lang andauernden Angstzuständen depressive Beeinträchtigungen auftreten und die Ängste abnehmen (Wolpe 1973). Prinzipiell sind folgende Variationen denkbar (Stavrakaki und Vargo 1986, Van Praag 1990)

1. Unitary position – zwischen den beiden Syndromen besteht lediglich ein quantitativer Unterschied – sie münden in eine Entität.
2. Pluralistic position – es besteht ein qualitativer Unterschied zwischen den beiden Syndromen.
3. Der Unterschied ist quantitativer und qualitativer Natur, es handelt sich also um zwei von einander unabhängige Syndrome.
4. Eine Störung prädisponiert zum Auftreten der jeweils anderen; es ist demnach eine Bedingungskonstellation anzunehmen, die in beide Syndrome hineinwirken kann.

Die Co-Syndromatik von Depression und Angst ist gut dokumentiert. Tabelle 1 gibt einen kurzen Überblick über die Frequenz depressiver Syndrome bei Angststörungen.

Geht man den einzelnen Positionen näher nach, ist zunächst die zeitliche Abfolge von Bedeutung. Je nachdem, ob zuerst ein depressives Syndrom aufgetreten ist und danach ein

Tabelle 1. Frequenz depressiver Syndrome bei Angststörungen

CLANCEY und NOYES (1978) NOYES et al. (1980)	Gen. Angststörung Panikstörung }	44% sek. Depression
CLONINGER et al. (1981)	Panikstörung	75% sek. Depression
MUNIJACK und MOSS (1981)	Agoraphobie und Panikstörung	41% sek. Depression
DEALY et al. (1981)	männl. Pat. Gen. Angststörung weibl. Pat. Panikstörung Panikstörung	25% 48,5% } sek. Depression 53%
BREIER et al. (1984) CHARNEY et al. (1986)	Panikstörung Agoraphobie }	68 - 70% primäre oder sek. Depression (50:50)
MANCUSO et al. (1993)	Gen. Angststörung	11% Dysthymie 7% Major Depression

Angstsyndrom bzw. vice versa, kann man eine primäre von einer sekundären Depression unterscheiden.

In einer eigenen Studie (Nutzinger et al. 1990) ließen sich bei 29 Herzphobikern (PanikpatientInnen) in beinahe 83% depressive Störungen miterheben. Diejenigen PatientInnen, die lediglich eine Angststörung aufwiesen, also weniger psychopathologische Merkmale boten, hatten bessere Therapieerfolge als die kombinierte Gruppe. Lagen sowohl Angststörungen als auch depressive Störungen bei einem Patienten vor, hatten jene Herzphobiker, deren depressive Störungen episodisch verliefen, eine bessere Prognose als Herzphobiker mit einem chronischem Verlauf der Depression. Jene mit einem episodischem Verlauf der depressiven Störung wiesen in der Mehrzahl (und statistisch signifikant – $p \leq 0,05$) eine primäre Depression auf, jene PatientInnen mit einem chronischen Verlauf ihrer Depression eine sekundäre depressive Beeinträchtigung. Dies heißt zusammenfassend, daß die PatientInnen mit primärer Depression einen episodischen Verlauf und eine bessere Prognose zeigten als PatientInnen mit sekundärer Depression und mit einem chronischen Verlauf derselben.

Befunde aus letzter Zeit sprechen dafür, daß hinter der Co-Syndromatik von Angststörungen und Depression signifikant häufiger Persönlichkeitsentwicklungsstörungen erhoben werden können (Langs et al. eingereicht), wobei PatientInnen mit agoraphoben Störungen signifikant häufiger sekundäre depressive Beeinträchtigungen aufweisen.

Zwangsstörungen und Depression

Auch bei der Co-Syndromatik dieser beiden Störungen lassen sich ähnliche Verhältnisse wie bei der Angststörung ableiten. In einer eigenen Studie (Demal et al. 1992, 1993) von 62 PatientInnen mit Obsessive Compulsive Disorder (OCD) zeigten 21% keine Co-Syndromatik, 29% eine primäre Depression, 37% eine sekundäre Depression. Bei 13% der PatientInnen war die Unterscheidung primär versus sekundär nicht erhebbar. PatientInnen ohne ein zusätzliches depressives Syndrom haben wie die AngstpatientInnen eine bessere Prognose. Eine Differenzierung der depressiven Störung in primäre und sekundäre Manifestation ergab keine weiteren Aufschlüsse im Hinblick auf die Prognose. Diese hing vom Verlauf der Zwangssymptomatik ab; sie zeigte sich bei episodischen Verläufen mit totaler Remission (11,3%), bei episodischen Verläufen mit Teilremission (24,2%) sowie bei kontinuierlichen Verläufen mit stetiger Verbesserung der Zwangssymptomatik (27,4%) als gute Prognose. Lediglich bei Verläufen mit gleichbleibend unveränderter Zwangssymptomatik (27,4%) und bei Verläufen mit steter Verschlechterung (9,7%) war die Prognose schlecht.

Zur Zuordnung von Zwangsstörungen in die Gruppe der Angststörungen

Die klinische Symptomatik der Zwangsstörungen ist durch eine Vielzahl von Merkmalen gekennzeichnet, die sich von Angststörungen deutlich unterscheiden. Bereits in ihrer äußeren Erscheinungsform sind Zwangssymptome heterogen (Süllwold und Herrlich 1994). Es steht kein direktes Vermeidungsverhalten im Vordergrund der klinischen Symptomatik wie bei den Angststörungen sondern der Zwang, bestimmte Handlungen ausführen zu müssen. Dieser wird von den PatientInnen als sinnlos erkannt; der Patient steht unter einer „kognitiven Dissonanz", d.h. er leistet subjektiv Widerstand gegen die Ausführung dieser Handlung. Der Patient ist unschlüssig, es bereitet ihm Unbehagen, die Handlung nicht durchzuführen. Schließlich führt er die Handlung bis zur Erschöpfung aus. Oft werden von den PatientInnen andere Rituale oder Zwänge eingesetzt, um die Zwangshandlung zu stoppen. Dadurch weiten sich die Zwänge aus; während sich bei Angstsyndromen eine häufig lineare Beziehung zwischen umschriebenen auslösenden Stimuli und der Angstreaktion ableiten läßt, begegnen wir bei PatientInnen mit Zwangsstörungen oft einem Labyrinth von Bedingungen und Abhängigkeiten, das undurchschaubar ist und sich stetig weiterentwickeln kann. Der Beginn von Zwangsstörungen ist etwa 10 Jahre früher als der Ausbruch von Angststörungen anzusetzen (Rachman and Hodgson 1980, Rasmussen und Eisen 1992, Zapotoczky und Hofmann 1995). Die Interaktion der Zwangskranken mit ihren Angehörigen unterscheidet sich von derjenigen von AngstpatientInnen.

Während sich der Phobiker in seiner Selbsteinschätzung als dominanter, unkontrollierter und depressiver als die Normalbevölkerung bewertet, und von seinem Partner in der sozialen Resonanz, in der sozialen Potenz und in seiner Kontrolliertheit überschätzt wird, weisen der Zwangspatient und sein Partner ein anderes Profil auf; ZwangspatientInnen schätzen sich selbst als durchschnittlich kontrolliert (also nicht als zwänglich) ein und als durchschnittlich sozial

Tabelle 2. Unterschiede zwischen Angst- und Zwangsstörungen

	ZWANGSSTÖRUNG	ANGSTSTÖRUNG
Symptomatik	kognitive Dissonanz	Vermeidungsverhalten
Reiz- Reaktionsabläufe	nur auf Umwegen erfahrbar	direkt erhellbar
Krankheitsbeginn	mit 20–25 a	zehn Jahre später
Co-Syndromatik	mit allen psychiatr. Störungen	mit allen psychiatr. Störungen
Interaktionen mit Partnern	Kontrollverhalten wird als angemessen empfunden. Bestätigung in der Normenauffassung durch den Partner	Partner überschätzt den Patienten hinsichtlich sozialer Resonanz, sozialer Potenz und Kontrolliertheit
Ansprechen auf Medikamente	Schlecht auf Tranquilizer und TCA (mit Ausnahme von Clomipramin) gut auf SSRI	Gut auf Tranquilizer, TCA, SSRI und andere Antidepressiva
Verhaltenstherapeutische Verfahren	Response-prevention Gedankenstopp	Flooding System. Desensibilisierung

potent. Darin könnte zum Ausdruck kommen, daß der Zwangspatient sein tatsächliches Kontrollverhalten als angemessen empfindet. Aber auch die Partner von ZwangspatientInnen schätzen die Eigenschaften ihres Partners so ein wie diese selbst. Dieses Ergebnis kann in der Weise interpretiert werden, daß der Zwangspatient und sein Partner offenbar andere Normenauffassungen vertreten als dies in der Durchschnittsbevölkerung der Fall ist (Güttel und Radbauer 1988).

Eine weitere wichtige Unterscheidung betrifft das verschiedene Ansprechen auf therapeutische Maßnahmen. PatientInnen mit Zwangsstörungen sprechen kaum auf Tranquilizer an. Darin unterscheiden sie sich von AngstpatientInnen, die häufig zu Tranquilizermißbrauch tendieren. Selbst bei Vorliegen einer depressiven Begleitsymptomatik bieten ZwangspatientInnen kaum positive Reaktionen auf trizyklische Antidepressiva – wenn man von der Abgabe von Clomipramin absieht, das aufgrund der starken serotoninergen Wirkungsweise die Zwangssymptomatik günstig beeinflussen kann. Die Reaktion auf selektive Serotonin-Wiederaufnahmehemmer (SSRI's), in höherer Dosierung verabreicht, ist sowohl im Hinblick auf die Zwangssymptomatik als auch auf die depressive Co-Syndromatik erfolgsversprechend (Montgomery et al. 1992). Die Kombination mit verhaltenstherapeutischen Verfahren erweist sich als optimal. Während AngstpatientInnen eine Abhilfe durch systematische Desensibilisierung und Flooding erfahren, sind bei ZwangspatientInnen Response-prevention und Gedankenstopp indiziert (Tabelle 2).

Zusammenfassung

Die Beziehungen zwischen Angst und Depression sind bis heute wissenschaftlich noch am ehesten abgeklärt worden. Hinter dieser Co-Syndromatik verbergen sich offenbar Persönlichkeitsentwicklungsstörungen, deren Bedeutung für die Aufrechterhaltung verschiedener Angststörungen der weiteren wissenschaftlichen Aufarbeitung bedarf.

Zwangsstörungen heben sich von Angststörungen schon dadurch ab, daß sie eine nicht so klare Beziehung zur Depression wie Angststörungen erkennen lassen. Charakteristika von Zwangsstörungen wie Alter bei der Erstmanifestation, klinische Ausgestaltung, Interaktionsmuster und Therapiemöglichkeiten stellen weitere Unterscheidungsmerkmale dar, die eine Zuordnung der Zwangsstörungen zu den Angststörungen bezweifeln lassen. Jedenfalls sind weitere Forschungsanstrengungen notwendig, um in diesem für die tägliche medizinische Praxis so wichtigen Bereich größere Klarheit zu schaffen.

Literatur

Breier A, Charney DS, Meninger GR (1984) Major depression in patients with agoraphobia and panic disorder. Arch Gen Psychiatry 41: 1129

Charney DS, Heninger GR, Price LH, Breier A (1986) Major depression and panic disorder: diagnostic and neurobiological relationships. Psychopharmacol Bull 22: 503

Clancey J, Noyes R (1978) Secondary depression in anxiety neurosis. J Nerv Ment Dis 166: 846

Cloninger CR, Martin RL, Clayton P, Guze SB (1981) A blind follow-up and family study of anxiety neurosis: preliminary analysis of the St. Louis 500. In: Klein DF, Rabkin J (eds) Anxiety: new research and changing concepts. Raven Press, New York, p 137

Dealy RS, Jshiki DM, Avery DH, Wilson LG, Dunner DL (1981) Secondary depression in anxiety disorders. Compr Psychiatry 22: 612

Demal U, Lenz G, Mayrhofer A, Zapotoczky HG, Zitterl W (1992) Zwangskrankheit und Depression: Retrospektive Untersuchung über den Langzeitverlauf. Verhaltensmodifikation und Verhaltensmedizin 13: 71

Demal U, Lenz G, Mayrhofer A, Zapotoczky HG, Zitterl W (1993) Obsessive compulsive disorder and depression, a retrospective study on course and interaction. Psychopathology 26: 145

Güttel B, Radbauer L (1988) Persönlichkeitsmerkmale und Wahrnehmungen von Bezugspersonen von Zwangs- und Phobiepatienten. Psychother Psychosom Med Psychol 38: 131

Langs G, Quehenberger F, Fabisch K, Klug G, Fabisch H, Zapotoczky HG (eingereicht) Role influence and patterns of personality disorders in panic disorder, patients with or without major depression. Br J Psyhiatry

Mancuso DM, Townsend MH, Mercante DE (1993) Long-term follow-up of generalized anxiety disorder. Compr Psychiatry 34: 441

Montgomery SA, Fineberg N, Montgomery D (1992) Phenomenology and differential diagnostic status of obsessive-compulsive disorder. In: Hand I, Goodman WK, Evers U (Hrsg) Zwangsstörungen. Neue Forschungsergebnisse. Springer, Berlin Heidelberg New York Tokyo, S 15–23

Munijack DJ, Moss HB (1981) Affective disorder and alcoholism in families of agoraphobics. Arch Gen Psychiatry 38: 869

Noyes Jr R, Clancy J, Hoenk PR, Slymen DJ (1980) The prognosis of anxiety neurosis. Arch Gen Psychiatry 37: 173

Nutzinger DO, Cayiroghlu S, Brumberger J, Kieffer W, Zapotoczky HG (1990) Prognosis of cardiac phobia. Psychopathology 23: 63

Rachman SJ, Hodgson RJ (1980) Obsessions and compulsions. Prentice Hall, Englewood Cliffs

Rasmussen SA, Eisen JL (1992) The epidemiology and differential diagnosis of obsessive-compulsive disorder. In: Hand I, Goodman WK, Evers U (Hrsg) Zwangsstörungen. Neue Forschungsergebnisse. Springer, Berlin Heidelberg New York Tokyo, S 1–14

Stavrakaki C, Vargo B (1986) The relationship of anxiety and depression: a review of the literature. Br J Psychiatry 149: 71

Süllwold L, Herrlich J (1994) Kasuistik: Therapieverläufe. In: Süllwold L, Herrlich J, Volk St (Hrsg) Zwangskrankheiten, Psychobiologie, Verhaltenstherapie, Pharmakotherapie. Kohlhammer, Stuttgart Berlin Köln

Van Praag (1990) Two-tier diagnosing in psychiatry. Psychiatr Res 34: 1–11

Wolpe J (1973) The practice of behavior therapy, 2nd ed. Pergamon Press, New York

Zapotoczky HG, Hofmann P (1995) Genetic and learning factors as major substrata for age-related psychopathological symptoms: concerning the question of a psychology of age. Psychopathology 28: 104

Eßstörungen

M. de Zwaan und A. Strnad

Die 4. Auflage des Diagnostischen und Statistischen Manuals der Amerikanischen Psychiatriegesellschaft (DSM-IV, APA 1994) definiert zwei Formen von Eßstörungen: Anorexia nervosa (AN) und Bulimia nervosa (BN). Tentativ wurde eine weitere Form von Eßstörung definiert, welche im Kern eine BN ohne gegensteuernde Maßnahmen darstellt und als Binge eating disorder (BED) bezeichnet wird. Die BED wurde in den Anhang des DSM-IV aufgenommen, in dem Störungen zusammengefaßt sind, die noch weiterer Forschung bedürfen, bevor sie als eigenständige Diagnose zugelassen werden (APA 1994).

Die Annahme, daß es sich bei der AN im Grunde um die Manifestation einer Zwangsstörung handelt, wird seit langem diskutiert (Palmer und Jones 1939). Du Bois (1949) schlug vor, die AN in „Zwangsneurose mit Kachexie" umzubenennen. Rothenberg (1986, 1988) schließlich meint, daß es sich bei den Eßstörungen um „moderne Varianten der Zwangsstörungen" handelt.

Über den Zusammenhang der AN mit Zwangsstörungen ist mehr bekannt, da die Störung bereits wesentlich länger als eigene diagnostische Entität besteht als die BN und vor allem die BED.

Der Zusammenhang zwischen Eß- und Zwangsstörungen kann aus verschiedenen Blickwinkeln betrachtet werden:

Komorbidität

In den meisten Untersuchungen findet sich eine außergewöhnlich hohe Komorbidität von Eß- und Zwangsstörungen, wenn auch die Zahlen durch Unterschiede in der PatientInnenselektion und der verwendeten diagnostischen Instrumente stark schwanken. Die Lebenszeitprävalenz von Zwangsstörungen bei PatientInnen mit AN und BN wird mit 15–37% (Hudson et al. 1987, Halmi et al. 1991, Schwalberg et al. 1992, Thiel et al. 1995a) angegeben. In einer früheren Untersuchung fanden Hudson et al. (1983) sogar eine Lebenszeitprävalenz von 69% bei „restriktiver" AN und von 44% bei „bulimischer" AN. Die wenigen Studien, die die Prävalenz von Zwangsstörungen bei PatientInnen mit BED untersucht haben, fanden Frequenzen von 0–4,5% (Marcus et al. 1990, Yanovski et al. 1993, Specker et al. 1994); dies entspricht den Werten, die in der Allgemeinbevölkerung gefunden werden.

Umgekehrt beträgt die Lebenszeitprävalenz von Eßstörungen bei PatientInnen mit Zwangsstörungen 6–12% (Kasvikis et al. 1986, Rubenstein et al. 1992, O'Rourke et al. 1994). Eine Untersuchung fand außerdem eine hohe Frequenz von kohlenhydratreichen Heißhungeranfällen bei Patientinnen (52%) und Patienten (44%) mit einer Zwangsstörung (O'Rourke et al. 1994).

Neben einer erhöhten Komorbidität findet man bei PatientInnen mit Zwangsstörungen erhöhte Werte in eßstörungsspezifischen Fragebögen, wie dem Eating Disorder Inventar (EDI) und dem Eating Attitude Test (EAT) (Pigott et al. 1991, Joffe und Swinson 1987). In ähnlicher Weise sind die Werte von zwangsspezifischen Fragebögen bei PatientInnen mit Eßstörungen im Vergleich zu einer gesunden Kontrollgruppe häufig erhöht, z.B. Leyton Obsessional Inventory (LOI), Yale-Brown Obsessive Compulsive Scale (Y-BOCS) (Solyom et al. 1982, Kaye et al. 1992).

Die Zwangssymptome bleiben bei PatientInnen mit Eßstörungen häufig verborgen, da selten auffällige Kontroll- oder Waschzwänge im Vordergrund stehen. Typischerweise findet man Zwangsgedanken, wie die Furcht, nicht das Richtige zu sagen oder peinliche Dinge zu tun, Beschäftigung mit Symmetrie, Genauigkeit und Ordnung oder den Drang, Dinge wissen oder erinnern zu müssen (Kaye et al. 1992). Weiters werden die Zwangssymptome häufig von der Eßstörung überschattet und die PatientInnen neigen dazu, die Zwangssymptomatik zu dissimulieren.

Zwanghafte Persönlichkeitsstörung

PatientInnen mit Eßstörungen, insbesondere mit AN, zeigen häufig Charakterzüge, die einer zwanghaften Persönlichkeitsstörung entsprechen (Tabelle 1).

Bei anorektischen PatientInnen wurden Prävalenzraten von zwanghafter Persönlichkeitsstörung von bis zu 60% (Wonderlich et al. 1990) gefunden. Im Gegensatz dazu liegt die Häufigkeit bei ZwangspatientInnen bei nur 6%. Die Prävalenzraten sind allerdings in den einzelnen Studien sehr unterschiedlich und schwanken bei AN von 3,3% (Piran et al. 1988) bis 60% (Wonderlich et al. 1990, Herzog et al. 1992) und bei BN von 0% (Gartner et al. 1989) bis 13% (Wonderlich et al. 1990).

Zwanghafte Züge sind in der Regel schon im Vorfeld der Eßstörung vorhanden, verstärken sich aber oft dramatisch in der Phase der Mangelernährung. Obwohl mit einer Reduktion

Tabelle 1. Persönlichkeitszüge (Eigenschaften), die als typisch für PatientInnen mit AN und BN angesehen werden (Literatur im Text)

– Perfektionismus	– Rigidität	– Emotionsarmut
– Gewissenhaftigkeit	– Eigensinn	– soziale Introvertiertheit
– Ordnungsliebe	– Unflexibilität	– mangelnde Spontaneität
– Ehrgeiz	– Angst vor Veränderung	– Vermeidung von Risiken
– Leistungsbezogenheit	– Skrupelhaftigkeit	– an Autoritäten angepaßt

zwanghafter Züge nach Wiederauffütterung gerechnet werden kann (Hsu et al. 1992, Jarry und Vaccarino 1996), können zwanghafte und perfektionistische Züge sowie der Drang nach Ordnung und Symmetrie oft noch Jahre nach Remission der Eßstörung nachgewiesen werden (Casper 1990, Gillberg et al. 1995, Srinivasagam et al. 1995, Bastiani et al. 1995). Zwanghafte Persönlichkeitsstörungen findet man auch gehäuft bei Familienmitgliedern eßgestörter PatientInnen, auch jener PatientInnen, die selbst die Kriterien dieser Persönlichkeitsstörung nicht erfüllen. Diese neuen Ergebnisse lassen die Hypothese zu, daß eine genetische Vulnerabilität für Zwanghaftigkeit besteht, die wiederum für die Entwicklung einer Eßstörung von Bedeutung sein könnte (Nagata et al. 1996).

Phänomenologie

Phänomenologisch findet man viele Gemeinsamkeiten zwischen Zwangs- und Eßstörungen. Beide Störungen zeigen einen frühen Beginn und neigen zu chronischem Verlauf (Holden 1990, McElroy et al. 1994). Die Symptomatik wird bei beiden Störungen häufig verborgen. Sowohl Eß- als auch Zwangsstörungen zeichnen sich durch eine Selbstverstärkung der Symptomatik („Zauberlehrlings-Syndrom") aus (Thiel et al. 1995b). Viele Symptome der Eßstörungen werden als sich aufdrängend („intrusive") erlebt und erinnern an Zwangsgedanken (ständiges Kalorienzählen, ständige Beschäftigung mit dem Gewicht und dem Körper und ständiges Denken an Essen) bzw. an Zwangshandlungen (Horten von Nahrungsmitteln, Eßrituale, Heißhungeranfälle und Erbrechen, sportliche Betätigung, Wiegen). Es besteht bei beiden Störungen eine hohe Komorbidität mit depressiven Störungen und eine hohe Prävalenz affektiver Erkrankungen in der Familie. Sowohl bei Eßstörungen als auch bei Zwangsstörungen wird der Dysregulation des serotonergen Systems eine bedeutende Rolle als Vulnerabilitätsfaktor zugesprochen (Hsu et al. 1993, Kaye et al. 1993, Jarry und Vaccarino 1996), eine Annahme, die durch das positive Ansprechen auf serotonerge Antidepressiva (SSRIs) unterstützt wird. Erste Ergebnisse einer placebo-kontrollierten Untersuchung konnten zeigen, daß Fluoxetin 10–30 mg/Tag bei PatientInnen mit restriktiver AN nach Gewichtsrestitution Rückfälle verhindern kann (Kaye et al. 1996). Ein Jahr nach Entlassung aus der stationären Therapie konnten 63% der PatientInnen mit Fluoxetin ihr Körpergewicht halten, im Gegensatz zu nur 16% der PatientInnen mit Placebo. Zusätzlich zeigten PatientInnen mit gutem Ansprechen auf Fluoxetin auch eine Reduktion von depressiver Verstimmung und Zwanghaftigkeit. Fluoxetin wurde auch in 2 multizentrischen Studien an 382 bzw. 398 bulimischen PatientInnen untersucht (FBNC Study Group 1992, Goldstein et al. 1995). Aufgrund der großen Erfahrung mit diesem Medikament, seiner erwiesenen Wirksamkeit auf die bulimische Symptomatik und seiner guten Verträglichkeit werden Fluoxetin und zunehmend auch andere SSRIs heute als Substanzen der ersten Wahl in der medikamentösen Behandlung der BN eingesetzt. Dabei scheint eine höhere Dosis (z.B. Fluoxetine 60 mg/Tag) wirkungsvoller zu sein als die zur Behandlung depressiver PatientInnen empfohlene Dosis.

In unserer Gesellschaft hat der Stellenwert von Essen, gesunder Ernährung, Schlankheit und Figur enorm zugenommen. Wenn man davon ausgeht, daß die spezielle Symptombildung der

Zwangsstörung der Prägung durch soziale Normen unterliegt, könnte man die Eßstörungen daher als „moderne Varianten der Zwangsstörungen" auffassen (Rothenberg 1986).

Es gibt jedoch auch bedeutende Unterschiede zwischen Zwangs- und Eßstörungen. Zwangsstörungen kommen bei beiden Geschlechtern etwa gleich häufig vor, Eßstörungen findet man zum überwiegenden Teil bei Frauen. Eßgestörte PatientInnen erleben ihre Denkmuster im Gegensatz zu zwanghaftem Verhalten als ich-nahe („ego-synton"). Die irrationale Angst vor Übergewicht, das zwanghafte „Dünn-sein-wollen" und die ständige Beschäftigung mit Gewicht und Körperformen wird von den PatientInnen meist als nicht krankheitswertig erlebt. Das ständige Gedankenkreisen um Nahrungsmittel und Nahrungsaufnahme wird im Gegensatz dazu meist als ich-fremd („ego-dyston") und sich-aufdrängend erlebt und erzeugt Leidensdruck (Holden 1990). Es findet sich keine erhöhte Prävalenz von Eßstörungen bei Angehörigen von Zwangskranken und ebenso keine erhöhte Prävalenz von Zwangsstörungen bei Angehörigen eßgestörter PatientInnen (Hsu et al. 1993). Bulimische PatientInnen zeichnen sich im Gegensatz zu ZwangspatientInnen vermehrt durch impulsive Verhaltensweisen aus (Selbstverletzung, Kleptomanie, Substanzabhängigkeit) (McElroy et al. 1994). Die bei Zwangsstörungen sehr effektiven verhaltenstherapeutischen Techniken scheinen bei eßgestörten PatientInnen nicht ausreichend zu sein. Rein verhaltenstherapeutische Techniken zur Wiederauffütterung können bei anorektischen PatientInnen einen Rückfall meist nicht verhindern. Reizexposition und Responseprävention scheinen für die Reduktion bulimischer Attacken alleine nur ungenügend wirksam zu sein. Der zusätzliche Einsatz kognitiver Techniken und andere psychotherapeutische Ansätze wie interpersonelle Psychotherapie und psychodynamische Therapien haben sich bei PatientInnen mit AN und BN im Gegensatz zu ZwangspatientInnen als wirksam erwiesen (Lee 1990, de Zwaan et al. 1996). Weiters sind bei bulimischen PatientInnen Antidepressiva unterschiedlicher Gruppen (nicht nur SSRIs) wirksam. Dies alles läßt den Schluß zu, daß Eßstörungen im Gegensatz zu anderen Zwangs-Spektrums-Störungen nur eine entfernte Verwandtschaft zur Zwangsstörung aufweisen (McElroy et al. 1994).

Die Frage der Bedeutung von Zwangssymptomen für den Verlauf und die Prognose der AN und BN ist noch offen. Häufig beginnt die Eßstörung vor der Zwangsstörung (Kasvikis et al. 1986) und die Zwangsstörung zeigt einen früheren Beginn bei einer Komorbidität mit AN (Fahy et al. 1993). Es gibt Hinweise darauf, daß eßgestörte PatientInnen in mehrfacher Hinsicht deutlich kränker sind („eßstörungsspezifische" und allgemeine Psychopathologie), wenn gleichzeitig eine Zwangsstörung besteht und daß das Vorhandensein von Zwangssymptomen einen ungünstigeren Langzeitverlauf der Eßstörung bedeutet (Thiel et al. 1995a). Ob jedoch in Abhängigkeit von der gleichzeitig bestehenden Zwangssymptomatik die Ableitung einer differentiellen Therapieindikation für eßgestörte PatientInnen möglich ist, kann heute noch nicht entschieden werden. Möglicherweise könnte der gezielte Einsatz von SSRIs die Prognose speziell dieser PatientInnengruppe verbessern (Pigott et al. 1994).

Literatur

American Psychiatric Association (1994) Diagnostic and statistical manual of mental disorders, 4th ed. American Psychiatric Association, Washington
Bastiani AM, Rao R, Weltzin T, Kaye WH (1995) Perfectionism in anorexia nervosa. Int J Eating Disord 17: 147
Casper RC (1990) Personality features of women with good outcome from restricting anorexia nervosa. Psychosom Med 52: 156
de Zwaan M, Karwautz A, Strnad A (1996) Therapie von Eßstörungen, Überblick über Befunde kontrollierter Psycho- und Pharmakotherapiestudien. Psychotherapeut 41: 275
Du Bois FS (1949) Compulsion neurosis with cachexia. Am J Psychiatry 106: 107
Fahy TA, Osacar A, Marks I (1993) History of eating disorders in female patients with obsessive-compulsive disorder. Int J Eating Disord 14: 439
Fluoxetin Bulimia Nervosa Collaborative Study Group (1992) Fluoxetine in the treatment of bulimia nervosa: a multicenter placebo-controlled double-blind trial. Arch Gen Psychiatry 49: 139
Gartner AF, Marcus RN, Halmi K, Loranger AW (1989) DSM-IIIR personality disorders in patients with eating disorders. Am J Psychiatry 146: 1585
Gillberg IC, Rastam M, Gillberg C (1995) Anorexia nervosa 6 years after onset, part I. Personality disorders. Compr Psychiatry 36: 61
Goldstein DJ, Wilson MG, Thompson VL, Potvin JH, Rampey AH (1995) Long-term fluoxetine treatment of bulimia nervosa. Br J Psychiatry 166: 660
Halmi KA, Eckert E, Marchi P, Sampugnaro V, Apple R, Cohen J (1991) Comorbidity of psychiatric diagnoses in anorexia nervosa. Arch Gen Psychiatry 48: 712
Herzog DB, Keller MB, Lavori PW, Kenny GM, Sacks NR (1992) The prevalence of personality disorders in 210 women with eating disorders. J Clin Psychiatry 53: 147
Holden NL (1990) Is anorexia nervosa an obsessive-compulsive disorder? Br J Psychiatry 157: 1
Hsu LK, Crisp AH, Callender JS (1992) Psychiatric diagnoses in recovered and unrecovered anorectics 22 years after onset of illness. Compr Psychiatry 33: 123
Hsu LK, Kaye W, Weltzin T (1993) Are the eating disorders related to obsessive compulsive disorder. Int J Eating Disord 14: 305
Hudson IJ, Pope HG, Jonas JM, Yurgelun-Todd D (1983) Phenomenologic relationship of eating disorders to major affective disorder. Psychiat Res 9: 345
Hudson JI, Pope HG, Yurgelun-Todd D, Jonas JM, Frankenburg FR (1987) A controlled study of lifetime prevalence of affective and other psychiatric disorders in bulimic outpatients. Am J Psychiatry 144: 1283
Jarry JL, Vaccarino FJ (1996) Eating disorder and obsessive-compulsive disorder: neurochemical and phenomenological commonalities. J Psychiatry Neurosci 21: 36
Joffe RT, Swinson RP (1987) Eating attitude test scores of patients with obsessive-compulsive disorder. Am J Psychiatry 144: 1510
Kasvikis YG, Tsakiris F, Marks IM, Basoglu M, Noshirvani HF (1986) Past history of anorexia nervosa in women with obsessive-compulsive disorder. Int J Eating Disord 5: 1069
Kaye WH, Weltzin TE, George Hsu LK, Bulik C, McConaha C, Sobkiewicz T (1992) Patients with anorexia nervosa have elevated scores on the Yale-Brown obsessive-compulsive scale. Int J Eating Disord 12: 57
Kaye WH, Weltzin TE, George Hsu LK (1993) Anorexia nervosa. In: Hollander E (ed) OCD Related disorders. American Psychiatric Press, Washington DC, p 49
Kaye WH, McConaha C, Nagata T, Plotnikov KH, Sokol MS, Weltzin TE, Hsu LKG, La Via MC (1996) Fluoxetine prevents relapse in a majority of patients with anorexia nervosa. Eating Disorders Research Society Meeting, November 15–17, 1996, Pittsburgh, USA
Lee S (1990) Anorexia nervosa and OCD. Br J Psychiatry 157: 778

Marcus MD, Wing RR, Ewing L, Kern E, Gooding W, McDermott M (1990) Psychiatric disorders among obese binge eaters. Int J Eating Disord 9: 69

McElroy SL, Phillips KA, Keck PE (1994) Obsessive compulsive spectrum disorder. J Clin Psychiatry 55 [Suppl]: 33

Nagata T, Kaye WH, Lilenfeld LR, Greeno CG, Merikangas K, Plotnicov KH, Pollice C, Rao R, Strober M, Bulik C, Nagy L (1996) Familial transmission of obsessive compulsive disorder and obsessive compulsive personality disorder in anorexia nervosa. Eating Disorders Research Society Meeting, November 15–17, 1996, Pittsburgh, USA

O'Rourke DA, Wurtman JJ, Wurtman RJ, Tsay R, Gleason R, Baer L, Jenike MA (1994) Aberrant snacking patterns and eating disorders in patients with obsessive compulsive disorder. J Clin Psychiatry 55: 445

Palmer HD, Jones MS (1939) Anorexia nervosa as manifestation of compulsive neurosis. Arch Neurol Psychiat 41: 856

Pigott TA, Altemus M, Rubenstein CS, Hill JL, Bihari K, L'Heureux F, Bernstein S, Murphy DL (1991) Symptoms of eating disorders in patients with obsessive-compulsive disorders. Am J Psychiatry 148: 1552

Pigott TA, L'Heureux F, Dubbert B, Bernstein S, Murphy DL (1994) Obsessive compulsive disorder: comorbid conditions. J Clin Psychiatry 55[Suppl]: 15

Piran N, Lerner P, Garfinkel PE, Kennedy SH, Brouillette C (1988) Personality disorders in anorexic patients. Int J Eating Disord 7: 589

Rothenberg A (1986) Eating disorders as modern obsessive-compulsive syndrom. Psychiatry 49: 45

Rothenberg A (1988) Differential diagnosis of anorexia nervosa and depressive illness: a review of 11 studies. Compr Psychiatry 29: 427

Rubenstein CS, Pigott TA, L'Heureux F, Hill JL, Murphy DL (1992) A preliminary investigation of the lifetime prevalence of anorexia and bulimia nervosa in patients with obsessive compulsive disorder. J Clin Psychiatry 53: 309

Schwalberg MD, Barlow DH, Alger SA, Howard LJ (1992) Comparison of bulimics, obese binge eaters, social phobics and individuals with panic disorder on comorbidity across DSM-III-R anxiety disorders. J Abnorm Psychol 10: 675

Solyom L, Freeman RJ, Miles JE (1982) A comparative psychometric study of anorexia nervosa and obsessive neurosis. Can J Psychiatry 27: 282

Specker S, de Zwaan M, Raymond N, Mitchell JE (1994) Psychopathology in subgroups of obese women with and without binge eating disorder. Compr Psychiatry 35: 185

Srinivasagam NM, Kaye WH, Plotnicov KH, Greeno C, Weltzin TE, Rao R (1995) Persistent perfectionism, symmetry, and exactness after long-term recovery from anorexia nervosa. Am J Psychiatry 152: 1630

Thiel A, Broocks A, Ohlmeier M, Jacoby GE, Schüßler G (1995a) Obsessive-compulsive disorder among patients with anorexia nervosa and bulimia nervosa. Am J Psychiatry 152: 72

Thiel A, Ohlmeier M, Jacoby GE, Schüßler G (1995b) Zwangssymptome bei Anorexia und Bulimia nervosa. Psychother Psychosom Med Psychol 45: 8

Wonderlich SA, Swift WJ, Slotnick HB, Goodman S (1990) DSM-IIIR personality disorders in eating disorder subtypes. Int J Eating Disord 9: 607

Yanovski SZ, Nelson JE, Dubbert BK, Spitzer RL (1993) Association of binge eating disorder and psychiatric comorbidity in obese subjects. Am J Psychiatry 150: 1472

Die Behandlung der Binge-Eating-Störung mit Antidepressiva

B. Mangweth und H.G. Pope Jr.

Die „Binge-Eating"-Störung (Störung mit „Freßanfällen"), welche erstmals im Diagnostischen und Statistischen Manual psychiatrischer Störungen DSM-IV (APA 1994) enthalten war, gilt als die jüngste Eßstörung neben der Anorexia Nervosa und der Bulimia Nervosa. Dieses Krankheitsbild befindet sich noch im Forschungsvorfeld, d.h. ihr distinktiver und eigenständiger Charakter muß empirisch erst belegt werden. Obwohl sich die Diagnosekriterien der „Binge-Eating"-Störung deutlich von jenen der Anorexia Nervosa abgrenzen, entbehrt sie noch der Trennschärfe zur Bulimia Nervosa (non-purging type) und unterschiedlichen Formen der Adipositas. Sie zeichnet sich wie die Bulimia Nervosa durch wiederkehrende „Freßanfälle" aus, die nicht mit regelmäßigem Einsatz von kompensatorischen Verhaltensweisen einhergehen, jedoch deutliches Leiden verursachen (APA 1994).

Warum wird die „Binge-Eating"-Störung im Kontext der Zwangsstörung diskutiert und mit Antidepressiva behandelt? Dafür gibt es drei Gründe:

1) „Binge-Eating" an sich ist ein zwanghaftes, sich wiederholendes Symptom (vergleich: Zwangshandlung), das von der Person als sehr unangenehm und belastend beschrieben wird, jedoch nicht gestoppt werden kann. Zudem wird diese Eßstörung von Zwangsgedanken (Essen, Diät, Kalorien etc.) getragen (Marcus et al. 1988). Obwohl die „Binge-Eating"-Störung ähnlich wie die Anorexia Nervosa oder die Bulimia Nervosa durch Zwanghaftigkeit charakterisiert wird, erfüllen nur ein geringer Anteil Betroffener die vollen Kriterien für eine Zwangsstörung (Yanovski et al. 1993, Phillips et al. 1995)

2) Die „Binge-Eating"-Störung und „Major Depression" stehen in einem engen Zusammenhang. Die Rate der Lebenszeitkomorbidität dieser beider Erkrankungen ist höher als rein zufällig zu erwarten wäre. Diese Komorbidität resultierte in der antidepressiven Behandlung dieser neuen Eßstörung (Hudson et al. 1996)

3) Die „Binge-Eating"-Störung und die Bulimia Nervosa sind eng miteinander verwandt. Eine Anzahl placebo-kontrollierter Doppelblindstudien (Fluvoxetine Bulimia Nervosa Collaborative Group 1992, Goldstein et al. 1995, Mitchell et al. 1993, Hudson et al. im Druck) hat gezeigt, daß Antidepressiva unterschiedlicher Klassen positiv auf die Sympto-

me der Bulimia Nervosa wirken. Die Verwandtschaft der beiden Eßstörungen legt eine analoge Behandlung nahe.

Es gibt bisher zwei placebo-kontrollierte Studien, die trizyklische Antidepressiva bei der „Binge-Eating"-Störung bzw. der Bulimia Nervosa (non-purging type) untersucht haben, und deren Ergebnisse kontroversiell sind. Die Studie von McCann und Agras (1990) konnte eine deutlich überlegene Wirkung von Desipramin gegenüber Placebo aufzeigen – die Häufigkeit der „Freßanfälle", die Verminderung des Hungergefühls und die Verstärkung kontrollierten Essens betreffend.

Die Ergebnisse von Alger et al. (1991) erbrachten keine signifikanten Unterschiede in der Wirkung von Imipramin versus Placebo, d.h. der geringe Gewichtsverlust der Indexgruppe war ähnlich gering der Vergleichsgruppe.

Studien mit Serotonin Agonisten zeigen einheitlich signifikante Verbesserungen der „Binge-Eating"-Symptomatik und signifikanten Gewichtsverlust. Gardiner et al. (1993) und Prats et al. (1994) konnten in ihren offenen Studien mit Fluvoxamin bzw. Paroxetin eine signifikante Reduktion der „Freßanfälle" erzielen. Hudson et al. (nicht publiziert) und Stunkard et al. (1996) sind die bisher einzigen, die Serotonin Agonisten in kontrollierten Verfahren bei PatientInnen mit dem „Binge-Eating"-Syndrom untersucht haben.

Stunkard et al. behandelten 28 adipöse „Binge-Eater" mit d-Fenfluramin, einem Serotonin Agonist, der sowohl die Wiederaufnahme von Serotonin hemmt als auch die Ausschüttung von Serotonin induziert. Von den insgesamt 50 Probanden, die in die Studie aufgenommen wurden, sprachen 22 während der 4-wöchigen Wash-out-Phase positiv auf Placebo an, sodaß „nur" mehr 28 für die Indexgruppe verblieben. Die Studie lief über acht Wochen und zeigte eine

Tabelle 1. Studien über Antidepressiva bei BED

Studie	Medikation	Diagnose	Design	Ergebnisse
McCann und Agras (1990)	Desipramin	non-purging BN	placebo-kontroll.	Desipramin > Placebo
Alger et al. (1991)	Imipramin	BED mit Adipositas	placebo-kontroll.	Imipramin = Placebo
Gardiner et al. (1993)	Fluvoxamin	BED	offen	signifikante Verbesserung
Prats et al. (1994)	Paroxetin	BED	offen	signifikante Verbesserung
Hudson et al. (nicht publiziert)	Fluvoxamin	BED	placebo-kontroll.	Fluvoxamin > Placebo
Stunkard et al. (1996)	d-Fenfluramin	BED	placebo-kontroll.	d-Fenfluramin > Placebo

BED Binge-Eating Disorder; *BN* Bulimia Nervosa

signifikante Reduktion der „Freßanfälle" in der d-Fenfluramingruppe versus der Placebogruppe. Das Absetzen des d-Fenfluramin führte jedoch schon nach vier Monaten zu einem Rückfall in die ursprüngliche Intensität der Symptomatik.

Die Multicenter-Studie von Hudson et al. (nicht publiziert) erfaßte insgesamt 85 PatientInnen mit einer „Binge-Eating"-Störung, von denen 42 randomisiert der Fluvoxamin-Gruppe und 43 der Placebo-Gruppe zugeteilt wurden. Um die pharmakologische Wirkung von Fluvoxamin ausschließlich auf die „Binge-Eating"-Symptomatik zu beziehen, wurden PatientInnen mit einer gleichzeitig auftretenden oder erst kürzlichen (innerhalb des letzten Jahres) Major Depression und/oder Zwangsstörung ausgeschlossen. Die Ergebnisse dieser 9-wöchigen Doppelblindstudie zeigten eine signifikante Überlegenheit von Fluvoxamin gegenüber Placebo. Die Index-PatientInnen zeigten am Ende der Studie eine signifikante Verringerung der Anzahl der „Freßanfälle" (Reduktion (Median) 75% Fluvoxamin versus 40% Placebo). Die relativ hohe Ausfallsquote, primär bedingt durch die pharmakologischen Nebenwirkungen vor allem in der Fluvoxamingruppe, limitierte die Stichprobengrößen am Studienende (Fluvoxamingruppe: N=29; Placebogruppe N=38). Nachdem diesen 9 Wochen kein Follow-up folgte, gibt es noch keine Ergebnisse zur Langzeitwirkung von Fluvoxamin.

Die Ergebnisse dieser dargestellten Studien über die Behandlung der „Binge-Eating"-Störung mit Antidepressiva zeigen, daß Trizyklika sowie SSRIs wirksam in der Reduktion der Anzahl der „Freßanfälle" sind und damit auch zu einer mehr oder weniger ausgeprägten Gewichtsabnahme führen. Jedoch erweisen sich Serotonin Wiederaufnahmehemmer als Mittel der ersten Wahl, auch weil sie vom Nebenwirkungsprofil weniger Beeinträchtigung verursachen. Das positive Ansprechen antidepressiver Psychopharmaka bei einer Eßstörung, deren Charakteristikum regelmäßig wiederholende Freßanfälle sind, impliziert die Frage nach der Ursache des Wirkmechanismus. Es ist unwahrscheinlich, daß die Verbesserung der „Binge-Eating"-Symptomatik ein spezifischer d.h. distinktiver Effekt von Antidepressiva ist. Viel wahrscheinlicher scheint hier das „Affective Spectrum Disorder" Modell von Hudson und Pope (1991) Erklärung zu bieten. Dieses Modell basiert auf der Hypothese, daß die Major Depression, die Bulimia Nervosa, die Zwangsstörung und eine Anzahl anderer psychiatrischer und medizinischer Erkrankungen unterschiedliche Krankheitsbilder bzw. Ausprägungen einer in der ätiologischen Kette auftretenden Abnormalität, Störung oder Veränderung, die bedeutend für die Krankheitsentstehung und allen diesen Erkrankungen gemeinsam ist, sind.

Jedoch könnte sich der Wirkmechanismus von Antidepressiva auf die „Binge-Eating"-Störung auch durch den unspezifischen Appetithemmungseffekt von SSRIs erklären, der zu einer Reduktion der „Freßanfälle" und damit zum Gewichtsverlust führt. Jedoch erklärt diese Hypothese nicht den positiven Effekt von Triyzklika für die „Binge-Eating"-Störung, da diese Klasse von Antidepressiva im allgemeinen nicht appetithemmend ist.

Langzeitstudien und Follow-up Studien sowie spezifische Untersuchungen über die erst neu entdeckte „Binge-Eating"-Störung sind nötig, um Fragen der Therapieeffizienz zu beantworten.

Literatur

Alger SA, Schwalberg MD, Bigaouette JM, Michalek AV, Howard LJ (1991) Effect of tricyclic antidepressant and opiate antagonist on binge-eating behavior in normal-weight bulimic and obese, binge-eating subjects. Am J Clin Nutr 53: 865–871

American Psychiatric Association (1994) Diagnostic and statistical manual of mental disorders (DSM-IV), 4th ed. Washinghton

Fluoxetine Bulimia Nervosa Collaborative Study Group (1992) Fluoxetine in the treatment of bulimia nervosa: a multicenter, placebo-controlled, double blind trial. Arch Gen Psychiatry 49: 139–147

Gardiner HM, Freeman CPL, Jesinger KD, Collins SA (1993) Fluvoxamine: an open pilot study in moderately obese female patients suffering from atypical eating disorders and episodes of binging. Int J Obesity 17: 301–305

Goldstein DJ, Wilson MG, Thompson VL, Potving JH, Rampey AH (1995) Fluoxetine bulimia nervosa research group: long-term fluoxetine treatment of bulimia nervosa. Br J Psychiatry 166: 660–666

Hudson JI, Pope HG (1991) Affective spectrum disorder: does antidepressant response identify a family of disorders with a common pathophysiology? Am J Psychiatry 147: 552–564

Hudson JI, Carter WP, Pope HG Jr (1996) Antidepressant treatment of binge-eating disorder: research findings and clinical guidelines. J Clin Psychiatry 57 [Suppl 8]: 73–79

Hudson JI, Carter WP, Pope HG Jr (im Druck) Pharmacologic therapy of bulimia nervosa. In: Goldstein DJ (ed) The management of eating disorders. Humana Press, Totowa

Hudson JI, McElroy AL, Raymond NC, Crow S, Keck PA, Carter WP, Mitchell JE, Strakowski SM, Pope HG, Coleman B, Jonas JM (nicht publiziert) Fluvoxamine in the treatment of binge-eating disorder: a multicenter placebo-controlled double-blind trial

Marcus MD, Wing RR, Hopkins J (1988) Obese binge eaters: affect, cognitions and response to behavioral weight control. J Consult Clin Psychol 56: 433–439

McCann UD, Agras WS (1990) Successful treatment of non-purging bulimia nervosa with desipramine: a double-blind, placebo-controlled study. Am J Psychiatry 147: 1509–1513

Mitchell JE, Raymond N, Specker S (1993) A review of the controlled trials of pharmacotherapy and psychotherapy in the treatment of bulimia nervosa. Int J Eating Disord 14: 229–247

Phillips KA, Kim JM, Hudson JI (1995) Body image disturbance in body dysmorphic disorder and eating disorders: obsession or delusions? Psychiatr Clin North Am 8: 317–334

Prats M, Diez-Quevedo C, Avila C, Planell LS (1994) Paroxetine treatment for bulimia nervosa and binge eating disorder. Sixth International Conference on Eating Disorders, April, New York (Abstract 308)

Stunkard A, Berkowitz R, Tanrikut C, Reiss E, Young L (1996) d-fenfluramine treatment of binge eating disorder. Am J Psychiatry 153 (11): 1455–1459

Yanovski SZ, Nelson JE, Dubbert BK, Spitzer RL (1993) Association of binge eating disorder and psychiatric comorbidity in obese subjects. Am J Psychiatry 150: 1472–1479

Pathologisches Kaufen – Kaufzwang, Kaufrausch oder Kaufsucht?

I. Hand

Einleitung

„ICH KAUFE, ALSO BIN ICH"?
Einkaufen ist zu einem der beliebtesten Freizeitverhalten in den alten und neuen Industrieländern der Erde geworden. Zunehmend ersetzen „Shopping-Center", auf die „grüne Wiese" gebaut, den bisherigen städtischen oder auch ländlichen Lebensstil – in Deutschland besonders betrieben und beklagt in den neuen Bundesländern. Um dem bereits häufig geäußerten Vorwurf, Bürger würden durch vielschichtige und subtile Werbemaßnahmen zu passiven Konsumenten dressiert, zu begegnen, werden „Einkaufszentren" zunehmend in „Erlebnis-Welten" umgetauft und umfunktioniert (s. Ruhrgebiet). In einem Wirtschaftssystem, das auf stetige, möglichst hohe Wachstumsraten ausgerichtet ist, sind die „Konsum-Tempel" Zentren und zugleich Symbole einer materialistischen Weltanschauung geworden, in der es ein „Genug" nicht geben darf, da als dessen Resultat die Stagnation befürchtet wird.

„Psychologie Heute" zitierte in einem Interview mit Scherhorn, daß 5% der erwachsenen deutschen Bevölkerung nahezu kaufsüchtig, 20% starke Kompensations-Käufer seien (Scherhorn und Ernst 1993). Lejoyeux et al. (1996) vermuten eher eine Prävalenz von 1%.

Brauchen wir aber, was wir kaufen? Wollen wir be-halten („haben"), was wir dann besitzen? Wollen wir nutzen (ge-brauchen), was wir haben?

Ist der excessive Käufer auf den Akt des Kaufens („Kaufrausch"), den Zustand des Habens (DD: Hortzwang?) – oder die Nutzung, den Gebrauch oder den Verbrauch des Gekauften („Konsumrausch") fixiert? Die Antworten auf diese Fragen hätten weitreichende differentialdiagnostische Konsequenzen – die Fragen werden in den meisten Publikationen aber kaum gestellt oder diskutiert.

Ist excessives Kaufen heute „normal", eine Sucht, eine Zwangsstörung, eine Zwangsspektrum-Störung, eine Impulskontroll-Störung, eine Monomanie oder eine „Verhaltens-Exzess"-Störung?

Schon die Vielfalt der benutzten diagnostischen Zuordnungen läßt erkennen, daß wir diesen zeitgeist-spezifischen Verhaltensauffälligkeiten etwas ratlos gegenüberstehen. Die Kooperation zwischen den bisher bereits mit dieser Thematik befaßten Sozialforschern, Psychiatern und Psycho-/Verhaltenstherapeuten dürfte die Voraussetzung für weitere Klärung darstellen.

In den USA wurden in der 2. Hälfte der 80er Jahre vier, in Kanada im gleichen Zeitraum fünf größere Studien zum Thema publiziert (Übersicht in Scherhorn et al. 1990). Dabei wurden überwiegend die Begriffe „Compulsive Buying" oder „Compulsive Consumption" benutzt. In Deutschland publizierten Scherhorn et al. (1990) die erste größere Übersichtsarbeit über den internationalen Forschungsstand, wobei in diesem Artikel explizit für ein Suchtmodell („addictive buying") exzessiven Kaufens plädiert wurde. Der „Beweis" für die Kauf- „Sucht" wird aus drei Merkmalen abgeleitet: Zentralität des Kaufens; Symbolik der Kompensation; Kommerzialisierung der immateriellen Bedürfnisse. Kaufen symbolisiere Belohnung als Ersatz für persönliche Zuwendung (Scherhorn 1994). Aus der gleichen Arbeitsgruppe haben Reinbold et al. (1994) einen Sammelband zum „Konsumrausch" bei Jugendlichen herausgegeben. In diesem Band wird detaillierte Kritik an den als ursächlich vermuteten familiären und gesellschaftlichen Erziehungs- bzw. Sozialisationsprozessen geübt.

Auch im Bereich der stoffgebundenen Süchte wird seit längerem die Frage der „Konsumorientierung und Suchtgefährdung" (z.B. Lachnit und Kampe 1996) diskutiert.

In der „Publikumspresse" und in Fernseh-Talkshows wird dieses Problemverhalten – meist unter dem Begriff „Kaufsucht" – in letzter Zeit häufiger dargestellt, wobei aber durchaus aufklärende Hypothesen angeboten werden, z.B. „Innere Konflikte werden durch maßloses Einkaufen überdeckt" (Welt am Sonntag, 05.06.94, S. 30).

Ist „Kaufsucht" also eines von vielen Beispielen einer „versüchtelnden" – oder einer zunehmend „verzwängelnden" Gesellschaft? Unabhängig davon, welche Terminologie jeweils benutzt wird, überwiegt bei den Erklärungsmodellen bei weitem die Hypothese, daß exzessives Kaufen vor allem der Vermeidung unterschiedlich bedingter negativer Emotionen diene: Symbolisch werde innere Leere mit dem Gekauften zu füllen versucht; mangelndes Selbstwertgefühl solle durch den (werbungs-induzierten) Statuswert des Gekauften gehoben werden; der Akt des Kaufens bzw. die materielle Zuwendung sei von Eltern und Gesellschaft als Ersatzhandlung für fehlende persönlich-emotionale Zuwendung anerzogen. In diesem Zusammenhang sei ergänzend die Hypothese aufgestellt, daß ein Gutteil des exzessiven Kaufens in weit übertreuerten Mode-Boutiquen bei Frauen sowohl „Frustbewältigung" bei einem ständig zum Geldverdienen abwesenden (mangelnde Zuwendung durch „großzügige" Geldzuwendungen kompensierenden) Partner – und zugleich aggressive Vernichtung eines Teils des von ihm „sauer verdienten", von ihr nicht mehr geschätzten Geldes, darstellen kann.

Aus psychiatrischer Sicht kann exzessives Kaufen natürlich bei unterschiedlichsten Störungen, die die Selbststeuerung und die Impulskontrolle reduzieren, als Sekundärsymptomatik auftreten, z.B. bei: Schizophrenie; (Hypo-) Manie; (beginnendem) hirnorganischen Psychosyndrom; Zwangsstörung, z.B. Sammel- oder Hortzwang (evtl. auch Sammler-Persönlichkeit, s. Frost und Gross 1993). Im folgenden wird dessen Auftreten im Rahmen früher sog. „neurotischer" Störungen diskutiert.

Aktueller Forschungsstand zur Psychopathologie, Komorbidität und Funktionalität pathologischen Kaufens

Aufgrund der bisher nur wenigen publizierten empirischen Untersuchungen oder auch Fallberichte zur Psychopathologie, Komorbidität und Funktionalität pathologischen Kaufens werden die einzelnen Studien hier kurz angeführt und nicht unter bestimmte Unterthemen subsummiert.

Schlosser et al. (1994) beschreiben aus ihren Untersuchungsergebnissen an 46 zwanghaften Käufern den „typischen" als: Weiblich, Anfang 30, Beginn des Problemverhaltens im 18. Lebensjahr. Mehr als 66% der Stichprobe zeigten Lebenszeit-Komorbidität mit einer Achse I – Erkrankung – in erster Linie Angststörungen, Substanzmißbrauch und „mood disorders". Etwa 60% hatten eine zwanghafte, borderline oder ängstlich-vermeidende Persönlichkeitsstörung.

Christenson et al. (1994) verglichen je 24 zwanghafte und „normale" Käufer. Sie fanden dabei den folgenden „typischen Fall": Weiblich, Mitte 30, Beginn des Problemverhaltens etwa im 17. Lebensjahr und mittlerweile deutliche negative Konsequenzen des exzessiven Kaufens. Im Vergleich zur Kontroll-Stichprobe hatten die pathologischen Käufer eine höhere Lebenszeit-Prävalenz für Angststörungen, Substanzmißbrauch und Eßstörungen. Sie waren aktuell depressiver, ängstlicher und zwanghafter als die Kontrollgruppe. 67% beschrieben ein Kaufverhalten, das dem Zwangsverhalten im engeren Sinne ähnelte, 96% zeigten (auch) typische Merkmale einer Impulskontrollstörung.

McElroy et al. (1994) fanden bei 20 zwanghaften Käufern in über 95% eine „Lebenszeitdiagnose" einer „major mood disorder", bei 80% Angststörungen, bei 40% andere Störungen der Impulskontrolle und bei 35% Eßstörungen.

Faber et al. (1995) folgerten aus zwei eigenen Untersuchungen (Kaufverhalten von PatientInnen mit „binge-eating" vs. normalen Essern; Eßverhalten von zwanghaften vs. normalen Käufern), daß beide Störungsformen sehr ähnliche Merkmale aufweisen.

McElroy et al. (1995) empfehlen aus ihrer Literatur-Recherche über zwanghaftes Kaufen, Kleptomanie und binge-eating, daß alle drei Störungsformen am besten als „compulsive impulsive spectrum disorders" klassifiziert und zusammen als Untergruppe den „affective spectrum disorders" zugerechnet werden sollten.

Lejoyeux et al. (1996) folgern aus ihrer Literatur-Recherche, daß diese Störung am häufigsten als „kompensatorisches Kaufen" bei Depressionen, mit akut antidepressivem Effekt, vorkomme. Ähnlichkeiten zeigten sich zur Zwangsstörung, Sucht und Impulskontrollstörungen.

Krueger (1988), Gibs (1994) und Lejoyeux et al. (1995) schließen aus Fallbeispielen, daß zwanghaftes oder süchtiges Kaufen im Zusammenhang mit Depressionen auftritt, z.B. als Ausdruck versuchter Abwehr von Trauer, Einsamkeit oder Depression.

Specker et al. (1995) fanden bei einer Untersuchung pathologischer Spieler, daß bei 35% (nur bei 3% in der untersuchten Kontrollgruppe!) zwanghaftes Kaufen oder zwanghafte sexuelle Verhaltensmuster als Komorbidität vorlagen.

Die Operationalisierung von zwanghaftem oder süchtigem Kaufen mit Hilfe von Selbstrating-Skalen oder halbstrukturierten Interviews haben eine Reihe von Arbeitsgruppen mit mehr oder weniger guter testpsychologischer Absicherung versucht bzw. vorgenommen (Überblick über soziologische und epidemiologische Forschungen in Scherhorn et al. 1990, Christenson et al. 1994, Schlosser et al. 1994, Faber et al. 1995, Monahan et al. 1996).

Therapieansätze

Pharmakotherapie

Publikationen über systematische, kontrollierte Studien sind in den Literaturdiensten nicht zu finden. In den letzten Jahren wurden aber einige Pilot- bzw. explorative Studien, überwiegend mit Serotinin-Wiederaufnahme-Hemmern publiziert.

McElroy et al. (1991) beschrieben bei drei PatientInnen Teil- oder Vollremissionen des Kaufzwanges unter Fluoxetin, Bupropion oder Nortriptyline. Monahan et al. (1996) sowie Black (1996) beschrieben erste Behandlungsversuche mit Fluvoxamin. Die Indikation für eine Antidepressivabehandlung diskutieren mehrere Autoren. Aussagekräftige Therapiestudien sind nicht auffindbar.

Verhaltenstherapie

Ein auch in deutscher Sprache vorliegender Selbsthilfe-Ratgeber von Mohr-Catalano und Sonenberg (1996) ist schwerpunktmäßig verhaltenstherapeutisch ausgerichtet. Er enthält Anleitungen zur systematischen Selbstbeobachtung des Kaufverhaltens, zur Selbsterkenntnis der Ursachen und dann zum Selbstmanagement in den „Verführungssituationen". Die Begriffe Kaufzwang und Kaufsucht werden synonym benutzt.

Die therapeutengeleitete Anwendung der Reiz-Exposition („cue exposure") wurden von Bernik et al. (1996) kurz andiskutiert. Therapiestudien lassen sich bei einer Literaturrecherche über die letzten fünf Jahre nicht finden.

Eigene Modellbildungen

Seit Ende der 70er Jahre befassen wir uns in unserer Ambulanz mit Diagnostik- und Therapie-Studien zu Zwangsstörungen und Zwangs-Spektrum-Störungen. Bei letzteren liegt der Schwerpunkt beim pathologischen Glücksspielen. In jüngerer Zeit sind Studien zur Kleptomanie und zur Trichotillomanie, sowie klinische Erfahrungen zum pathologischen Kaufen hinzugekommen. Über die Forschungsschwerpunkte Zwangsstörungen einerseits und pathologisches Glücksspielen andererseits ergab sich eine kontinuierliche Auseinandersetzung mit der Frage, ob etwa Waschzwang eher eine Waschsucht oder die Spielsucht eher einen Spielzwang darstellt. Leben wir in einer „versüchtelnden" oder in einer „verzwängelnden" Gesellschaft? Stellen die „nicht-stoffgebundenen Abhängigkeiten" die „Sucht in Reinkultur" (ohne chemische Verunreinigung) dar, erlauben nur sie das direkte Studium des angeblichen Kernmerkmales der Sucht, nämlich der „psychischen Abhängigkeit" (z.B. Gross 1992)? Oder sprechen wir besser von

„Verhaltens-Exzessen" i.S. eskalierter Normalverhaltensweisen (Hand 1991), und sind diese ein „Ausweichverhalten" angesichts der Unfähigkeit, Emotionen adäquat wahrzunehmen und negative Emotionen adaptiv zu verarbeiten (ausführliche Diskussion in Hand 1992, 1997)?

In der Diskussion über die letzten 15 Jahre fällt auf, daß sich die Vertreter beider Modelle inhaltlich angenähert haben. Die Suchttherapien sind häufiger nicht mehr vom Abstinenz-Gebot (als „Symptomtherapie") als Kernelement der Behandlung geprägt. Unsere Therapien pathologischen Spielens beinhalten (im Gegensatz zur Behandlung der Zwangsstörung) kaum spezifische Symptomtechniken (s.unten). Die „Ursachen-Therapie" steht bei den Zwangs-Spektrum-Störungen im Vordergrund. Diese Entscheidung erfolgte frühzeitig und eher intuitiv aus den Erfahrungen mit den „Spielern". Nachträglich kann aufgrund des heutigen Forschungsstandes hypothetisch angenommen werden, daß Zwangsverhaltensweisen i.S. der Zwangsstörung ontogenetisch tief verwurzelte Reaktionsmuster auf territoriale Bedrohung und persönliche Verunsicherung darstellen (Baxter et al. 1996); sie werden bei Betroffenen aufgrund genetischer wie lebensgeschichtlicher Einflüsse sehr viel rascher getriggert als bei anderen Personen und haben aufgrund ihrer „Verankerung" eine hohe Persistenz-Reaktion als „Pseudo-Coping". Beim Säubern, Waschen, Ordnen, Putzen und beim territorialen Abgrenzungsverhalten liegen also gleichsam „vorprogrammierte" Verhaltens-Stereotypien vor. Demgegenüber stellen die „modernen" stereotypen Verhaltensmuster – wie pathologisches Spielen, pathologisches Kaufen und „Kleptomanie" – zeitgeistbedingte „neue" Stereotypien mit viel leichterer Auflösbarkeit dar. Bei Behebung der „Ursachen" ist dieses Verhalten daher auch ohne spezifische Symptom-Interventionen sehr viel leichter wieder ablegbar als getriggerte, in tieferen Gehirnschichten gespeicherte „Überlebens-Schaltkreise".

Symptombezogene Interventionen finden bei unseren jetzigen experimentellen Therapien der Zwangs-Spektrum-Störungen nur hinsichtlich einer „in-vitro" Konfrontation mit der negativen Befindlichkeit, die bei Unterlassen des spezifischen Verhaltensexzesses auftritt, statt (also keine therapeutenbegleiteten, übenden Besuche von Kaufhäusern oder Casinos). Es handelt sich um die Erweiterung unseres Modelles des „Exposition-Reaktions-Managements" (ERM; Hand 1993) bei Angst- und Zwangsstörungen, hin zur Exposition zu jeder Art negativer Emotionen. Die Zielsetzung ist dabei nicht nur der letztendliche Abbau dieser Emotionen, sondern auf dem Wege dorthin die Klärung und Präzisierung der tatsächlich auftretenden Emotionen und der dadurch freigesetzten Kognitionen. Auf diese Weise werden auch die biographische und die Verhaltensanalyse, die Selbsterkenntnis und die Ursachenklärung durch die Exposition vertieft. Dadurch werden die Erfolgsaussichten der Ursachentherapie (vor allem im Bereich von Entwicklungs-Defiziten) oft deutlich verbessert. Die Konzentration auf den emotionalen Aspekt von Verhalten ermöglicht eine Zusammenführung ähnlicher Hypothesen aus der Suchtforschung (Gazzaniga 1992) und der Neuropsychologie. Diese interpretieren Sucht als den Versuch eines „time out" für unerträglich erscheinende mentale oder emotionale Zustände, betonen die Ähnlichkeit mit der Zwangsstörung und gelangen auch zu einem Modell von „Verhaltensexzessen" i.S. einer extremen Beschäftigung mit einem „Normalverhalten" (Gazzaniga 1992).

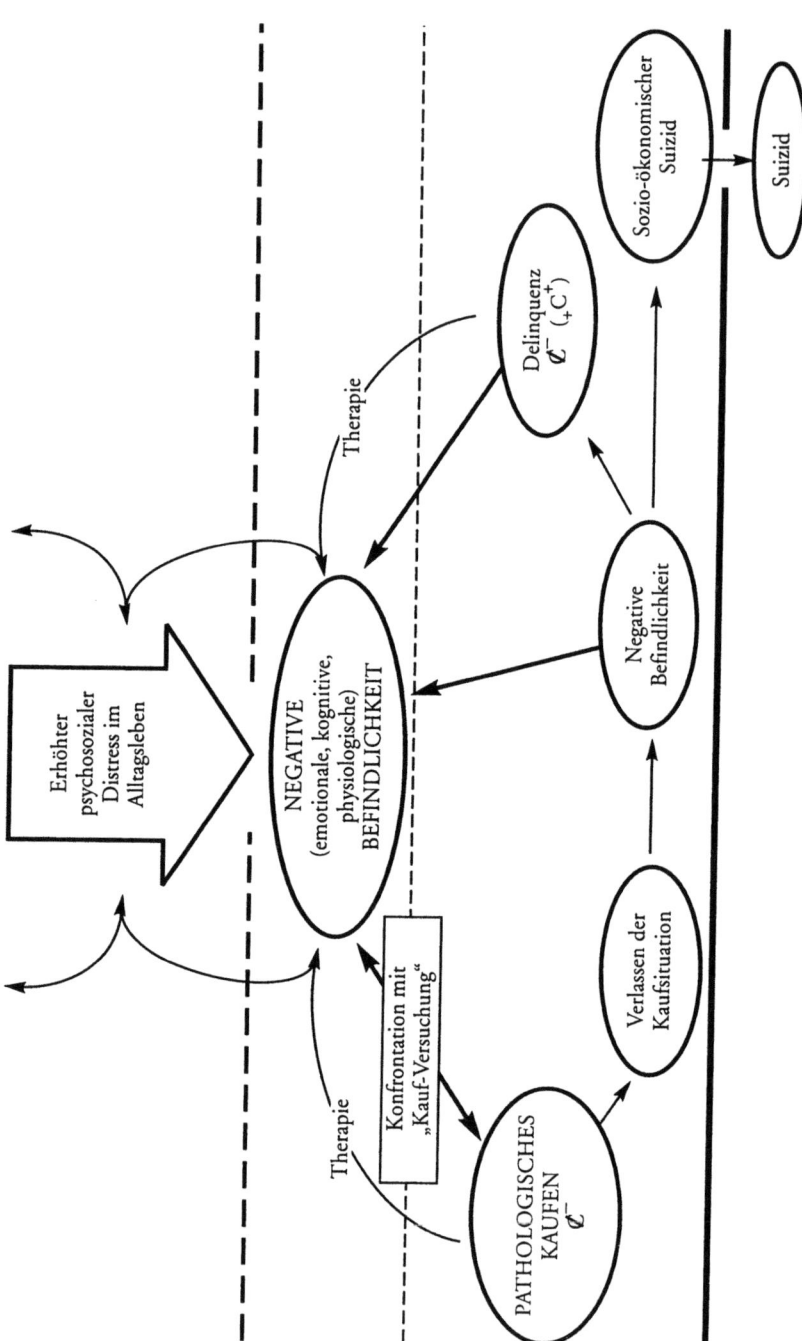

Abb. 1. Pathologisches Kaufen. Ein Neurosen oder Negative Verstärkungs-Modell

"SOZIALES" KAUFEN	PATHOLOGISCHES KAUFEN	"SÜCHTIGES" KAUFEN
C+ Modell Positive Verstärkung	C− Modell Negative Verstärkung	Prä-suizidales Verhalten

– FREUDE, SPASS
– STIMULATION
  Überwindung von Langeweile
– "NOW-ISM"
  Erfüllen von werbungsinduzierten Bedürfnissen
– ERHÖHUNG DES SELBSTWERTGEFÜHLES
  durch gekauftes Statussymbol
MATERIALISTISCHE LEBENSZIELSETZUNG
	– AKTIVE VERMEIDUNG
	  ("ESCAP(E)-ISM")
	  negativer Befindlichkeit
	– Leben = "Schmerz"
	  (Trauer, Depression, Angst, Aggression, Schuldgefühle, "Leere-Gefühl")
	MANGEL AN LEBENSZIELSETZUNG
	(bzw. an "SINNORIENTIERUNG")
		– SELBSTZERSTÖRUNG
		  (ökonomisch, sozial)
		  durch exzessive Kaufschulden
		– FREMDGEFÄHRDUNG
		  (insbesondere von PartnerIn)
		  durch exzessive Kaufschulden
		  bei dessen/deren Haftung
		– VERLUST DER LEBENSZIELSETZUNG
		– "UNGEWUSSTE" SUIZIDALITÄT

Abb. 2. Soziales Kaufen – pathologisches Kaufen – süchtiges Kaufen: ein sozio-behaviorales Modell

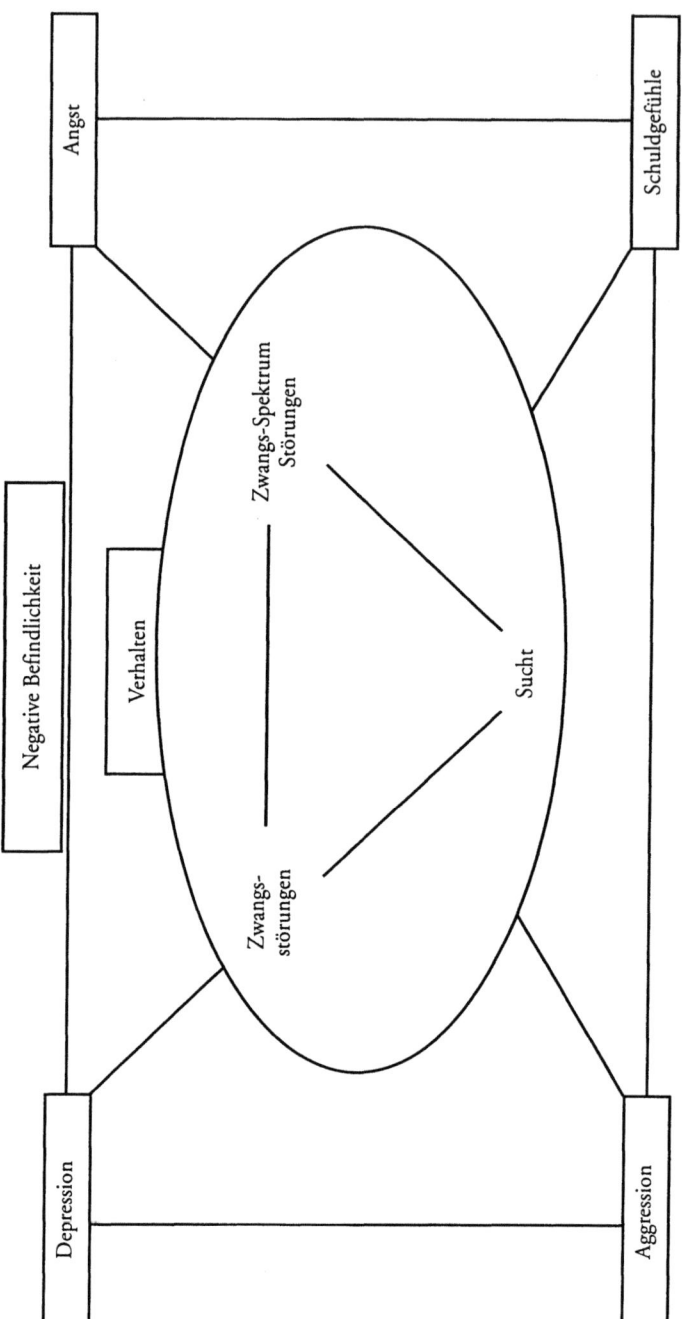

Abb. 3. Negative Befindlichkeit und Verhaltensstörungen

Abschließend sei hier ein hypothetisches Modell pathologischen Kaufens vorgestellt, das direkt aus unserem Modell pathologischen Spielens (Hand 1992) abgeleitet worden ist, und in das sich die bisherigen Befunde und Hypothesen aus der Literatur (auch der Literatur zur „Kaufsucht") gut einordnen lassen. Die daraus sich ergebenden therapeutischen Konsequenzen (wiederum in enger Anlehnung an das Behandlungsprogramm für pathologische Spieler) sind hinsichtlich ihrer Effizienz allerdings noch zu überprüfen.

In Abb. 1 wird ein hypothetisches Modell zur Entstehung und Aufrechterhaltung pathologischen Kaufens auf der Basis der Vermeidung negativer (emotionaler, kognitiver oder physiologischer) Befindlichkeit im weitesten Sinne vorgestellt.

In Abb. 2 werden in einem Modell weitere Formen exzessiven Kaufens, nämlich das soziale Kaufen einerseits und das präsuizidale Kaufen andererseits, mit dem Modell aus Abb. 1 in ein Kontinuum bei der Krankheitsentwicklung von Normalverhalten bis zu suizidalem Verhalten gebracht, wobei Ergebnisse der Konsumforschung bzw. der Soziologie von Konsumverhalten in das klinische Modell einfließen.

Noch allgemeiner könnten spezifische Untergruppen von PatientInnen aus den jeweiligen Diagnosegruppen (diese sind in sich heterogen zusammengesetzt!) Zwangsstörung, Zwangsspektrum-Störung und Sucht nach einem Modell gestörter Emotions-Wahrnehmung, -Bewertung und -Verarbeitung zusammengefaßt werden. Da jeweils funktional ähnliche, wenn auch verhaltensphänomenologisch unterschiedliche Eskalationen von „Normalverhaltensweisen" vorliegen, könnten sie neutral und übergreifend als Verhaltensexzesse bezeichnet werden.

Der jeweilige Verhaltensexzess dient, wie dargestellt, vor allem der Vermeidung negativer Befindlichkeit, er wird also durch negative Verstärkung aufrechterhalten (siehe Abb. 3).

Trotz der phänomenologischen Unterschiede der verschiedenen Verhaltensexzesse können sie aufgrund ihrer funktionalen Ähnlichkeit mit multimodaler Verhaltenstherapie vermutlich sehr ähnlich behandelt werden. Soweit Psychopharmaka die jeweils identifizierte negative Befindlichkeit reduzieren können, muß hypothetisch von einer guten Wirkungschance zumindest über einen kürzeren Zeitraum ausgegangen werden. Da die ursächlichen Bedingungen und Funktionen durch die Medikation bei den meisten PatientInnen nicht wesentlich verändert werden, dürfte die Wirksamkeit nach einiger Zeit unter den weiterbestehenden hohen Belastungen nachlassen und bei Absetzen bei der Mehrzahl der PatientInnen verlorengehen. Als Überbrückungsmaßnahme und zur Erhöhung der Lebensqualität während Wartezeiten käme ihnen in der gegenwärtigen Versorgungssituation bei Nachweis dieser hypothetisch postulierten Wirksamkeit eine deutliche Bedeutung bei.

Sowohl im Hinblick auf die laufenden Modellbildungen wie auch die Versorgungsnotwendigkeiten für die recht große Anzahl solcher PatientInnen ist systematische, vergleichende Therapieforschung im gesamten Bereich der nicht-stoffgebundenen Abhängigkeiten bzw. Zwangs-Spektrum-Störungen bzw. Verhaltensexzesse dringlich indiziert.

Literatur

Black D (1996) Compulsive buying – a review. J Clin Psychiatry 57 [Suppl 8]: 50–55
Baxter L, Saxena S, Brody A, Ackermann R (1996) Brain mediation of obsessive compulsive disorder symptoms. Semin Clin Neuropsychiatry 1: 32–47

Bernik M, Ackermann D, Amaral J, Braun R (1996) Cue exposure in compulsive buying. J Clin Psychiatry 57 (2): 90

Christenson G, Faber R, De-Zwaan M, Raymond N, Specker S, Eckern M (1994) Compulsive buying – descriptive characteristics and psychiatric comorbidity. J Clin Psychiatry 55 (1): 5–11

Faber R, Christenson G, De-Zwaan M, Mitchell J (1995) Two forms of compulsive consumption – comorbidity of compulsive buying and binge eating. J Consumer Res 22: 296–304

Frost R, Gross R (1993) The hoarding of possessions. Behav Res Ther 31 (4): 367–381

Gazzaniga M (1992) Nature's mind – the biological roots of thinking, emotions, sexuality, language and intelligence. Basic Books, New York

Gibs H (1994) Immer wenn sie traurig sind. Suchtreport 3: 10–17

Gross W (1992) Was ist das Süchtige an der Sucht? Neuland, Geesthacht

Hand I (1991) Neurosen-Interventionen. In: Perrez M, Baumann U (Hrsg) Klinische Psychologie, Bd 2. Huber, Bern Stuttgart Toronto

Hand I (1992) Pathologisches Spielen und deliquentes Verhalten. In: Payk T (Hrsg) Dissozialität – psychiatrische und forensische Aspekte. Schattauer, Stuttgart New York

Hand I (1993) Exposition-Reaktions-Management (ERM) in der strategisch-systemischen Verhaltenstherapie. Verhaltenstherapie 3: 61–65

Hand I (1997) „Zwangs-Spektrum-Störungen" oder „Nicht-stoffgebundene Abhängigkeiten". In: Mundt Ch, Linden M, Barnett W (Hrsg) Psychotherapie in der Psychiatrie. Springer, Wien New York

Krueger D (1988) On compulsive shopping and spending – a psychodynamic inquiry. Am J Psychother 42: 574–584

Lachnit G, Kampe H (1996) Konsumorientierung und Suchtgefährdung. Sucht 42: 6–19

Lejoyeux M, Hourtane M, Ades J (1995) Compulsive buying and depression. J Clin Psychiatry 56 (1): 38

Lejoyeux M, Ades J, Tassain V, Solomon J (1996) Phenomenology and psychopathology of uncontrolled buying. Am J Psychiatry 153 (12): 1524–1529

McElroy S, Satlin A, Pope H, Keck P, Hudson J (1991) Treatment of compulsive shopping with antidepressants – a report of three cases. Ann Clin Psychiatry 3: 199–204

McElroy S, Keck P, Pope H, Smith J, Strakowski S (1994) Compulsive buying – a report of 20 cases. J Clin Psychiatry 55 (6): 242–248

McElroy S, Keck P, Phillips K (1995) Kleptomania, compulsive buying, and binge eating disorder. J Clin Psychiatry 56 (4): 14–27

Mohr-Catalano E, Sonenberg N (1996) Wegweiser für Menschen mit zwanghaftem Kaufverhalten. Ein Selbsthilfeprogramm mit vielen Fragebögen und Protokollen. Trias, Stuttgart

Monahan P, Black D, Gabel J (1996) Reliability and validity of a scale to measure change in persons with compulsive buying. Psychiatry Res 64: 59–67

Reinbold KJ, Scherhorn G, Lange E, Mieth D (1994) Konsumrausch. Der heimliche Lehrplan des Passivismus. AGJ Verlag, Freiburg

Scherhorn G (1994) Konsum als Kompensation. In: Reinbold KJ et al. (Hrsg) Konsumrausch. Der heimliche Lehrplan des Passivismus. AGJ Verlag, Freiburg

Scherhorn G, Ernst H (1993) Nur noch beim Kaufen fühlen sich die Menschen frei. Psychologie Heute 20: 22–26

Scherhorn G, Reisch L, Raab G (1990) Addictive buying in West Germany – an empirical study. J Consumer Policy 13: 355–387

Schlosser S, Black D, Repertinger S, Freet D (1994) Compulsive buying – demography, phenomenology, and comorbidity in 46 subjects. Gen Hosp Psychiatry 16 (3): 205–212

Specker S, Carlson G, Christenson G, Marcotte M (1995) Impulse control disorders and attention deficit disorder in pathological gamblers. Ann Clin Psychiatry 7 (4): 175–179

Pathologisches Spielen – Spielsucht

P. Berger

Glücksspiele stellen seit Jahrtausenden eine beliebte Beschäftigung der Menschen dar. Je nach regionalen Gegebenheiten und gesetzlichen Regelungen finden sich verschiedene Arten des Glücksspiels wie z.B. Lose, Sportwetten in Wettbüros oder auf dem Rennplatz, Spielautomaten oder verschiedene Glücksspiele in Casinos. In Ländern, in denen das Glücksspiel gesetzlich erlaubt ist, hat die Mehrheit der Bevölkerung zumindest einmal in ihrem Leben an einem Glücksspiel teilgenommen. Bei etwa 1–3% der Menschen entwickelt sich jedoch ein Verhalten, das als Spielsucht oder Pathologisches Spielen bezeichnet wird.

Klinisches Bild und Diagnostik

Abgesehen von einer zunehmenden Häufigkeit der Spielepisoden, tritt hier das Glücksspiel ins Zentrum des Denkens und der Lebensinteressen. In der Regel ist eine massive Beeinträchtigung in allen oder fast allen Lebensbereichen die Folge. Im Unterschied zum gesellschaftlichen Spielen, bei dem nur gelegentlich und meist in Gesellschaft gespielt wird, spielt der süchtige Spieler meist alleine. Er kann das Spiel typischerweise erst beenden, wenn er kein Geld mehr zur Verfügung hat. Es besteht ein ständig wiederkehrender Drang zu Spielen, der als unwiderstehlich erlebt wird. Motivierend ist nicht allein der Wunsch Geld zu gewinnen, sondern es wird von Spielern einerseits die anregende und entspannende Wirkung des Glücksspiels beschrieben, und andererseits treten die Sorgen des Alltags beim Spiel in den Hintergrund. Bei Fortschreiten der Störung kommt es meist zu einer hohen Verschuldung. Durch die viele Zeit, die beim Spiel verbracht wird und die finanziellen Probleme, ist eine Partnerschaft extrem belastet; weiters kann es zu kriminellen Delikten (typischerweise sind es Eigentumsdelikte um das Spielen zu finanzieren) und zum Verlust des Arbeitsplatzes kommen.

Die Spielsucht oder das pathologische Spielen ist eine chronische, meist über Jahre fortschreitende Störung. Custer (1984) beschreibt einen phasenhaften Verlauf: In der ersten Phase, der „Gewinnphase" führen Gewinne zu immer stärkerer Erregung und die Einsätze werden immer höher. Manchmal folgt ein relativ großer Gewinn, der sich im Gedächtnis verankert und zur zweiten Phase, der Verlustphase führt. In dieser Phase nimmt der übersteigerte Optimismus zu gewinnen zu, und der Spieler denkt ständig an das Spielen. Die Einsätze steigen weiter, aber auch die Gewinnerwartungen werden höher. Verluste werden nicht mehr toleriert. Er muß nun das verlorene Geld zurückgewinnen. Um Verluste abzudecken wird nun Besitz verkauft, und er beginnt sich Geld auszuborgen, um weiter spielen zu können. Da der Spieler zunehmend mehr Zeit beim Spiel verbringt und die finanziellen Belastungen größer werden, wird nun auch das Familienleben stark belastet. Der Spieler verheimlicht seine Leidenschaft und sucht Ausreden für die finanziellen Probleme und die verbrachte Zeit. Das Drängen der Schuldner wird stärker, existenzielle Probleme können entstehen. Wenn alle legalen Geldquellen erschöpft sind, steigt das Risiko, daß illegale Geldquellen erschlossen werden. Es folgt die dritte Phase, die Phase der Verzweiflung. Es kommt zu einer zunehmenden sozialen Isolierung, zu einer zunehmenden Unruhe, das Spielen kann nun als Qual empfunden werden.

Bislang wurde diese Störung oft als Spielsucht, oder vorwiegend im anglo-amerikanischen Raum als zwanghaftes Spielen bezeichnet („compulsive gambling"). Die Aufnahme dieser Störung in diagnostische Systeme ist relativ neu. Erstmals 1980 wurden dafür in der dritten Revision des Diagnostischen und Statistischen Manuals der Amerikanischen Psychiatrischen Vereinigung unter der mehr ätiologiefreien Bezeichnung „pathologisches Spielen" diagnostische Kriterien formuliert. In beiden aktuellen psychiatrischen Klassifikationen, dem DSM-IV (1996) und der ICD-10 (WHO 1994) wird das pathologische Spielen zu den Impulskontrollstörungen gezählt. Die diagnostischen Kriterien des DSM-IV (siehe Tabelle 1) und der ICD-10 (siehe Tabelle 2) beschreiben in beiden Systemen den Drang zum Glücksspiel, die gedankliche Beschäftigung mit dem Spielen und die Beeinträchtigungen in mehreren Lebensbereichen. Das DSM-VI nennt jedoch noch expliziter Verhaltensweisen, wie sie bei den meisten Spielern im Verlauf der Störung auftreten.

Epidemiologie

Internationale Studien zeigen, daß mehr als 80% der erwachsenen Bevölkerung zumindest einmal an einem Glücksspiel teilgenommen hat. Etwa ein Drittel spielte häufiger, ohne daß dies

Tabelle 1. Pathologisches Spielen. Diagnostische Kriterien nach DSM-IV (mindestens fünf der zehn Kriterien sind erforderlich)

1. ist stark eingenommen vom Glücksspiel
2. muß mit immer höheren Einsätzen spielen, um die gewünschte Erregung zu erreichen
3. wiederholte erfolglose Versuche, das Spielen zu kontrollieren, einzuschränken oder aufzugeben
4. ist unruhig und gereizt beim Versuch, das Spielen einzuschränken oder aufzugeben
5. spielt um Problemen zu entkommen oder um eine dysphorische Stimmung zu erleichtern
6. kehrt nach Verlust oft am nächsten Tag zurück, um diesen auszugleichen (dem Verlust hinterherjagen)
7. belügt andere, um das Ausmaß seiner Verstrickung in das Spielen zu vertuschen
8. illegale Handlungen, um das Spielen zu finanzieren
9. hat eine wichtige Beziehung, seinen Arbeitsplatz, Ausbildungs- oder Aufstiegschancen wegen des Spielens gefährdet oder verloren
10. verläßt sich darauf, daß andere ihm Geld bereitstellen, um die durch das Spielen verursachte hoffnungslose finanzielle Situation zu überwinden

Tabelle 2. Pathologisches Spielen. Diagnostische Kriterien nach ICD-10

1. Wiederholte Episoden von Glücksspiel über einen Zeitraum von mindestens einem Jahr.
2. Diese Episoden bringen den Betroffenen keinen Gewinn, sondern werden trotz subjektivem Leidensdruck und Störung der sozialen und beruflichen Funktionsfähigkeit fortgesetzt.
3. Die Betroffenen beschreiben einen intensiven Drang, zu spielen, der nur schwer kontrolliert werden kann. Die Betroffenen schildern, daß sie nicht in der Lage sind, das Glücksspiel durch Willensanstrengung zu unterbrechen.
4. Ständige Beschäftigung mit Gedanken oder Vorstellungen vom Glücksspiel oder mit dem Umfeld des Glücksspiels.

zu Problemen führte (Volberg und Steadman 1988). Der Anteil der Personen, die als pathologischen Spieler zu bezeichen sind, wird in den meisten Untersuchungen zwischen ca. 1% und 3% geschätzt (Volberg 1996). In Europa wurden ähnliche Zahlen gefunden (Becona 1993). In einer Studie in Edmonton (Canada) zeigte sich jedoch lediglich eine Prävalenz von 0,23% (Bland et al. 1993).

Relativ konsistent zeigt sich, daß die Lebenszeitprävalenz des pathologischen Spielens etwa doppelt so hoch ist wie die aktuelle Prävalenz. Die Störung beginnt meist im frühen Erwachsenenalter, kann aber auch erst später auftreten. Männer sind deutlich häufiger betroffen als Frauen. Etwa zwei Drittel sind Männer und ein Drittel sind Frauen.

Hilfesuchverhalten

Die Bereitschaft der Spieler, sich in Behandlung zu begeben, ist offenbar äußerst gering. So zeigte sich, daß nur 10% der pathologischen Spieler jemals einem Arzt von ihren Problemen erzählt hatten (Bland et al. 1993), und nur 3% der Spieler tatsächlich Hilfe aufsuchten (Ladoucour 1996). Das Hilfesuchverhalten ist bei Frauen, die an pathologischem Spielen leiden, wesentlich geringer ausgeprägt als bei Männern. In Behandlungseinrichtungen liegt der Anteil an Frauen nur bei etwa 10%.

Comorbidität

Bei pathologischen Spielern finden sich häufig auch andere psychische Störungen. In einer epidemiologischen Stichprobe (Bland et al. 1993) zeigt sich, daß 83% der Spieler an einer anderen psychischen Störung leiden oder während ihres Lebens gelitten haben. Bedeutsam ist insbesondere die Comorbidität mit Alkoholabusus oder Abhängigkeit bei mehr als 60% der Spieler und die Comorbidität mit affektiven Störungen bei einem Drittel der Spieler, wobei hier depressive Episoden und Dysthymie gleichermaßen bedeutend sind. Verschiedene Angststörungen fanden sich bei 27%. Eine starke Beziehung des pathologischen Spielens zu anderen Formen der Sucht und zu affektiven Störungen findet sich auch bei Spielern, die sich in Behandlung begeben. Fast 40% der Spieler leiden zusätzlich unter einem Substanzabusus, insbesondere Alkoholabusus (Ramirez et al. 1983). Die Hälfte der Untersuchten berichtete, daß zumindest ein Elternteil Alkoholprobleme hatte. Bei 76% konnte eine depressive Episode diagnostiziert werden (McCormick et al. 1984). Meist kommt es nach Spielabstinenz und Klärung der unmittelbaren finanziellen Krisensituation zu einer raschen Besserung der depressiven Symptomatik.

Von Bedeutung ist bei Spielern die Comorbidität einer Persönlichkeitsstörung. Fast 80% der Spieler haben eine Persönlichkeitsstörung unterschiedlichen Typs. Am häufigsten ist es die Borderline-Störung (ca. 30% der Spieler). Insbesondere bei diesen Patienten findet sich aktuell oder anamnestisch ein Substanzabusus (Berger 1995). Etwa die Hälfte der Spieler begehen im Verlauf der Störung kriminelle Delikte. Es sind dies typischerweise Eigentumsdelikte mit dem Motiv, das Spielen zu finanzieren oder die entstandenen Schulden zu tilgen. Jedoch erfüllen nur 15% der Spieler die Kriterien der antisozialen Persönlichkeitsstörung (Blaszczynski et al. 1989). Bei 13-24% der Spieler findet sich ein Suizidversuch in der Anamnese (Frank et al. 1991, McCormick et al. 1984).

Erklärungsansätze

Zur Pathogenese des pathologischen Spielens gibt es eine Reihe von Theorien. Keine der derzeitigen einzelnen Theorien kann die Störung vollständig erklären. Da nur einige Prozent von denen, die jemals an Glücksspielen teilgenommen haben, eine Spielleidenschaft entwickeln, läßt sich vermuten, daß für die Entstehung des pathologischen Spielens nicht allein Charakteristika des Glücksspiels, sondern auch eine individuelle Disposition und inbesondere die Interaktion dieser beiden Elemente von Bedeutung sind.

Die ersten Erklärungsansätze waren zumeist psychodynamischer Herkunft. Von Hattingberg (1914) meinte, daß die Spannung und die Angst beim Spiel erotischen Charakter haben. Freud (1928) betonte den masochistischen Charakter des Spielers, und Bergler (1958) meinte, daß der Spieler gegen die elterliche Autorität und das Realitätsprinzip rebelliere. Die heutigen Ansichten über die Ätiologie des pathologischen Spielens beziehen sowohl lerntheoretische und kognitive als auch biologische Aspekte ein.

Lerntheoretische und Kognitive Ansätze

Aus lerntheoretischer Sicht kann das pathologische Spielen als ein konditioniertes Verhalten angesehen werden. Der finanzielle Gewinn und die damit verbundene Erregung wirken als positiver Verstärker. Weiters tritt ein Gewinn in variablen Zeitintervallen auf, was zusätzlich verstärkend wirkt. Diese Erklärung kann aber nicht alleine ausreichend sein, da nur ein kleiner Teil von den Leuten, die zumindest einmal im Leben an einem Glücksspiel teilgenommen haben, später exzessiv spielt. Zwar berichten Spieler häufig über einen verhältnismäßig großen Gewinn am Anfang, dies ist aber nur bei einem Teil der Spieler der Fall.

McConaghy et al. (1983) meinen, daß bei Spielern ein erlernter Mechanismus bestehe, mit dem Drang, das erlernte Verhalten zu vollenden, sobald sie einer Spielsituation ausgesetzt sind. Das Üben von alternativem Verhalten in diesen Situationen erwies sich bei einigen Spielern als wirksam.

Durch die Einbeziehung von für Spieler typischen kognitiven Mißinterpretationen wird das oben geschilderte Lernprinzip erweitert. Sharpe und Tarrier (1993) meinen, daß die variablen Gewinne und die emotionale Erregung unrealistische Gedanken fördern (wie z.B. „heute habe ich einen Glückstag"), die weiter verstärkend wirken. Hat ein Mensch nun unzureichende Bewältigungsstrategien, so kann er dem entstehenden Drang zu spielen schlechter widerstehen, und es entwickelt sich ein exzessives Spielverhalten. Außerdem entwickeln Spieler falsche Annahmen über die Kontrollierbarkeit von zufälligen Ereignissen. Tatsächlich ist die Wahrscheinlichkeit bei einem Spieldurchgang zu gewinnen oder zu verlieren jeweils neu. Spieler aber meinen z.B., daß auf eine Pechsträhne eine Glückssträhne folgen müsse, und entwickeln Spielsysteme oder magische Handlungen, um das Glück zu kontrollieren (Ladouceur und Walker 1996).

Pathologisches Spielen als „nicht stoffgebundene Sucht"

Im klinischen Bild und im Verlauf des pathologischen Spielens finden sich nahezu alle Charakteristika, wie sie nun im DSM-IV in der allgemeinen Definition der Substanzabhängigkeiten enthalten sind: Es besteht oft ein Bedürfnis die Einsätze zu steigern (Dosissteigerung). Für gewöhnlich wird länger gespielt, als ursprünglich beabsichtigt. Das Spiel wird typischerweise erst beendet, wenn keine Geldquelle mehr erschlossen werden kann (Mengenkontrollverlust). Es werden immer wieder Versuche unternommen, meist erfolglos, das Spielen unter Kontrolle zu bringen. Wichtige soziale, berufliche oder Freizeitinteressen werden aufgegeben, und trotz massiver Probleme wird weitergespielt. Manche Autoren (Wray und Dickerson 1981) berichten sogar über „Entzugsymptome" bei Spielern, wie Reizbarkeit und Niedergeschlagenheit, die auftreten sollen, wenn sie versuchen mit dem Spielen aufzuhören.

Dies führte dazu, das pathologische Spielen als eine (nicht-stoffgebundene) Suchterkrankung aufzufassen (Mayer 1983, Custer 1984). Als „Droge" und damit als erwünschter Zustand ist dabei der durch das Risiko verursachte euphorische Streßzustand anzusehen. Dieser Zustand kann eine negative Stimmung ausgleichen und von Problemen ablenken. In heutigen Konzepten der Suchtentstehung wird eine Dysfunktion im dopaminergen mesocortikalen Belohnungssystem angenommen. Streßhormone scheinen die Sensitivität dieses Systems weiter zu steigern (Übersicht bei Koob und Le Moral 1997). Hinweise auf eine dopaminerge Dysfunktion finden sich auch bei Spielern. In einer genetischen Studie (Comings et al. 1996) hatten Spieler signifikant häufiger eine Variante des Gens des Dopamin-D2 Rezeptors, die auch mit verschiedenen Substanzabhängigkeiten in Beziehung gesetzt wird. In einer anderen Untersuchung konnte bei Spielern ein erhöhter zentraler dopaminerger Metabolismus gefunden werden (Bergh et al. 1997).

Pathologisches Spielen als Impulskontrollstörung

Das Hauptkennzeichen des pathologischen Spielens ist das mangelnde Vermögen, dem Drang zu spielen zu widerstehen. Menschen mit einer verminderten Impulskontrolle könnten dazu neigen, weiterzuspielen, wenn sie die stimulierende Wirkung des Glücksspiels erlebt haben. Hollander (1993) stellte die Hypothese auf, daß das pathologische Spielen in ein Spektrum von obsessiven Störungen eingereiht werden könne. Dieses Spektrum erstrecke sich von Störungen mit ausgeprägtem Zwangscharakter, wie die Zwangsstörung, bis zu den impulsiven Störungen, wie das pathologische Spielen und die Borderline-Persönlichkeitsstörung. Für die Störungen dieses Spektrums sind repetitive Gedanken und Handlungen, sowie eine Spannung vor der Handlung, die durch die Handlung gelöst wird, typisch. Weiters ist diesen Störungen eine Dysfunktion des serotoninergen Systems gemeinsam. Bei pathologischen Spielern finden sich Hinweise auf eine Dysfunktion des serotoninergen Systems wie bei anderen impulsiven Störungen (Moreno et al. 1991, Carrasco et al. 1994). So sind möglicherweise auch Serotonin-Wiederaufnahmehemmer in der Behandlung wirksam. Ebenfalls in die Richtung einer zugrundeliegenden Impulsivität weist eine Untersuchung, bei der Spieler ein ähnliches EEG Muster zeigten, wie Kinder mit einer Aufmerksamkeitsstörung (Goldstein et al. 1985). Auch fanden sich bei Spielern anamnestisch Hinweise auf hyperaktives Verhalten in der Kindheit (Carlton et al. 1987).

Behandlung

Zur Behandlung der Spielsucht gibt es nur wenige systematische Studien. Als erfolgreich zeigten sich psychodynamisch orientierte Therapien, verhaltenstherapeutische Strategien, stationäre Behandlungen nach einem Suchtmodell und die Teilnahme an einer Selbsthilfegruppe ("Gamblers Anonymous").

Bergler (1958) beschreibt seine Erfahrungen mit der psychodynamisch orientierten Behandlung von Spielern. Danach blieben von 200 überwiesenen Patienten 60 in Behandlung; davon beurteilte er 45 als gebessert und 15 als geheilt.

Von den verhaltenstherapeutischen Therapien zeigte die systematische Desensibilisierung (McConaghy et al. 1983) einen gewissen Effekt. Unter der Annahme, daß Spieler den Drang haben, das Verhalten zu vollenden, sobald sie einer Spielsituation ausgesetzt sind, mußten sich die Patienten im Rahmen der Behandlung im entspannten Zustand spielauslösende Situationen vorstellen, ohne dann in der Vorstellung zu spielen. Dabei zeigte sich diese Therapie einer Aversionstechnik auch nach einem Jahr signifikant überlegen.

Ein weiterer Therapieansatz ist die multimodale Verhaltenstherapie (Hand und Kaunisto 1984, Wlazlo et al. 1987), bei der die eigene Verhaltensfreiheit betont wird und individuelle und umweltbezogene Auslöser und aufrechterhaltende Bedingungen und Funktionen des Spielverhaltens herausgearbeitet werden. Nach zwei bis zehn Therapiesitzungen waren nach bis zu zwei Jahren 66% weiter gebessert und 29% waren abstinent.

Neuerdings berichteten Sylvain et al. (1997) über den Erfolg eines kognitiv orientierten Therapieprogramms bei pathologischen Spielern. Die Therapie bestand aus vier Elementen: 1. Korrektur der falschen Annahmen der Spieler über die Beeinflußbarkeit des Zufalls, 2. Problemlösungstraining, 3. falls erforderlich, Training der sozialen Kompetenz und 4. Rückfallsprophylaxe. Nach durchschnittlich 17 Therapiesitzungen waren die 14 Personen, die die

Therapie erhalten hatten, im Vergleich zu den 15 Personen einer Warteliste ohne Therapie, sowohl hinsichtlich der Spielepisoden als auch dem Verlangen nach dem Glücksspiel signifikant gebessert. Die Besserung zeigte sich auch weiter bei einer Katamnese nach sechs Monaten.

In den USA wurde vor nun mehr als zwanzig Jahren versucht, Spieler im Rahmen strukturierter stationärer Therapieprogramme für Suchterkrankungen zu behandeln. Dabei wurde von der Annahme ausgegangen, daß die Spielsucht eine lebenslange Suchterkrankung ist, bei der das Geld und der "Nervenkitzel" das Suchtmittel darstellen, und daher die Forderung nach einer lebenslangen Abstinenz besteht. Es werden Gruppentherapien zur Förderung der Einsicht in das Suchtverhalten und zur Konfliktbewältigung angewandt. Bei einer Nachuntersuchung zeigte sich, daß ein Jahr nach Entlassung 55% nicht mehr gespielt hatten (Russo et al. 1984).

Die medikamentöse Therapie der Spielsucht ist noch wenig erforscht. Fallberichte weisen auf eine mögliche Wirksamkeit von Medikamenten wie Lithium (Moskowitz 1980), Carbamazepin (Haller und Hinterhuber 1994) und dem Antidepressivum Clomipramin (Hollander et al. 1992) hin. Vorläufige Ergebnisse einer kontrollierten Studie deuten auf die Wirksamkeit des Serotonin-Wiederaufnahmehemmers Fluvoxamin hin (DeCaria et al. 1996).

Bei allen Therapieformen zeigt sich jedoch eine relativ hohe Rate von Behandlungsabbrüchen, die die Generalisierbarkeit der Ergebnisse in Frage stellt. Die Motivation zur Behandlung entsteht meist unter äußerem Druck (Partner, finanzielle und soziale Konsequenzen). Angesichts der meist gravierenden sozialen Folgen der Spielsucht ist häufig ein komplexes Vorgehen, das auch sozialtherapeutische Interventionen beinhaltet (z.B. Schuldnerberatung), notwendig.

Literatur

Becona E (1993) The prevalence of pathological gambling in Galicia (Spain). J Gambling Studies 9: 353-369
Berger P (1995) Personality disorders in pathological gamblers seeking treatment. 148th Annual Meeting, American Psychiatric Association, Miami, FL
Bergh C, Eklund T, Södersten P, Nordin C (1997) Altered dopamine function in pathological gambling. Psychol Med 27: 473-475
Bergler E (1958) The psychology of gambling. International Universities Press, New York
Bland R C, Newman S C, Orn H, Stebelsky G (1993) Epidemiology of pathological gambling in Edmonton. Can J Psychiatry 38: 108-112
Blaszczynski A, McConaghy N, Frankova A (1989) Crime, antisocial personality and pathological gambling. J Gambling Behav 5(2): 137-152
Carlton P L, Monowitz P, McBride H, Nora R, Swartzburg M, Goldstein L (1987) Attention deficit disorder and pathological gambling. J Clin Psychiatry 48(12): 487-488
Carrasco J L, Saiz-Ruiz J, Hollander E, Cesar J, Lopez-Ibor J J (1994) Low platelet monoamine oxidase activity in pathological gambling. Acta Psychiatr Scand 90: 427-431
Comings D E, Rosenthal R J, Lesieur H R, Rugle L J, Muhleman D, Chiu C, Dietz G, Gade R (1996) A study of the dopamine D2 receptor gene in pathological gambling. Pharmacogenetics 6(3): 223-234
Custer R L (1984) The profile of the pathological gambler. J Clin Psychiatry 45: 35-38
DeCaria C M, Hollander E, Grossmann R, Wong C M, Mosovich S A, Cherkasky S (1996) Diagnosis, neurobiology, and treatment of pathological gambling. J Clin Psychiatry 57 [Suppl 8]: 80-83
DSM-IV (1996) Diagnostisches und statistisches Manual psychischer Störungen DSM-IV. Hofgrefe, Göttingen

Frank M L, Lester D, Wexler A (1991) Suicidal behaviour among members of gamblers anonymous. J Gambling Studies 7(3): 249-254

Freud S (1928) Dostojewski und die Vatertötung. Gesammelte Werke XIV (1948). Imago Publishing, London

Goldstein L, Manowitz P, Nora R, Swartzburg M, Carlton P L (1985) Differential EEG activation and pathological gambling. Biol Psychiatry 20: 1232-1234

Haller R, Hinterhuber H (1994) Treatment of pathological gambling with carbamazepine. Pharmacopsychiatr 27: 129

Hand I, Kaunisto E (1984) Multimodale Verhaltenstherapie bei problematischem Verhalten in Glücksspielsituationen („Spielsucht"). Suchtgefahren 1: 1-10

Hollander E (ed) (1993) Obsessive-compulsive-related disorders. American Psychiatric Press, Washington

Hollander E, Frenkel M, Decaria C, Trungold S, Stein D J (1992) Treatment of pathological gambling with clomipramine. Am J Psychiatry 149(5): 710-711

Koob G F, Le Moal M (1997) Drug abuse: hedonic homeostatic dysregulation. Science 278: 52-58

Ladouceur R (1996) The prevalence of pathological gambling in Canada. J Gambling Studies 12: 129-142

Ladouceur R, Walker M (1996) A cognitive perspective on gambling. In: Salkovskis P M (ed) Trends in cognitive and behavioural therapies. Wiley, New York, pp 89-120

Moreno I, Saiz-Ruiz J, Lopez-Ibor J J (1991) Serotonin and gambling dependence. Hum Psychopharmacol 6: S9-12

Mayer G (1983) Geldspielautomaten mit Gewinnmöglichkeit – Objekte pathologischen Glücksspiels. Brockmayer, Bochum

McCormick R A, Russo A M, Ramirez L F, Taber J I (1984) Affective disorders among pathological gamblers seeking treatment. Am J Psychiatry 141(2): 215-218

McConaghy N, Armstrong M S, Blaszczynski A, Allcock C (1983) Controlled comparison of aversive therapy and imaginal desensitization in compulsive gambling. Br J Psychiatry 142: 366-372

Moskowitz J A (1980) Lithium and lady luck: use of lithium carbonate in compulsive gambling. New York State J Med 80: 785-788

Ramirez L F, McCormick R A, Russo A M, Taber J I (1983) Patterns of substance abuse in pathological gamblers undergoing treatment. Addict Behav 8: 425-428

Russo A M, Taber J I, McCormick R A, Ramirez L F (1984) An outcome study of an inpatient treatment program for pathological gamblers. Hosp Commun Psychiatry 35: 823-827

Sharpe L, Tarrier N (1993) Towards a cognitive-behavioural theory of problem gambling. Br J Psychiatry 162: 407-412

Sylvain C, Ladouceur R, Boisvert J-M (1997) Cognitive behavioral treatment of pathological gambling: a controlled study. J Consult Clin Psychol 65 (5): 727-732

Volberg R A (1996) Prevalence studies of problem gambling in the United States. J Gambling Studies 12: 111-129

Volberg R A, Steadman H J (1988) Refining prevalence estimates of pathological gambling. Am J Psychiatry 145: 502-505

von Hattingberg H (1914) Analerotik, Angstlust und Eigensinn. Int Z Psychoanal 2: 244-258

Wlazlo Z, Hand I, Klepsch R, Friedrich B, Fischer M (1987) Langzeiteffekte multimodaler Verhaltenstherapie bei krankhaften Glücksspielern, II. Prospektive Katamnese der Hamburger Projekt-Studie. Suchtgefahren 33: 148-161

WHO (1994) Internationale Klassifikation psychischer Störungen: ICD-10, Kapitel V (F). Forschungskriterien/ Weltgesundheitsorganisation, 1. Aufl. [Hrsg von Dilling H et al.]. Huber, Bern Göttingen Toronto Seattle

Wray I, Dickerson M G (1981) Cessitation of high frequency gambling and „withdrawal" symptoms. Br J Addict 76: 401-405

Hypochondrie

M. Bach, M. Aigner und U. Demal

Hypochondrie – Definition und Klassifikation

Von der ersten Überlieferung des „Morbus Hypochondriacus" durch Galen von Pergamon (130–201 n.Ch.) bis zu den aktuellen psychiatrischen Klassifikationsvorschlägen war der Begriff der Hypochondrie und das damit verbundene Krankheitsmodell mehreren Wandlungen unterworfen (Fischer-Homberger 1970). Die Grundlegung des gegenwärtigen Hypochondrie-Konzeptes erfolgte mit der Einführung des „Neurasthenie"-Begriffes (Beard 1869), der – in Anlehnung an die klassische Hysterie-Konzeption – zur Beschreibung multipler und wechselhafter somatischer Beschwerden diente. Die Hypochondrie hingegen, von Beard auch Pathophobie genannt, wurde zunehmend auf den Merkmalskomplex der nosophobischen Krankheitsbefürchtung bzw. Krankheitsüberzeugung eingeengt (Fischer-Homberger 1970, Schäfer 1980). Dies führte schließlich zu einer weitgehend synonymen Verwendung der Begriffe Hypochondrie und Nosophobie, wie sie auch den gegenwärtigen Klassifikationssystemen des DSM-IV (APA 1994) und der ICD-10 (WHO 1992) zugrundegelegt ist.

Die enge definitorische Bindung krankheitsbezogener Ängste und Überzeugungen an körperliche Symptome (siehe insbesondere das Kriterium A. im DSM-IV) stellt die Grundlage der gegenwärtigen Auffassung der Hypochondrie als somatoforme Störung dar.

In zahlreichen klinischen Studien ließ sich zeigen, daß hypochondrische Krankheitsbefürchtungen bzw. Krankheitsüberzeugungen bei einer Vielzahl psychischer Störungen vorliegen, insbesondere bei Angststörungen (Barsky und Klerman 1983, Kellner 1986, Noyes et al. 1986, Fava und Grandi 1991, Barsky et al. 1992a, Bach et al. 1996). Mehrere Autoren zweifelten daher die diagnostische Eigenständigkeit der Hypochondrie an (Kenyon 1964, Bianchi 1973).

So wurde auch die Frage der Klassifikation der Hypochondrie als Somatoforme Störung in den letzten Jahren mehrfach kritisch hinterfragt (Kommentar der Task Force Group der APA, DSM-IV Options Book, APA 1991). Zum einen kann durch die enge Bindung der Hypochondrie an körperliche Symptome (vorallem im DSM-IV) die sog. „reine" Nosophobie – d.h. Krankheitsbefürchtungen ohne körperliche Beschwerden – trotz weitgehend identischer Phänomenologie nicht dem hypochondrischen Merkmalskomplex zugeordnet werden (Yates

Tabelle 1. Hypochondrie - Diagnostische Kriterien

DSM-IV (APA 1994)	ICD-10 (WHO 1992)
A. Angst oder Überzeugung, eine ernsthafte Erkrankung zu haben (..) was auf einer Fehlinterpretation körperlicher Symptome (..) beruht	A1. Überzeugung, an (mind. 2) schweren körperlichen Krankheiten zu leiden
C2. Überzeugung ist nicht auf eine umschriebene Sorge über die äußere Erscheinung beschränkt	oder: A2. Beschäftigung mit einer (..) angenommenen Entstellung oder Mißbildung
B. Beschäftigung mit Krankheitsängsten bleibt trotz angemessener medizinischer Aufklärung/Rückversicherung durch den Arzt	C. Hartnäckige Weigerung, die medizinische Feststellung zu akzeptieren, daß keine ausreichende körperliche Ursache (..) vorliegt
C1. Die Überzeugung ist nicht von wahnhaftem Ausmaß	---
D. Leiden/Beeinträchtigungen in sozialen, beruflichen oder anderen wichtigen Funktionsbereichen	B. Andauerndes Leiden, Störung des alltäglichen Lebens, veranlaßt die PatientInnen, um medizinische Behandlungen /Untersuchungen nachzusuchen
Dauer mindestens 6 Monate	Dauer mindestens 6 Monate

1991, Kellner 1992). Auch die Differenzierung der kognitiven Aspekte der Hypochondrie von anderen Angststörungen ist unklar: So finden sich große inhaltliche Überschneidungen zwischen der übermäßigen ängstlichen Beschäftigung mit körpereigenen Vorgängen (bei der Hypochondrie) und dem ängstlichen Grübeln bei der generalisierten Angststörung; weiters bleibt ungeklärt, ob die Angst davor, eine bestimmte Krankheit zu bekommen (die von manchen Autoren als Zwangsgedanke oder als spezifisch phobische Erwartungsangst angesehen wird) verglichen mit der Angst, an einer bestimmten Krankheit zu leiden (wie bei der Hypochondrie), zwei unterschiedliche psychopathologische Merkmale darstellen (DSM-IV Options Book, APA 1991).

Die klinische Relevanz der Frage der Klassifikation hypochondrischer Störungen zeigt sich beispielsweise an der weitgehenden Unsicherheit der meisten Autoren hinsichtlich der Empfehlung therapeutischer Interventionsstrategien. Bislang ließ sich keine psychopharmakologische Behandlung als Therapie der Wahl für hypochondrische Störungen etablieren. Auch die verschiedenen psychotherapeutischen Ansätze, die zur Behandlung der Hypochondrie empfohlen werden, sind für dieses Indikationsgebiet bislang nicht ausreichend empirisch überprüft worden (zusammenfassende Darstellung bei Kellner 1992). Zum Teil ist diese Unsicherheit auf die klassifikatorische Unschärfe des jeweils verwendeten Hypochondrie-Begriffes und der in Komorbidität vorliegenden psychischen Störungen zurückzuführen. Zur Vorbereitung kontrollierter Therapiestudien sind daher einerseits operationalisierte Diagnosekritierien erforderlich, wie sie nunmehr durch das strukturierte klinische Interview für die Hypochondrie (Barsky et al. 1992b) vorliegen. Zum anderen erscheint die Frage der Komorbidität bzw. der zeitlichen Beziehung zwischen der Hypochondrie und anderen psychischen Störungen von großer Bedeutung zu sein (Bach et al. 1996). Hier stellt sich nun die Frage, ob „primäre" (isoliert vorliegende) und „sekundäre" (in Komorbidität mit anderen psychischen Störungen vorliegende) Hypochondrien unterschiedlicher Behandlungsstrategien bedürfen (Pilowsky 1970). Weiters ist zu diskutieren, inwieweit die Hypochondrie als „Sonderform" anderer psychischer Störungen aufgefaßt werden könnte und in Anlehnung an diese Störungen behandelt werden könnte (Noyes et al. 1986, Barsky et al. 1990).

Hypochondrie als Zwangsstörung

Die persistierende Beschäftigung hypochondrischer PatientInnen mit krankheitsbezogenen Gedanken in Verbindung mit wiederholtem Aufsuchen unterschiedlicher Ärzte („Doctor Shopping") und dem permanenten Einfordern zusätzlicher Hilfsbefunde trotz der Versicherung verschiedener Ärzte, daß keine organische Erkrankung bestünde, erinnert in einigen Zügen an die charakteristischen Gedankenprozesse und Verhaltensweisen von Zwangskranken. Hinzu kommt das übermäßige Bedürfnis vieler hypochondrischer PatientInnen, Körperfunktionen zu kontrollieren, durchgeführte Befunde zu bezweifeln und durch ständiges Hinterfragen die vermeintliche Gewißheit der Ungefährlichkeit allfällig vorliegender körperlicher Mißempfindungen zu erlangen („Reassurance Seeking Behaviour", Barsky und Klerman 1983, Barsky und Wyshak 1989, Warwick and Salkovskis 1990).

In einigen Untersuchungen zur Komorbidität bzw. Syndromüberlappung zwischen Zwangsstörung und Hypochondrie fand sich auch ein deutlicher Zusammenhang zwischen den beiden Syndromen. Rund 36% der Zwangskranken schildern Zwangsgedanken zum Thema körperliche Gesundheit bzw. Angst vor bestimmten Erkrankungen (Rasmussen und Goodman 1989, zitiert nach Fallon et al. 1993).

Bei rund 3% dieser PatientInnen sind körperbezogene und gesundheitsbezogene Zwangsgedanken die primäre klinische Symptomatik ihrer Zwangsstörung. Zu den häufigsten Zwangshandlungen zählen weiters Kontrollieren (demzufolge auch das Kontrollieren von

Tabelle 2. Themenbereiche von Zwangsgedanken und Zwangshandlungen (% Häufigkeit)

Zwangsgedanken	Zwangshandlungen
Verschmutzung (45%)	Kontrollieren (63%)
Pathologischer Zweifel (42%)	Waschen/Säubern (50%)
Körperliche Gesundheit (36%)	Nachfragen (31%)
Streben nach Symmetrie (31%)	Symmetrie/Ordnung (28%)
Aggressive Impulse (28%)	Zählen (21%)
Sexuelle Impulse (26%)	Sammeln (18%)
Andere Inhalte (13%)	Multiple Handlungen (48%)
Multiple Inhalte (60%)	

nach Fallon et al. (1993)

Körperfunktionen) und Nachfragen (in Anlehnung an das „Reassurance Seeking Behaviour"). Umgekehrt fand sich in bisherigen Untersuchungen an hypochondrischen PatientInnen eine signifikant höhere Lebenszeitprävalenz von Zwangsstörungen im Vergleich zu nichthypochondrischen PatientInnengruppen (Barsky et al. 1992a, Fallon et al. 1993). In einer psychometrischen Vergleichsuntersuchung boten hypochondrische PatientInnen ähnlich hohe Ausprägungsgrade von Zwanghaftigkeit wie ZwangspatientInnen (Aigner et al. 1997a).

Insbesondere vor dem Hintergrund lerntheoretischer Konzeptionen lassen sich hypochondrische Beschwerden – analog zu Zwangsgedanken und Zwangshandlungen – auf einem dimensionalen Unsicherheits-Sicherheits-Spektrum einordnen (Hollander 1993). Krankheitsbefürchtungen können als angstinduzierende Kognitionen aufgefaßt werden, die – ähnlich den Zwangsgedanken – als aufdrängend und bedrohlich erlebt werden und Unbehagen bzw. innere Unruhe und Spannung auslösen. Die Aufmerksamkeitsfokussierung auf körpereigene Vorgänge („Checking Behavior"), die wiederkehrenden Arztbesuche und das häufige Einfordern von Untersuchungen können als angstreduzierende Zwangshandlungen angesehen werden, die zu kurzfristiger Erleichterung und dem Gefühl von Sicherheit führen („Reassurance Seeking Behavior").

Faßt man diese Übergangsreihen auch diagnoseübergeordnet, so lassen sich unter dem Spektrum der sog. „Obsessive Compulsive Related Disorders" (Hollander 1993) mögliche gemeinsame therapeutische Implikationen zwischen Zwangsstörung und Hypochondrie postulieren (Fallon et al. 1991). Mehrere Therapiestudien bei hypochondrischen PatientInnen zeigten die Wirksamkeit verhaltenstherapeutischer Interventionsstrategien analog zur Behandlung von Zwangsstörungen, hier insbesondere die Expositionstherapie mit Reaktionsverhinderung, aber auch kognitiv-behaviorale Therapieformen.

Die Frage, welches der beiden genannten Verfahren die höhere Effizienz aufweist, läßt sich beim gegenwärtigen Stand der Forschung nicht schlüssig beantworten. In einer ersten direkten Vergleichsstudie fand sich eine gewisse Überlegenheit der Expositionstherapie gegenüber der kognitiven Therapie (Visser und Bouman 1992). Neuere Befunde sprechen auch für eine kombinierte Anwendung kognitiver Techniken mit einer Expositionstherapie im Sinne einer multimodalen Verhaltenstherapie (Lupke et al. 1996). Die bisherigen Ergebnisse bedürfen allerdings einer Bestätigung in größeren Stichproben unter Berücksichtigung der Komorbidität der Hypochondrie mit anderen psychischen Störungen.

Tabelle 3. Verhaltenstherapie bei Hypochondrie

Therapieverfahren	Autoren
Expositionstherapie mit Reaktionsverhinderung	Warwick und Marks (1988) Aigner et al. (1997b)
Kognitiv-behaviorale Therapie	Salkovskis und Warwick (1986) Stern und Fernandez (1991) Visser und Bouman (1992) Lupke et al. (1996)

Literatur

Aigner M, Demal U, Bach M (1997a) Ist die Hypochondrie eine Zwangstörung? – Empirische Befunde zum Konzept der zwangsassoziierten Störungen (Abstract). Internationales Symposium für Somatoforme Störungen, Prien/Chiemsee

Aigner M, Demal U, Bach M, Lenz G, Zitterl W (1997b) Do hypochondriacal patients benefit from group behavioral therapy originally developed for obsessive-compulsive disorder (OCD)? Congress of the European Association for Behavior and Cognitive Therapy (EABCT), Venezia (Abstract)

American Psychiatric Association (1991) DSM-IV options book. APA, Washington DC

American Psychiatric Association (1994) Diagnostic and statistical manual of mental disorders, 4th ed (DSM-IV). APA, Washington DC

Bach M, Nutzinger DO, Hartl L (1996) Comorbidity of anxiety disorders and hypochondriasis considering different diagnostic systems. Compr Psychiatry 37: 62–67

Barsky AJ, Klerman GL (1983) Overview: hypochondriasis, bodily complaints, and somatic styles. Am J Psychiatry 140: 273–283

Barsky AJ, Wyshak G (1989) Hypochondriasis and related health attitudes. Psychosomatics 30: 412–420

Barsky AJ, Wyshak G, Klerman GL (1990) Transient hypochondriasis. Arch Gen Psychiatry 47: 746–752

Barsky AJ, Wyshak G, Klerman GL (1992a) Psychiatric comorbidity in DSM-III-R hypochondriasis. Arch Gen Psychiatry 49: 101–8

Barsky AJ, Cleary PD, Wyshak G, Spitzer RL, Williams JBW, Klerman GL (1992b) A structured diagnostic interview for hypochondriasis. A proposed criterion standard. J Nerv Ment Dis 180: 20–27

Beard GM (1869) Neurasthenia or nervous exhaustion. Boston Med Surg J 79: 217–21

Bianchi G (1973) Patterns of hypochondriasis: a principal component analysis. Br J Psychiatry 122: 541–548

Fallon BA, Javitch JA, Hollander E, Liebowitz MR (1991) Hypochondriasis and obsessive compulsive disorder: overlaps in diagnosis and treatment. J Clin Psychiatry 52: 457–60

Fallon BA, Rasmussen SA, Liebowitz MR (1993) Hypochondriasis. In: Hollander E (ed) Obsessive-compulsive related disorders, 1st ed. American Psychiatric Press, Washington

Fava GA, Grandi S (1991) Differential diagnosis of hypochondriacal fears and beliefs. Psychother Psychosom 55: 114–119

Fischer-Homberger E (1970) Hypochondrie. Melancholie bis Neurose: Krankheiten und Zustandsbilder. Huber, Bern Stuttgart Wien

Hollander E (1993) Obsessive-compulsive related disorders, 1st ed. American Psychiatric Press, Washington

Kellner R (1986) Somatization and hypochondriasis. Praeger Publishers, New York

Kellner R (1992) Psychosomatic syndromes and somatic symptoms. American Psychiatric Press, Washington

Kenyon F (1964) Hypochondriasis: a clinical study. Br J Psychiatry 110: 478–488

Lupke U, Rohr W, Nutzinger DO (1996) Stationäre Verhaltenstherapie bei Hypochondrie. Der Psychotherapeut 6: 373–383

Noyes R, Reich J, Clancey J (1986) Reduction in hypochondriasis with treatment of panic disorder. Br J Psychiatry 149: 631–635

Pilowsky I (1970) Primary and secondary hypochondriasis. Acta Psychiatr Scand 46: 273–285

Salkovskis PM, Warwick HMC (1986) Morbid preoccupations, health anxiety and reassurance: a cognitive-behavioural approach to hypochondriasis. Behav Res Ther 24: 597–602

Schäfer ML (1980) Zur nosologischen Entwicklung und Wechselbeziehung von Hypochondrie und Neurasthenie. In: Psychologie der Gegenwart, Bd 10. Kindler

Stern R, Fernandez M (1991) Group cognitive and behavioural treatment for hypochondriasis. BMJ 303: 1229–31

Visser S, Bouman TK (1992) Cognitive-behavioural approaches in the treatment of hypochondriasis: six single case cross-over studies. Behav Res Ther 30: 301–6

Warwick HM, Marks IM (1988) Behavioural treatment of illness phobia and hypochondriasis. A pilot study of 17 cases. Br J Psychiatry 152: 239–241
Warwick HM, Salkovskis PM (1990) Hypochondriasis. Behav Res Ther 28: 105–117
WHO (1992) Internationale Klassifikation psychischer Störungen, 10. Revision (ICD-10), Kapitel V [Deutsche Fassung Dilling H, Mombour W, Schmidt M H (Hrsg)]. WHO, Genf
Yates WR (1991) Transient hypochondriasis: a new somatoform diagnosis? Arch Gen Psychiatry 48: 955

Trichotillomanie

A. Neudecker

Einführung

Trichotillomanie („Zwanghaftes Haareausreißen") ist eine bisher wenig bekannte Störung, an der überwiegend Frauen leiden. Die Symptomatik ist gekennzeichnet durch „unkontrollierbare Impulse", sich einzelne Haare (meist auf dem Kopf, oft auch Wimpern, Augenbrauen und Schamhaare) auszureißen. Die Konsequenzen für die Betroffenen sind oft schwerwiegend: um die häufig entstehenden kahlen Stellen zu verbergen, werden diverse Versuche zum Verheimlichen des Phänomens unternommen, nicht selten in Verbindung mit sozialem Rückzug und Reduktion von Lebensqualität. Da der Bekanntheitsgrad der Störung zum Teil auch unter Therapeuten noch gering ist, ist es den Betroffenen oft nicht möglich, ihre Isolation zu durchbrechen und professionelle Hilfe aufzusuchen.

Diagnostische Zuordnung

Im DSM-IV (APA 1994) wird Trichotillomanie als „Störung der Impulskontrolle" klassifiziert. Diese Zuordnung (s. auch McElroy et al. 1992) ist jedoch nicht unumstritten. Bei einem Großteil der überwiegend US-amerikanischen Autoren findet sich die Forderung, Trichotillomanie auf Grund ihrer großen Ähnlichkeit zur Zwangsstörung dieser Kategorie zuzuordnen (Zusammenfassung in Neudecker 1995). Neben vielen Gemeinsamkeiten gibt es jedoch auch deutliche Unterschiede (Christenson et al. 1991a, Stanley et al. 1992).

Eine neue Form der Zuordnung bietet die von Hollander und Wong (1995) vorgestellte Gruppe der „Obsessive-Compulsive Spectrum Disorders". Die darin zusammengefaßten Störungen sind gekennzeichnet durch aufdringliche Zwangsgedanken und/oder sich wiederholende zwanghafte Verhaltensweisen (siehe Abb. 1).

Forschungsstand

Im deutschsprachigen Bereich gibt es nur sehr wenige Veröffentlichungen zu diesem Thema. Meist handelt es sich dabei um psychoanalytische Einzelfallbeschreibungen von Trichotillomanie

Tabelle 1. Vergleich von Trichotillomanie und Zwangsstörung

Trichotillomanie	Zwangsstörung
keine Änderung der Symptomatik über die Zeit	oft Ablösung eines Zwangssymptoms durch ein anderes
dient der Reduktion einer großen Anzahl unangenehmer Zustände	dient hauptsächlich der Reduktion von Angst und Unbehagen
deutlich mehr Frauen betroffen	Frauen und Männer gleich häufig betroffen
andere Werte als ZwangspatientInnen in neuropsychologischen und -psychiatrischen Untersuchungen	
keine begleitenden Zwangsgedanken oder Rituale	
größere Entspannung/Befriedigung während bzw. nach der Handlung	

im Kindesalter. Diese ist jedoch auf Grund verschiedener Merkmale von dem bei Erwachsenen vorzufindenden Bild abzugrenzen (Neudecker 1995).

In den USA wurden v.a. Studien zur Therapieforschung publiziert. Analog zur Behandlung der Zwangsstörung wurden in kontrollierten Studien Serotonin-Wiederaufnahme-Hemmer eingesetzt. Die Ergebnisse sind widersprüchlich: während Winchel et al. (1992) eine signifikante Verbesserung um bis zu 60% unter Fluoxetin fanden, konnten Christenson et al. (1991a) keine Überlegenheit dieses Medikaments gegenüber Placebo feststellen. Bei den Untersuchungen zur Wirksamkeit von Verhaltenstherapie (Azrin et al. 1980, Gluhoski und Pato 1994) handelt es sich überwiegend um Fallstudien bzw. sehr kleine Stichproben. Meist trat während der Therapie deutliche Besserung ein; im Follow-up-Zeitraum kam es jedoch auch oft zu Rückfällen.

Zur Häufigkeit der Störung gibt es bisher nur eine amerikanische Studie: Christenson et al. (1991b) fanden bei College-Studenten eine Lebenszeit-Prävalenz von 0,6% für Männer und Frauen.

Trichotillomanie und Zwangsstörung
– unwiderstehlicher Drang, etwas tun zu müssen
– Spannungsreduktion
– Rückkehr von Spannung, Angst etc. nach Aussetzen der Handlung
– Einsicht in die Sinnlosigkeit des Verhaltens
– hohe Komorbidität zu affektiven und/oder Angststörungen
– Verwandte 1. Grades häufiger von Zwangsstörungen betroffen
– Überlappungen in familiengeschichtlichen Aspekten
– ähnliche Reaktion auf medikamentöse Psychotherapie

Die Hamburger Studie zur Trichotillomanie

Ziele

In unserer Untersuchung ging es darum, erstmals im deutschsprachigen Raum eine systematische Beschreibung des Störungsbildes einschließlich seiner Komorbidität zu liefern und damit Hinweise für die Entwicklung zukünftiger Behandlungsstrategien geben zu können. Im Mittelpunkt der Betrachtungen zur Komorbidität standen v.a. Zusammenhänge zu Zwangsstörung und Depression.

Methodik

Die Untersuchung bestand aus einer anonymen Fragebogenerhebung und einem nachfolgenden Interviewteil.

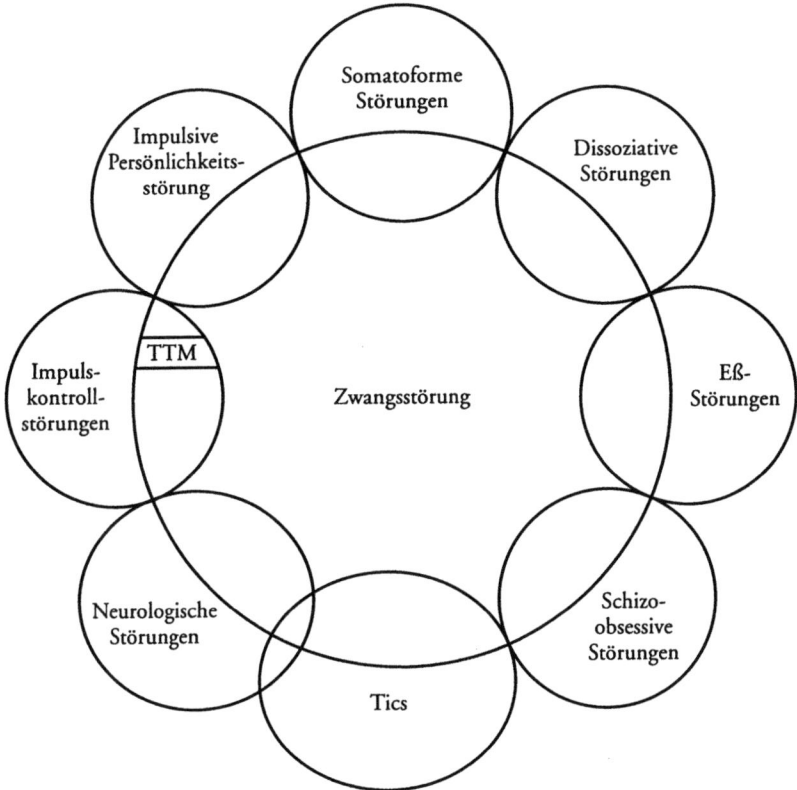

Abb. 1. Obsessive-Compulsive Spektrum Disorders (nach Hollander und Wong 1995)

Es wurden ein beschreibender Fragebogen zur Trichotillomanie (unveröffentlicht), das Hamburger Zwangsinventar (HZI-K, Klepsch et al. 1993), das Beck Depressions Inventar (BDI, Hautzinger et al. 1994), die Toronto Alexithymia Scale (TAS-20, Taylor et al. 1992), die Symptom Check List (SCL-90-R, Franke 1995) und das Freiburger Persönlichkeitsinventar (FPI-R, Fahrenberg et al. 1989) vorgelegt. Im Interviewteil wurde neben einer ausführlichen Anamnese und Verhaltensanalyse das Strukturierte Klinische Interview für DSM-III-R (SKID, Wittchen et al. 1989) durchgeführt.

Ergebnisse

Stichprobe

In die Fragebogenauswertung gingen die Daten von 106 Personen (72% der angeschriebenen Personen) ein; am anschließenden Interview nahmen 31 Personen teil.

Die Stichprobe bestand fast ausschließlich aus Frauen (99%) mit einem Durchschnittsalter von 32 Jahren.

Phänomenologie

Ätiologie und Funktionalität

Die Trichotillomanie begann überwiegend in der Pubertät. Ähnlich wie bei der Zwangserkrankung ist dabei von einer multifaktoriellen Verursachung auszugehen. In einigen Fällen ließen sich spezifische Auslösesituationen eruieren; dazu gehören familiäre Konflikte genauso wie z.B. das „Schönheitsideal blond", welches eine Patientin dazu bewog, sich im Alter von 13 Jahren unter dem Konkurrenzdruck ihrer Mitschülerinnen alle dunklen Haare auszureißen.

Tabelle 2. Phänomenologie der Trichotillomanie

Betroffene Stellen	Kopf (96%)
	Schambereich (32%)
	Augenbrauen (15%)
Häufigkeit des Ausreißens	mehrmals täglich (81%)
	einmal täglich (6%)
Auslösesituationen	Streß (unspezifisch; 91%)
	Entscheidungsdruck (69%)
	Langeweile (66%)
Empfindungen	Selbsthaß (54%)
	Spannungsabbau (42%)

Durchgängig deutlich wurde jedoch bei fast allen Befragten die Funktion der Trichotillomanie, in emotional angespannten Situationen zu beruhigen, abzulenken und Sicherheit zu vermitteln. Dieser Effekt bewirkt die Beibehaltung und zunehmende Generalisierung des Verhaltens auf Situationen, in denen die aufkommenden, tendenziell depressiv getönten Emotionen schwer aushaltbar sind oder zumindest in der Vorstellung so eingeschätzt werden.

Komorbidität

In den störungsspezifischen Fragebögen (N=106) ergaben sich deutlich erhöhte Werte für Zwangssymptomatik und Depression. Mit dem HZI-K fanden sich bei 50% der Befragten ausgeprägte Zwangssymptome; im BDI zeigten 40% der Befragten deutlich pathologische Werte.

Weiterhin wurde mit Hilfe der SCL-90-R eine generell sehr hohe psychische Belastung der Trichotillomanie-Betroffenen ermittelt. Trotz dieser Belastung bestand allerdings durchgängig eine hohe bis sehr hohe psychische, soziale und berufliche Leistungsfähigkeit; die Befragten „funktionierten" hervorragend.

Persönlichkeitsbereich

Im FPI-R wurde das Bild einer gehemmten und emotional sehr wenig belastbaren Persönlichkeit deutlich. Besonders auffallend war in diesem Zusammenhang eine hohe Erregbarkeit (53% der Probanden oberhalb des Normbereiches); es kann so auf eine Persönlichkeitsstruktur geschlossen werden, bei der eine enorm hohe Anspannung nicht nach außen hin abgebaut werden kann.

Schlußfolgerungen

Die Ergebnisse der hier vorgestellten Studie bestätigen weitestgehend die Hypothese, daß Trichotillomanie nicht die eigentliche Störung darstellt, sondern vielmehr ein Epiphänomen oder

Tabelle 3. Komorbidität (SKID; N=31)

Diagnose	Prozent
Angststörungen Gesamt	71%
Soziale Phobie	39%
Zwangsstörung	23%
Panikstörung	19%
Einfache Phobie	19%
Andere	6%
Affektive Störungen Gesamt	64%
Major Depression	45%
Andere	19%
Substanzmißbrauch	32%

Symptom zugrundeliegender Defizite ist, die zusätzlich zu anderen Störungsmustern führen. Das Haareausreißen kann von Depressionen, Angst und Unruhe, sog. negativen Emotionen, ablenken, so wie es von vielen anderen zwang- oder dranghaften Mechanismen ebenfalls bekannt ist. Gleichzeitig stellt es eine Möglichkeit dar, über Spannungsabfuhr ein internes Spannungsgleichgewicht aufrechtzuerhalten. Das Symptomverhalten ist demnach ein Bewältigungsversuch für Depressivität und persönlichkeitsbedingte Unsicherheit und Ängstlichkeit (Hand 1992, 1996) und wirkt auf diese Weise akut stabilisierend. Eine effiziente Therapie müßte vermutlich schwerpunktmäßig diese ursächlichen Bereiche behandeln und die Indikation für zusätzliche symptomspezifische Interventionen einzelfallbezogen stellen.

Literatur

American Psychiatric Association (1994) Diagnostic and statistical manual of mental disorders (4th ed) DSM-IV. APA, Washington

Azrin NH, Nunn RG, Frantz SE (1980) Treatment of hairpulling: a comparative study of habit reversal and negative practice training. Behav Ther Exp Psychiat 11: 13–20

Christenson GA, Mackenzie TB, Mitchell JE (1991a) Characteristics of 60 adult chronic hair pullers. Am J Psychiatry 148: 365–370

Christenson GA, Pyle RL, Mitchell JE (1991b) Estimated lifetime prevalence of trichotillomania in college students. J Clin Psychiatry 52: 415–417

Fahrenberg J, Hampel R, Selg H (1989) Das Freiburger Persönlichkeits-Inventar. Hogrefe, Göttingen

Franke GH (1995) Die Symptom-Checkliste von Derogatis – Deutsche Version. Beltz Test GmbH, Weinheim

Gluhoski VL, Pato MT (1994) Rapid improvement in trichotillomania with a cognitive-behavioral intervention: a case study. Touch 1: 1–7

Hand I (1992) Pathologisches Spielen und delinquentes Verhalten. In: Payk TR (Hrsg) Dissozialität. Psychiatrische und forensische Aspekte. Schattauer, Stuttgart

Hand I (1996) „Zwangs-Spektrums-Störungen" oder „Nicht-stoffgebundene Abhängigkeiten". In: Kongreßband DGPPN-Statuskolloquium „Psychotherapie in der Psychiatrie", 22.–24.2.1996. Springer, Berlin Heidelberg New York Tokyo

Hautzinger M, Bailer M, Worall H, Keller F (1994) Beck-Depressions-Inventar (BDI). Huber, Bern

Hollander E, Wong CM (1995) Obsessive-compulsive spectrum disorders. J Clin Psychiatry 56 [Suppl 4]: 3–6

Klepsch R, Zaworka W, Hand I, Lünenschloß K, Jauernig G (1993) Hamburger Zwangsinventar – Kurzform (HZI-K). Beltz Test GmbH, Weinheim

McElroy SL, Hudson JI, Pope HG Jr, Keck PE Jr, Aizley HG (1992) The DSM-III-R impulse control disorders not elsewhere classified: clinical characteristics and relationship to other psychiatric disorders. Am J Psychiatry 149: 318–327

Neudecker A (1995) Trichotillomanie: Ätiologie, Phänomenologie und Komorbidität aus verhaltenstherapeutischer Sicht. Diplomarbeit, Universität Hamburg

Stanley MA, Swann AC, Bowers TC, Davis ML, Taylor DJ (1992) A comparison of clinical features in trichotillomania and obsessive-compulsive disorder. Behav Res Ther 30: 39–44

Taylor GJ, Bagby RM, Parker JDA (1992) The revised Toronto alexithymia scale: some reliability, validity, and normative data. Psychother Psychosom 57: 34–41

Winchel RM, Jones JS, Stanley B, Molcho A, Stanley M (1992) Clinical characteristics of trichotillomania and its response to fluoxetine. J Clin Psychiatry 53(9): 304–8

Wittchen HU, Schramm E, Zaudig M, Spengler P, Rummler R, Mombour W (1989) Strukturiertes Klinisches Interview für DMS-III-R (SKID), Version 2.0. Beltz Test GmbH, Weinheim

Zum Umgang mit Impulsivität und selbstschädigendem Verhalten bei Borderline-Persönlichkeitsstörungen

M. Bohus

Einleitung

Obgleich aus diagnostischer Sicht die Borderline-Störung derzeit zur Gruppe der Persönlichkeitsstörungen zugeordnet wird, so weisen die betroffenen Patienten doch charakteristische Verhaltensweisen auf, die ähnlichen Gesetzmäßigkeiten unterliegen, wie sie bei Störungen aus dem Spektrum der Zwangserkrankungen gefunden werden. Dies gilt sicherlich in erster Linie für selbstschädigende Handlungen wie Blutabnehmen, Schneiden oder Verbrennen, aber auch für kognitive Prozesse wie Suizidphantasien und dissoziative Phänomene. Wie im Falle der Zwangshandlung oder -kognition dienen auch diese borderline-typischen Verhaltensmuster zur Reduktion von innerer Spannung, welche subjektiv als unerträglich erlebt wird. Diese Sichtweise steht im Zentrum eines verhaltenstherapeutischen Behandlungskonzeptes, das in den letzten Jahren von M. Linehan spezifisch für die Behandlung von Borderline-Patientinnen entwickelt wurde. Die „Dialektisch-Behaviorale-Psychotherapie" nach Linehan (DBT) basiert auf einem biosozialen ätiopathologischen Modell, verhaltenstherapeutischen Behandlungsstrategien und spezifischen Interventionstechniken, die von der Entwicklerin als „dialektisch" bezeichnet werden. Im Folgenden soll ein kurzer Überblick über das pathogenetische Modell der DBT, eine Charakterisierung der Therapiestruktur sowie der wichtigsten Behandlungsziele und Techniken skizziert werden.

Diagnostik und Epidemiologie

Patienten mit einer „emotional instabilen Persönlichkeitsstruktur vom Borderline-Typus" kennzeichnen sich laut ICD-10 durch die „...deutliche Tendenz, Impulse auszuagieren, ohne Berücksichtigung von Konsequenzen und wechselnde launenhafte Stimmung. Die Fähigkeit vorauszuplanen ist gering und Ausbrüche intensiven Ärgers können zu oft gewalttätigem und explosivem Verhalten führen. Zusätzlich sind oft das eigene Selbstbild, Ziele und „innere Präferenzen" unklar und gestört. Die Neigung zu intensiven, aber unbeständigen Beziehungen kann zu wiederholten emotionalen Krisen führen mit Suiziddrohungen oder selbstschädigenden Handlungen" (Dilling et al. 1991). In den USA wird die Prävalenzrate dieser Störung mit 0.2 bzw. 1.3 Prozent der Gesamtbevölkerung angegeben. Ca. 8% aller ambulant und 14% aller stationär behandelten psychisch kranken Patienten in Nordamerika erfüllen die diagnostischen Kriterien, 70–77% davon sind Frauen (Widiger und Frances 1991). Repräsentative Studien zur unbehandelten Prävalenz im deutschsprachigen Bereich liegen derzeit nicht vor. Unter den stationär behandelten Patienten, die die diagnostischen Kriterien einer Persönlichkeitsstörung erfüllen, liegt der Anteil der Borderline-Störungen etwa bei 30 Prozent (Loranger et al. 1994). Prognostisch muß der Krankheitsverlauf nach Metaanalysen von retrospektiven Studien als ungünstig bezeichnet werden. Persistierende schwerwiegende psychopathologische Auffälligkeiten sind trotz oft jahrelanger psychotherapeutischer Behandlung eher die Regel (Stone 1993). 70–75% aller Patienten vollziehen regelmäßig selbstschädigende Handlungen, die Suizidrate liegt zwischen 5 und 10% (Stone 1989). Auch wenn tiefenpsychologisch orientierte Therapieformen über Jahrzehnte als Therapie der Wahl für dieses Störungsbild galten, so liegen diesbezüglich keine kontrollierten Therapieverlaufs – und Effektivitätsstudien vor. Auf dem Gebiet der Verhaltenstherapie veröffentliche R. Turner erste Ergebnisse einer störungsspezifischen Psychotherapie, die psychodynamische Ansätze und kognitiv-verhaltenstherapeutische Interventionstechniken integriert und mit Pharmakotherapie kombinierte (Turner 1992). In jüngster Zeit wurden auch zunehmend pragmatische, kognitiv-behavioral orientierte Ansätze zur stationären Therapie von Boderline-Störungen publiziert (Davis und Casey 1990, McKeegan et al. 1993, Silk et al. 1994). Dennoch gilt die Dialektisch – Behaviorale Therapie nach Linehan nicht zuletzt aufgrund der empirisch gesicherten Wirksamkeit derzeit als richtungsweisend. Im Vergleich mit Behandlungen, die von Therapeuten ohne störungsspezifische Ausbildung durchgeführt wurden, ergaben sich auf mehreren Ebenen signifikante Unterschiede zugunsten der DBT. Dies betraf insbesondere die Reduzierung von Häufigkeit und Schweregrad parasuizidalen Verhaltens, der Hospitalisierungsdauer und -frequenz, der Häufigkeit von Therapieabbrüchen, sowie die soziale Integration und die Fähigkeit zur Regulation von Emotionen, wie Wut und Ärger (Linehan et al. 1991, 1993, 1994). Eine abschließende Bewertung dieser Forschungsergebnisse, insbesondere die externe Validität betreffend, wird sicherlich die Auswertung von Replikationsstudien abwarten müssen. Dennoch gilt die DBT gegenwärtig als einzige störungsspezifische Therapieform für chronisch suizidale Patienten mit einer Borderline-Persönlichkeitsstörung, deren Wirksamkeitsnachweis den Gütekriterien empirischer Psychotherapieforschung entspricht. Eine Replikation dieser Studie, sowie die Untersuchung eines modifizierten DBT-Modells zur Behandlung von drogenabhängigen Borderline-Patientinnen wird derzeit in den USA mit großem finanziellen Aufwand durchgeführt. Zeitgleich wurden Modelle zur Familientherapie, zur Behandlung von Adoleszenten und zur Behandlung von ausgeprägten dissoziativen Störungen entwickelt. Als beispielhaft für die Entwicklung der psychiatrischen Versorgung in den USA gelten derzeit DBT-Modelle für Borderline-Patientinnen, die stationäre, teilstationäre und ambulante Behandlung integrieren.

Das pathogenetische Modell

Die DBT basiert auf der Theorie, daß die typischen Borderline-Verhaltensmuster entweder funktionell in Zusammenhang mit einer grundlegenden Störung der Emotionsregulation stehen oder Konsequenzen fehlgesteuerter Emotionen sind. Erhöhte Sensitivität für emotionsauslösende Reize, übersteigerte Intensität der wahrgenommenen Affekte und eine Verzögerung der Rückbildung von Erregungszuständen bedingen akut auftretende Spannungszustände, die subjektiv als kaum kontrollierbar erlebt werden. Die vielfältigen maladaptiven Verhaltensmuster der Borderline-Störung, wie Selbstschädigung, suizidale Kommunikation oder impulsives Verhalten, interpretiert M. Linehan als Versuch, die schmerzhaften, desintegrierenden affektiven Erregungszustände zu modulieren. So führen diese Verhaltensweisen auf unterschiedlichen Wegen zu einer raschen Reduktion der subjektiv als unerträglich erlebten Spannungszustände. In der Terminologie der Verhaltenstherapie kann die Spannungsreduktion damit als negativer Verstärker definiert werden, der die Aufrechterhaltung dieser Verhaltensmuster gewährleistet. Die aus psychoanalytischer Sicht im Vordergrund stehende Problematik der Beziehungsregulation sieht die DBT ebenfalls als dysfunktionalen Kompensationsversuch der zugrunde liegenden Störung der Emotionsregulation. Diese zentrale Hypothese der DBT erscheint plausibel, wenn man sich die Konzepte der empirisch fundierten Emotionsforschung vergegenwärtigt. So unterstreichen Autoren wie Lazarus (Lazarus 1991) die Funktion von Emotionen als zentrale Meßgrößen für intrapsychische und interaktive Regulationsprozesse. Während im Säuglingsalter die Äußerungen von Affekten zur lebensnotwendigen Steuerung des Verhaltens der Mutter dienen, gewinnen im späteren Lebensalter Emotionen eine zentrale Bedeutung für die Handlungssteuerung des Individuums im sozialen Umfeld. Das Zusammenwirken von Komponenten wie Wahrnehmung, Interpretation, Affektinduktion, Handlung und Erfolgskontrolle ermöglicht dem Individuum die automatisierte, das heißt nicht bewußt vollzogene Balanzierung individueller und interaktioneller Bedürfnisse. Voraussetzung für die Etablierung dieses komplexen Systems scheint neben altersentsprechenden neurobiologischen Reifungsprozessen auch die fortwährende Bestätigung der subjektiv wahrgenommenen Affekte durch die Außenwelt zu sein. Das heißt, die Erfahrung zuverlässiger, bzw. konstanter Reaktionen durch äußere Objekte auf die emotionale Kommunikation des Kindes. Erst im Zusammenspiel dieser beiden Komponenten scheint das Individuum die Fähigkeit zur autonomen Regulation von Emotionen zu erwerben. Wenn M. Linehan Störungen einer Interaktion von neurobiologischen und psychosozialen Faktoren als ursächlich für die erworbenen Defizite der Affektmodulation und damit für die Entwicklung der Borderline-Störung ansieht, so deckt sich ihre Theorie weitgehend mit der „Biosozialen Theorie" Millons (Millon 1996). Würde ein Kind mit hoher emotionaler Reagibilität in einer wohlwollend-behüteten Umgebung aufwachsen, die in der Lage wäre, die heftigen Gefühlsschwankungen zu akzeptieren und in sozial verträgliche Bahnen zu lenken, so bestünde nach Linehan durchaus die Möglichkeit einer „normalen" Reifungsentwicklung. Borderline-Patienten hingegen wachsen häufig in einem Umfeld auf, das dazu neigt, die situationsadäquaten Wahrnehmungen und Emotionen des Kindes zu mißachten, zu verzerren oder zu bestrafen, „...die Mitteilung der persönlichen Erfahrungen des Kindes stößt auf unangemessene, unberechenbare und extreme Reaktionen... Sowohl die Wahrnehmung schmerzhafter Emotionen als auch der auslösenden und verantwortlichen Ursachen für diese Emotionen werden ignoriert". „...es wird entweder übermäßig stark auf Emotionen reagiert, oder diese werden verleugnet. Dies führt zu einer wachsenden Diskrepanz zwischen den persönlichen Erfahrungen des Kindes und dem, was durch die Umwelt bestätigt wird. Auf diese Weise wird das Kind nicht lernen, wie es seine Gefühle benennen und regulieren und wann es sich auf seine Gefühle als Ausdruck gültiger Ereignisinterpretationen verlassen kann" (Linehan 1996a).

Versuche des heranwachsenden Kindes, die Defizite im Bereich der Emotionsregulation zu kompensierten, also Restabilisierungsprozesse einzuleiten, ohne über angemessene Handlungs- und Kommunikationsmöglichkeiten zu verfügen, haben notgedrungen eine Reduktion der Wahrnehmung des inneren Erlebens der Affekte zur Folge. Sheff (1987) beschreibt dies als „Bypass-Prozesse" und versteht darunter Spannungsübersprünge in motorische oder verbale Aktivitäten, kommunikative Unterbrechungsprozesse und Aktivierung von neuen, nicht situationsadäquaten Affekten. Auf dem Boden dieser pathologischen Kompensationsmechanismen entwickeln sich dysfunktionale Verhaltensmuster, wie selbstschädigendes Verhalten, Suizidphantasien, parasuizidale Handlungen, aber auch aggressive Durchbrüche, dissoziative Störungen oder Beziehungsabbrüche.

Prototypisch für ein soziales System, in dem heftige, überwältigende Emotionen beim Kind zum einen erzeugt, zum anderen nicht toleriert werden, sind Familien, in denen physischer bzw. sexueller Mißbrauch stattfindet. Daß die Biographien von Borderline-Patienten eine hohe Rate an sexuellem oder körperlichem Mißbrauch und schwerwiegender Vernachlässigung aufweisen, ist mittlerweile allgemein akzeptiert. Bereits 1981 hat Stone (Stone 1981) über eine Prävalenz schwerer frühkindlicher sexueller Traumata bei 75% der Borderline-Patienten berichtet. Obgleich bislang keine Daten aus retrospektiven Kohortenanalysen oder prospektiven Studien vorliegen, sind die Untersuchungsergebnisse mehrerer Arbeitsgruppen doch übereinstimmend (Marziali 1992). Die oben genannten Forschungsergebnisse aufgreifend, geht auch Linehan davon aus, daß ein Großteil der Borderline-Patienten aus einem Milieu stammt, in dem sexuell oder körperlich mißhandelnde Täter und wichtige Bezugspersonen identisch sind. Gerade diese Identität von traumatisierendem Täter und geliebter primärer Bezugsperson hat nicht nur für die Genese der Borderline-Störung sondern auch für das Verständnis der Übertragungsphänomene während der Therapie eine besondere Bedeutung. Kinder, die in einem solchen gewalttätigen Klima aufgewachsen sind, entwickeln intensive, pathologische Bindungen an diejenigen, die sie mißhandeln und vernachlässigen. In der Regel ist die mißhandelnde Familie sozial isoliert; Geheimhaltung und Kontrolle sind wichtige Funktionen zur Aufrechterhaltung des Binnensystems. Zudem erlebt das Kind häufig, daß der zweite Erwachsene, der eigentlich für seinen Schutz zuständig wäre, dieser Rolle nicht nachkommt, sondern das Kind entweder ausliefert oder den Mißbrauch verleugnet. Die beschriebenen Störungen der Emotionswahrnehmung und -regulation, die das Bild der Borderlinestörung prägen, könnten durch die spezifische Beziehung zwischen Opfer und Täter geprägt sein, wie sie J. Herman eingehend beschrieben hat (Herman 1993): „...die Beziehung zum Täter wird eine unauflösbare: Je stärker die Traumatisierung, desto größer die Abhängigkeit und das Bedürfnis nach Schutz beim und vor dem Täter. Um die überlebensnotwendige Beziehung zum Täter aufrechterhalten zu können, muß das Opfer die eigenen, situationsadäquaten Emotionen mißachten und umleiten. Wut, Haß, Ekel und Scham werden nicht auf den Täter gerichtet, sondern gegen sich selbst. Mit Hilfe von Negation und Verkehrung der eigenen Gefühle kann das Opfer sich auch eine „Erklärung" für die Taten liefern: Nimmt es sich selbst als bösartig, ekelerregend und schuldig wahr, so erhält der Mißbrauch seine subjektive Berechtigung". Die hier beschriebenen Prozesse und Verhaltensweisen werden in der psychoanalytischen Diktion zumeist unter dem Begriff „unreife Abwehrmechanismen" subsumiert (projektive Identifizierung, Dissoziation, Spaltung etc.) und damit als archaische Muster aus entwicklungspsychologisch früheren Stadien verstanden. Aus der Sicht der Opfer-Täter-Dynamik scheint es jedoch angemessener, sie als ursprünglich adäquate, hochspezifisch entwickelte Überlebensstrategien aufzufassen. M. Linehan betont, daß gerade die Effizienz dieser Überlebensstrategien sich im weiteren Entwicklungsprozeß als hinderlich erweist. Ein früher und häufiger Einsatz der genannten Verhaltensmuster behindert die Etablierung ausreichender Spannungs- und Streßtoleranz. Schwierigkeiten in der Entwicklung sozial akzeptierter Kognitionen und Handlungen sind die Folge. Das sozial inadäquate Verhalten ruft negative Konsequenzen des Umfelds hervor. Zur Bewältigung des resultierenden Stresses wird erneut auf die alten, ehemals bewährten Verhaltensmuster zurückgegriffen. Kontinuierliche, adaptive Lern- und Entwicklungsprozesse scheinen damit erheblich beeinträchtigt.

Es sind also mehrere Ebenen, die im Zusammenwirken das Phänomen der Borderline-Störung erklären können: Zum einen neurobiologische Alterationen der Affektmodulation, zum anderen ein soziales Umfeld, welches die Entwicklung von situationsadäquaten emotional gesteuerten Handlungsmustern behindert. Charakteristisch erscheinen Schwierigkeiten, spezifische Emotionen als solche wahrzunehmen und in entsprechende Handlungen oder Kommunikationen umzusetzen. Subjektiv werden Emotionen von Borderline-Patienten häufig als diffuse, nicht steuerbare Spannungs- oder Erregungszustände erlebt. Weitgehend unfähig zur autonomen Modulation, erleben sich diese Patienten in hohem Maße als von äußeren Objekten abhängig. Hinzu kommen die beschriebenen dysfunktionalen Handlungsmuster, die zur Reduktion von Spannungszuständen eingesetzt werden können. Diese werden von der Umgebung jedoch in der Regel als sehr belastend erlebt. Eine weitgehende soziale Isolierung bzw. Beschränkung der Sozialkontakte auf professionelle Helfer ist die Folge. Borderline-Patienten erleben sich also als gefangen in der Balance zwischen hoher interpersoneller Abhängigkeit und weitgehend inadäquaten interpersonellen Fähigkeiten.

Therapeutische Konsequenzen

Auch wenn es sich bei der DBT prinzipiell um eine kognitive Verhaltenstherapie handelt, so waren doch grundlegende Modifikationen notwendig, um den Anforderungen gerecht zu werden, die an eine Psychotherapie für Borderline-Patientinnen gestellt werden (Bohus und Berger 1996). So muß die Dauer der Therapie auf mindestens zwei Jahre veranschlagt werden. Die vielfältigen Defizite im Bereich der Spannungstoleranz, der Emotionsregulation oder der zwischenmenschlichen Kompetenz erfordern von den Patientinnen zusätzlich zur Einzeltherapie die Teilnahme am Fertigkeitentraining (Linehan 1996b) in der Gruppe. Die starke Tendenz zur Meidung affektiver Belastung durch Dissoziation benötigt Konzentrationsübungen und das Erlernen von Techniken der Aufmerksamkeitsfokussierung im Hier und Jetzt, die der Zen-Meditation entliehen wurden. Die bekannten Schwierigkeiten der Nähe-Distanz-Regulation erfordern Leitlinien zur Beziehungsgestaltung für den Therapeuten, die sicherlich über die gängigen Empfehlungen hinausweisen. Schließlich bedarf es einer dynamischen Hierarchierung der jeweiligen Behandlungsziele in Abhängigkeit von den dominierenden Verhaltensmustern des Patienten und eines breiten Repertoires an therapeutischen Methoden aus dem Bereich der Gestalttherapie, der Hypnotherapie, der kognitiv-behavioralen Schulen und der Körpertherapie, um nur einige zu nennen. Das therapeutische Prozedere ist durch abgrenzbare Therapiephasen, durch hierarchisch geordnete Behandlungsziele bis hin zur Gestaltung der einzelnen Therapiestunden klar strukturiert. Dabei bietet die DBT ausreichend Raum um flexibel auf die häufig rasch wechselnden Erfordernisse zu reagieren. Die Motivation, kurzfristig so erfolgreiche „Problemlösungsstrategien" wie selbstschädigende Handlungen aufzugeben, erwächst bei Borderline-Patientinnen primär aus einer guten therapeutischen Beziehung und der konsequenten Vermittlung adäquater Verhaltensfertigkeiten. Im Kern organisiert sich der therapeutische Prozeß um eine therapeutische Grundhaltung, welche von M. Linehan als „dialektisch" bezeichnet wird. Damit betont sie, daß die treibende Kraft für Veränderungen aus Widersprüchen erwächst. Der Therapeut ist also gehalten, diese fortwährend herauszuarbeiten und auszubalancieren, um die entstehenden Spannungen für die Modifikation eingefahrener Verhaltensmuster zu nützen. Lerntheoretisch formuliert geht die DBT davon aus, daß auch dysfunktionale Verhaltensmuster wie Selbstverletzungen durch die jeweiligen Konsequenzen aufrechterhalten werden, also aus Sicht der Patientin stimmig erscheinen. Die einseitige Betonung des pathologischen Charakters dieser Handlungen und zu forciertes Drängen auf Veränderung läuft Gefahr, daß die Patientin ihre subjektive Wahrnehmung negiert sieht. Dies führt jedoch in der Regel zur Zunahme dysfunktionaler Verhaltensmuster oder zum Abbruch der Therapie. Erst die sorgfältige Analyse der aufrechterhaltenden Bedingungen mißt diesen Verhaltensmustern ihre Bedeutung als Problemlösestrategien zu und eröffnet der Patientin die Möglichkeit, Alternativen zu erarbeiten.

Generell sollte eine multimodale Therapie der Persönlichkeitsstörung folgende Dimensionen integrieren: 1.) Die Verbesserung der Problemlösekompetenz des Patienten, 2.) die Förderung der Bereitschaft, sich auf Veränderungsprozesse einzulassen, 3.) die Generalisierung neu erlernter Verhaltensweisen im natürlichen sozialen Umfeld des Patienten, 4.) die konkrete Verbesserung der Lebensumstände des Patienten und 5.) die kontinuierliche Förderung von Fähigkeiten und Motivation der Therapeuten, den Patienten effektiv zu behandeln. Die DBT trägt diesen Anforderungen Rechnung, indem die Aufgaben sowohl verteilt als auch integriert werden: In der wöchentlich stattfindenden Gruppentherapie lernen die Patienten Fertigkeiten zur Verbesserung der Spannungstoleranz, zur Emotionsregulation und der sozialen Kompetenz sowie die Fokussierung der Aufmerksamkeit auf das momentane innere Erleben. Im Rahmen der ambulanten Einzeltherapie (zweimal wöchentlich) arbeiten Patient und Therapeut an der Motivation zur Veränderung indem spezifische Muster wie automatisierte Kognitionen oder basale kognitive Schemata identifiziert werden, die in Verbindung mit dysfunktionalem Verhalten stehen (kognitive Umstrukturierung). Hoher Wert wird gelegt auf die Analyse verstärkender Konsequenzen (Kontingenzmanagement), und der fortwährenden Verbesserung der Habituationsfähigkeit unangenehmer Affekte (Emotions-Exposition). Wann immer es möglich erscheint, sollten die Fähigkeiten zur Problemlösekompetenz verbessert werden (Problemlösen). Um zu gewährleisten, daß die automatisierten dysfunktionalen Verhaltensmuster auch im realen sozialen Umfeld aufgegeben und durch adäquate Kompetenzen ersetzt werden, steht der Therapeut auch für Telephonberatung zur Verfügung bzw. fördert jede Form der in-vivo-Therapie (Hausaufgaben). Zur Strukturierung des sozialen Umfeldes steht ein Sozialarbeiter beratend zur Seite. Die wöchentliche Supervisionsgruppe integriert alle Therapeuten und sollte den notwendigen emotionalen und fachlichen Rückhalt bieten, der für die effektive Durchführung der Therapie unumgänglich ist (Video-Supervision).

Der Ablauf der ambulanten Therapie gliedert sich in folgende Behandlungsphasen:

Vorbereitungsphase:

Aufklärung über die Behandlung
Zustimmung zu den Behandlungszielen
Motivations- und Zielanalyse

Erste Therapiephase:

I   Suizidales und parasuizidales Verhalten
II Therapiegefährdendes Verhalten
III Verhalten, das die Lebensqualität beeinträchtigt
IV Verbesserung von Verhaltensfertigkeiten
    a. Achtsamkeit
    b. Zwischenmenschliche Fähigkeiten
    c. Bewußter Umgang mit Gefühlen
    d. Streßtoleranz
    e. Selbstmanagement

Zweite Therapiephase:

V   Bearbeitung des Posttraumatischen Streßsyndroms

Dritte Therapiephase:

VI Steigerung der Selbstachtung
VII Entwickeln und Umsetzen individueller Ziele

Abb. 1. Therapiephasen und Hierarchie der jeweiligen Problembereiche

Die Vorbereitungsphase dient der Diagnostik und Informationsvermittlung über das Krankheitsbild, die Grundzüge der DBT sowie der Zielanalyse und Motivationserklärung. Anschließend erfolgt die erste Therapiephase, in der diejenigen Problembereiche bearbeitet werden, die in direktem Zusammenhang mit Verhaltensweisen wie Suizidalität und Selbstdestruktion, Gefährdung der Therapie oder schwerwiegende Beeinträchtigung der Lebensqualität stehen. In dieser Phase sollte vor allem die emotionale Belastbarkeit erhöht und damit die Voraussetzung für die zweite Therapiephase geschaffen werden. Hier steht dann die Bearbeitung traumatischer Erfahrungen und der bisher meist blockierten Trauer im Mittelpunkt. Methodisch orientiert sich die DBT in dieser Phase an der von E. Foa entwickelten Expositionsbehandlung (Foa et al. 1995). Die Reaktivierung traumatisierender Ereignisse und der damit verbundenen Emotionen aktiviert die gelernten dysfunktionalen Bewältigungsstrategien der Patienten. Wurden diese während der ersten Behandlungsphase nicht gelöscht, bzw. durch adäquate Muster ersetzt, so resultieren daraus zwei Problembereiche: Zum einen führt die hohe emotionale Belastung zur

---

I Suizidales und parasuizidales Verhalten

1. Suizidale Krisen
2. Parasuizidale Handlungen
3. Drängende suizidale Impulse und suizidale Drohungen
4. Suizidale Phantasien

II Therapiegefährdendes Verhalten

1. Verhaltensweisen von Patient oder Therapeut, die die Therapie auf die Dauer sehr wahrscheinlich zerstören werden
2. Verhaltensweisen von Patient oder Therapeut, die die Therapie gefährden
3. Therapiegefährdendes Verhalten von Patient oder Therapeut, das in funktionaler Beziehung mit suizidalem Verhalten steht
4. Therapiegefährdendes Verhalten des Patienten, das sozialen Schwierigkeiten des Patienten außerhalb der Therapie entspricht
5. Mangelhafte Fortschritte in der Therapie

III Verhalten, das die Lebensqualität beeinträchtigt

1. Verhaltensweisen, die unmittelbare Krisen verursachen
2. Leicht zu verändernde (gegenüber schwer zu verändernden) Verhaltensweisen
3. Verhaltensweisen, die in Zusammenhang stehen mit höher hierarchisierten Problembereichen (z.B. Suizidalität) oder mit Lebenszielen des Patienten

IV Verbesserung von Verhaltensfertigkeiten

1. Fertigkeiten, die gegenwärtig im Fertigkeitentraining vermittelt werden
2. Fertigkeiten, die mit höher geordneten Problembereichen in Zusammenhang stehen
3. Fertigkeiten, die bislang noch nicht gelernt wurden, aber dringend erforderlich sind

Abb. 2. Hierarchie der Problembereiche in der ersten Therapiephase

Aggravierung der pathologischen Muster und damit nicht selten zur vitalen Gefährdung der Patientin. Zum zweiten verunmöglichen dissoziative Muster oder kognitive Meidungen die Erfahrung der Habituation, das heißt der Abnahme peinigender Emotionen durch autoregulative Prozesse. Auf einen Punkt gebracht, könnte man formulieren, daß die Kunst in der Behandlung der Borderline-Störung darin liegt, die Expositionsbehandlung vorzubereiten und unter Verhinderung von dissoziativen oder kognitiven Meidungsverhalten durchzuführen. Die abschließende dritte Phase dient der Integration des Erlernten in die tägliche Lebensgestaltung. Die Reihenfolge der Therapiephasen sollte unbedingt berücksichtigt werden. Innerhalb der Therapiephasen sind die zu bearbeitenden Problembereiche bzw. Therapieziele hierarchisch geordnet: Wann immer ein höher geordneter Problembereich auftritt, z.B. Suizidalität oder Parasuizidalität, muß dieser bearbeitet werden.

Ausblick

In der Aufmerksamkeit und raschen Verbreitung, die die DBT derzeit genießt, bildet sich sicherlich das gegenwärtige Bemühen um die Entwicklung störungsspezifischer Behandlungen von Persönlichkeitsstörungen ab. Ein weiterer Aspekt könnte jedoch in dem Bemühen liegen, die klinische Praxis eng mit empirischer Forschung zu verknüpfen. Neben einem theoriegeleiteten Manual wurden Ausbildungskonzepte und Meßinstrumente entwickelt, um die Genauigkeit zu erfassen, mit der DBT-Therapeuten nach den vorgegebenen Richtlinien arbeiten. Damit erfüllt die DBT die Kriterien, wie sie an zeitgemäße Psychotherapieforschung gestellt werden. Auch die derzeit sich entwickelnden Spezifizierungen, wie die Anwendung der DBT im stationären Bereich (Bohus et al. 1996), im forensischen Bereich, bei Jugendlichen oder Drogenabhängigen, orientieren sich an diesem Paradigma, das meiner Meinung nach durchaus als modellhaft bezeichnet werden darf.

Literatur

Bohus M, Berger M (1996) Die „dialektische Verhaltenstherapie" von Borderline-Persönlichkeitsstörungen nach M. Linehan – ein empirisch belegtes Behandlungskonzept. Nervenarzt 67: 911
Bohus M, Swenson C, Sender I, Kern I, Berger M (1996) Die Anwendung der „Dialektisch-Behavioralen Therapie" für Borderline-Störungen im stationären Bereich. Psychotherapie in Psychiatrie, Psychotherapeut. Med Klin Psychol 1: 32
Davis MH, Casey DA (1990) Utilizing cognitive therapy on the short term psychiatric inpatient unit. Gen Hosp Psychiatry 12: 3
Dilling H, Mombour W, Schmidt MH (1991) Internationale Klassifikation psychischer Störungen. Huber, Bern
Foa EB, Riggs DS, Massie ED, Yarczower M (1990) The impact of fear activation and anger on the efficacy of exposure treatment for posttrautmatic stress disorder. Behav Ther 26: 487–499
Herman JL (1993) Die Narben der Gewalt. Traumatische Erfahrungen verstehen und überwinden. Kindler, München
Lazarus R (1991) Emotion and adaption. Oxford University Press, Oxford New York
Linehan MM (1996a) Dialektisch-Behaviorale Therapie der Borderline-Persönlichkeitsstörung. CIP-Medien, München

Linehan MM (1996b) Trainingsmanual zur Dialektisch-Behavioralen Therapie der Borderline-Persönlichkeitsstörung. CIP-Medien, München

Linehan MM, Armstrong HE, Suarez A, Allmon D, Heard HL (1991) Cognitive-behavioral treatment of chronically parasuicidal borderline patients. Arch Gen Psychiatry 48: 1060

Linehan MM, Heard HL, Armstrong HE (1993) Naturalistic follow-up of a behavioral treatment for chronically parasuicidal borderline patients. Arch Gen Psychiatry 50: 971

Linehan MM, Tutek D, Heard H, Armstrong H (1994) Interpersonal outcome of cognitive behavioral treatment for chronically suicidal borderline patients. Am J Psychiatry 151: 1771

Loranger A, Sartorius N, Andreoli A, Berger P, Buchheim P, Channabasavanna S, Coid B, Dhal A, Diekstra R, Ferguson B, Jacobsberg L, Mombour W, Pul C, Ono Y, Regier D (1994) The international personality disorder examination. Arch Gen Psychiatry 51: 215

Marziali E (1992) The etiology of borderline personality disorder: developmental factors. In: Clarkin JF, Marziali E, Munroe-Blum H (eds) Borderline personality disorder. Guilford Press, New York, p 27

McKeegan G, Geczy B, Donat D (1993) Applying behavioral methods in the inpatient setting: Patients with mixed borderline and dependent traits. Psychosoc Rehabil J 16: 3

Millon T (1996) Disorders of personality DSM-IV and beyond. Wiley, New York

Sheff T (1987) The shame rage spiral: a case study of an interminal quarrel. In: Block H, Levis (eds) The role of shame in symptom formation. Erlbaum, Hilsdale, p 109

Silk K, Eisner W, Allport C, DeMars K, Miller C, Justice R, Lewis M (1994) Focused time-limited inpatient treatment of borderline personality disorder. J Personality Disord 8: 4

Stone MH (1981) Psychiatrically ill relatives of borderline patients: a family study. Psych Quart 58: 71

Stone MH (1989) The course of borderline personality disorder. In: Tasman A, Hales RE, Frances AJ (eds) Review of psychiatry, vol 8. American Psychiatric Press, Washington, p 103

Stone MH (1993) Long-term outcome in personality disorders. Br J Psychiatry 162: 299

Turner RM (1992) An empirical investigation of the utility of psychodynamic technique in the practice of cognitive behavior therapy. 26th Annual Meeting of the Association for the Advancement of Behavioral Therapy, Boston MA

Widiger TA, Frances AJ (1991) Epidemiology, diagnosis, and comorbidity of borderline personality disorder. In: Tasman A, Hales RE, Frances AJ (eds) Review of psychiatry, vol 8. American Psychiatric Press, Washington, p 8

Deutsche Gesellschaft Zwangserkrankungen

Die Deutsche Gesellschaft Zwangserkrankungen ist ein Forum sowohl für ratsuchende Zwangs-Betroffene und deren Angehörige, als auch für ÄrztInnen und PsychologInnen, die therapeutisch oder wissenschaftlich mit Zwangserkrankten arbeiten. Sie bietet Informationen und Beratung, hilft beim Aufbau von Selbsthilfegruppen, leistet Öffentlichkeitsarbeit und unterstützt Forschungsprojekte.

Die 1995 gegründete Gesellschaft hat es sich zum Ziel gesetzt, die „heimliche Krankheit" und die an ihr erkrankten Menschen aus dem Schattendasein herauszuführen. Daher besteht ein wichtiger Teil der Arbeit in der *Öffentlichkeitsarbeit*. Durch den Auftritt in Fernseh- und Rundfunksendungen sowie Presseberichten wurde bereits flächendeckend ein Millionenpublikum erreicht und für die Probleme von Zwangserkrankten sensibilisiert. Viele Betroffene fanden dadurch den Mut, ihre Scheu zu überwinden und sich mit den von ihnen oft als peinlich empfundenen Symptomen an einen Arzt oder Psychologen zu wenden.

Die Geschäftsstelle der Deutschen Gesellschaft Zwangserkrankungen e.V. in Osnabrück ist ein wichtiger Anlaufpunkt, wo Betroffene und Angehörige erste *telefonische Beratung* und *Informationsschriften* erhalten können. In den ersten beiden Jahren ihres Bestehens hat die DGZ bereits über 12.000 Anfragen beantwortet. Für die meisten Städte und Regionen in der Bundesrepublik kann die DGZ inzwischen kompetente TherapeutInnen und Kliniken nennen, an die sich Betroffene für eine Behandlung wenden können. Darüberhinaus fördert die DGZ den *Aufbau von Selbsthilfegruppen*, in denen Betroffene zusätzlich oder im Anschluß an eine professionelle Therapie Unterstützung und Austausch finden können. Die Gruppen werden teilweise von einem Therapeuten betreut. Für den Heilungsprozeß bzw. für die Stabilisierung der Therapieerfolge ist die Teilnahme an einer Selbsthilfegruppe sehr hilfreich. Mit Unterstützung der DGZ wurden bis Ende 1997 bereits 34 Selbsthilfegruppen für Zwangserkrankte gegründet.

Darüberhinaus fördert die Deutsche Gesellschaft Zwangserkrankungen den fachlichen Austausch durch *Fachtagungen, Fortbildungen und Vorträge*. Mitglieder der DGZ bekommen neben einem umfangreichen Beratungsservice und Einladungen zu den DGZ-Veranstaltungen vierteljährlich die *Zeitschrift „Z-aktuell"*, in der über neue wissenschaftliche Erkenntnisse und Therapiemöglichkeiten, über Erfahrungen von Betroffenen und die Arbeit von Selbsthilfegruppen berichtet wird. Im zweiten Jahr nach ihrer Gründung hatte die DGZ bereits 350

Mitglieder. Auch Nichtmitglieder können die *Informationsbroschüren* der DGZ zum Selbstkostenpreis anfordern.

Deutsche Gesellschaft Zwangserkrankungen e.V., Postfach 1545, D-49005 Osnabrück, Tel. +49/541/4096633 (Mo-Fr 10.00-12.00, Mo und Mi 14.00-16.30), Fax +49/541/4096635, Internet: http://www.zwang-forum.uni-osnabrueck.de

Adressen in Österreich

Ambulanz für Zwangsstörungen (für Erwachsene)
Universitätsklinik für Psychiatrie
Währinger Gürtel 18-20
1090 Wien
Tel. 01-40400-3543

Ambulanz für Zwangskrankheiten (für Kinder und Jugendliche)
Universitätsklinik für Neuropsychiatrie des Kindes- und Jugendalters
Währinger Gürtel 18-20
1090 Wien
Tel. 01-40400-3014 oder 3015

Ambulanz der Universitätsklinik für Psychiatrie Graz
Auenbruggerplatz 22
8036 Graz
Tel. 0316-385-3616

Universitätsklinik für Psychiatrie Innsbruck
Allgemeine Ambulanz
Anichstraße 35
6020 Innsbruck
Tel. 0512-504-3648

SpringerPsychotherapie

Robert Hutterer

Das Paradigma
der Humanistischen Psychologie

Entwicklung, Ideengeschichte und Produktivität

1998. XV, 489 Seiten.
Broschiert DM 98,–, öS 686,–
ISBN 3-211-82944-X

Die Grundlagen der Humanistischen Psychologie werden als komplexe und interdisziplinäre Denkrichtung vorgestellt, mit einem Schwerpunkt auf ihrer amerikanischen Variante und Verwurzelung. Die charakteristischen Hauptthemen wie Ganzheitlichkeit, Begegnung, Selbstverwirklichung und psychische Gesundheit werden in historische und ideengeschichtliche, philosophische und pädagogische Zusammenhänge eingebunden. Die theoretischen Ansätze werden als Verbindung von psychologischer Grundlagenforschung und den Ansprüchen des Humanismus sichtbar. Dem Leser wird so ein verzweigtes Problembewußtsein und vertieftes Verständnis vermittelt. Dieses Basiswerk und Lehrbuch beinhaltet sowohl eine kritische Diskussion der Humanistischen Psychologie als auch die Beschäftigung mit noch offenen Fragen. Neben einführenden und grundlegenden Informationen über die Geschichte und Entwicklung, den paradigmatischen Grundthemen und Forschungsmethoden werden charakteristische, theoretische Ansätze sowie ein geordneter Einblick in Zusammenhänge geboten.

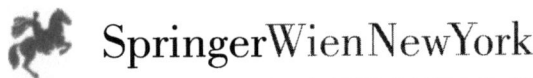

SpringerWienNewYork

Sachsenplatz 4-6, P.O.Box 89, A-1201 Wien, Fax +43-1-330 24 26
e-mail: order@springer.at, Internet: http://www.springer.at
New York, NY 10010, 175 Fifth Avenue • D-14197 Berlin, Heidelberger Platz 3
Tokyo 113, 3-13, Hongo 3-chome, Bunkyo-ku

SpringerPsychotherapie

Michael Cöllen

Paartherapie und Paarsynthese

Lernmodell Liebe

1997. 9 Abbildungen. IX, 286 Seiten.
Broschiert DM 68,–, öS 476,–. ISBN 3-211-83006-5

• Zur Theorie der Liebe: Suche nach Liebe in den Wissenschaften, Phänomenologie als Erkenntnisweg zur Liebe, Sozialpsychologischer Ansatz zum Verständnis von Liebe und Intimität, Tiefenpsychologischer Ansatz zum Verständnis von Liebe und Intimität, Intersubjektiver Ansatz zum Verständnis von Liebe und Intimitität, Konsequenzen für die Paarsynthese, Spiritueller Ansatz zum Verständnis von Liebe und Intimität, Untersuchungen zur Paarsynthese • Dyadische Anthropologie: Zentrale Grundannahmen, Historische Herleitung dyadischer Anthropologie, Paarsynthese als dyadische Anthropologie, Ansatz einer Dyadenlehre, Paarsynthese als Partnerlehre, Gedanken zu einer Philosophie der Lust, Dyadische Anthropologie als Grundlage für Beziehungsgestaltung • Psychologie der Liebe – Psychologie des Paares: Begriff der Psychologie des Paares, Modell der Psychologie des Paares, Liebes- und Konfliktdynamik des Paares • Therapeutischer Rahmen der Paarsynthese: Der Gesamtrahmen, Implikationen zur Paartherapie, Therapeutisches Beziehungsmodell der Paarsynthese, Paartherapie im Rahmen der Paarsynthese • Paarsynthese als therapeutisches Konzept: Generelle Wirksamkeit von Paartherapie, Therapeutischer Prozeß der Paarsynthese, Konfliktdynamik und ihre therapeutische Bearbeitung, Wirkungsweise der Paarsynthese.

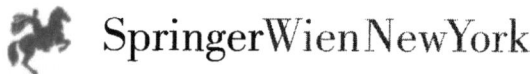

SpringerWienNewYork

Sachsenplatz 4-6, P.O.Box 89, A-1201 Wien, Fax +43-1-330 24 26
e-mail: order@springer.at, Internet: http://www.springer.at
New York, NY 10010, 175 Fifth Avenue • D-14197 Berlin, Heidelberger Platz 3
Tokyo 113, 3-13, Hongo 3-chome, Bunkyo-ku

SpringerPsychotherapie

Hans Morschitzky

Angststörungen

Diagnostik, Erklärungsmodelle, Therapie
und Selbsthilfe bei krankhafter Angst

1998. XVII, 607 Seiten.
Gebunden DM 98,–, öS 686,–
ISBN 3-211-83072-3

Angst ist ein ganz normaler menschlicher Gefühlszustand wie Freude, Wut oder Trauer und hat eine Signalfunktion wie Fieber oder Schmerz. Angst wird zur Krankheit, wenn sie über einen längeren Zeitraum das Leben so einengt, daß man darunter leidet. Angststörungen stellen bei Frauen die häufigste, bei Männern nach der Alkoholabhängigkeit die zweithäufigste psychische Störung dar. Das Buch beschreibt die 11 Angststörungen nach dem amerikanischen psychiatrischen Diagnoseschema DSM IV und faßt die Forschungsbefunde zu Häufigkeit und Verlauf sowie zu biologischen und psychologischen Ursachen zusammen. Im Mittelpunkt steht die Verhaltenstherapie bei häufigen Angststörungen. Selbstbehandlungsmöglichkeiten, Hilfen für Angehörige, medikamentöse und pflanzliche Behandlungsformen werden ausführlich dargestellt. Das Buch wendet sich an Ärzte, Psychotherapeuten, Psychologen, an alle anderen Fachleute im Gesundheitsbereich, an die psychosozialen und pädagogischen Berufsgruppen, an die Studenten dieser Berufsgruppen sowie an Angstkranke und deren Angehörige.

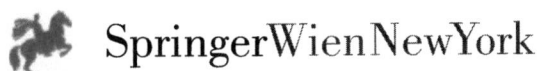

SpringerWienNewYork

Sachsenplatz 4-6, P.O.Box 89, A-1201 Wien, Fax +43-1-330 24 26
e-mail: order@springer.at, Internet: http://www.springer.at
New York, NY 10010, 175 Fifth Avenue • D-14197 Berlin, Heidelberger Platz 3
Tokyo 113, 3-13, Hongo 3-chome, Bunkyo-ku

*Springer-Verlag
und Umwelt*

ALS INTERNATIONALER WISSENSCHAFTLICHER VERLAG sind wir uns unserer besonderen Verpflichtung der Umwelt gegenüber bewußt und beziehen umweltorientierte Grundsätze in Unternehmensentscheidungen mit ein.

VON UNSEREN GESCHÄFTSPARTNERN (DRUCKEREIEN, Papierfabriken, Verpackungsherstellern usw.) verlangen wir, daß sie sowohl beim Herstellungsprozeß selbst als auch beim Einsatz der zur Verwendung kommenden Materialien ökologische Gesichtspunkte berücksichtigen.

DAS FÜR DIESES BUCH VERWENDETE PAPIER IST AUS chlorfrei hergestelltem Zellstoff gefertigt und im pH-Wert neutral.

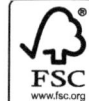

MIX
Papier aus verantwortungsvollen Quellen
Paper from responsible sources
FSC® C105338

If you have any concerns about our products,
you can contact us on
ProductSafety@springernature.com

In case Publisher is established outside the EU,
the EU authorized representative is:
**Springer Nature Customer Service Center GmbH
Europaplatz 3, 69115 Heidelberg, Germany**

Printed by Libri Plureos GmbH
in Hamburg, Germany